Checklisten Pflegeplanung

Checklisten Pflegeplanung

6. Auflage

Zusammengestellt von Anna-Luise Jordan, Dossenheim, und ergänzt von Dr. Petra Becker, Syke
Fachliches Gutachten und Überarbeitung von Nadine Regnet, Neumarkt

ELSEVIER

Elsevier GmbH, Bernhard-Wicki-Str. 5, 80636 München, Deutschland
Wir freuen uns über Ihr Feedback und Ihre Anregungen an kundendienst@elsevier.com

ISBN 978-3-437-27476-3
eISBN 978-3-437-05437-2

6. Auflage 2024

Wichtiger Hinweis
Die medizinischen Wissenschaften unterliegen einem sehr schnellen Wissenszuwachs. Der stetige Wandel von Methoden, Wirkstoffen und Erkenntnissen ist allen an diesem Werk Beteiligten bewusst. Sowohl der Verlag als auch die Autorinnen und Autoren und alle, die an der Entstehung dieses Werkes beteiligt waren, haben große Sorgfalt darauf verwandt, dass die Angaben zu Methoden, Anweisungen, Produkten, Anwendungen oder Konzepten dem aktuellen Wissensstand zum Zeitpunkt der Fertigstellung des Werkes entsprechen.
Der Verlag kann jedoch keine Gewähr für Angaben zu Dosierung und Applikationsformen übernehmen. Es sollte stets eine unabhängige und sorgfältige Überprüfung von Diagnosen und Arzneimitteldosierungen sowie möglicher Kontraindikationen erfolgen. Jede Dosierung oder Applikation liegt in der Verantwortung der Anwenderin oder des Anwenders. Die Elsevier GmbH, die Autorinnen und Autoren und alle, die an der Entstehung des Werkes mitgewirkt haben, können keinerlei Haftung in Bezug auf jegliche Verletzung und/oder Schäden an Personen oder Eigentum, im Rahmen von Produkthaftung, Fahrlässigkeit oder anderweitig übernehmen.

Für die Vollständigkeit und Auswahl der aufgeführten Medikamente übernimmt der Verlag keine Gewähr.
Geschützte Warennamen (Warenzeichen) werden in der Regel besonders kenntlich gemacht (®). Aus dem Fehlen eines solchen Hinweises kann jedoch nicht automatisch geschlossen werden, dass es sich um einen freien Warennamen handelt.

Bibliografische Information der Deutschen Nationalbibliothek
Die Deutsche Nationalbibliothek verzeichnet diese Publikation in der Deutschen Nationalbibliografie; detaillierte bibliografische Daten sind im Internet über https://www.dnb.de abrufbar.

24 25 26 27 28 5 4 3 2 1

In ihren Veröffentlichungen verfolgt die Elsevier GmbH das Ziel, genderneutrale Formulierungen für Personengruppen zu verwenden. Um jedoch den Textfluss nicht zu stören sowie die gestalterische Freiheit nicht einzuschränken, wurden bisweilen Kompromisse eingegangen. Selbstverständlich sind **immer alle Geschlechter** gemeint.

Planung: Anna-Marie Salaja, Regina Pappers, München
Projektmanagement und Herstellung: Nicole Kopp, München
Redaktion: Ute Villwock, Heidelberg
Satz: abavo GmbH, Buchloe/Deutschland
Druck und Bindung: Drukarnia Dimograf Sp. z o. o., Bielsko-Biała/Polen
Zeichnungen: Susanne Adler, Lübeck; Heike Hübner, Berlin
Umschlaggestaltung: SpieszDesign, Neu-Ulm

Aktuelle Informationen finden Sie im Internet unter **www.elsevier.de**

Inhaltsverzeichnis

Fehler gefunden?

https://else4.de/978-3-437-27476-3

An unsere Inhalte haben wir sehr hohe Ansprüche. Trotz aller Sorgfalt kann es jedoch passieren, dass sich ein Fehler einschleicht oder fachlich-inhaltliche Aktualisierungen notwendig geworden sind.
Sobald ein relevanter Fehler entdeckt wird, stellen wir eine Korrektur zur Verfügung. Mit diesem QR-Code gelingt der schnelle Zugriff.

Wir sind dankbar für jeden Hinweis, der uns hilft, dieses Werk zu verbessern.
Bitte richten Sie Ihre Anregungen, Lob und Kritik an folgende E-Mail-Adresse:
kundendienst@elsevier.com

Benutzung der Checklisten – Was ist Pflegeplanung?

Um zu verstehen, was Pflegeplanung bedeutet, ist es notwendig, den Pflegeprozess zu kennen. Die Planung der Pflege ist also ein Teil des Pflegeprozesses.

Mit Hilfe der Pflegeplanung ist es möglich, systematisch und gezielt zu arbeiten und folgernd die Qualität der geleisteten Pflege zu bewerten.

Dabei geht es **nicht ohne eine schriftliche Dokumentation** der Pflegeplanung. Zwar werden die Informationen über einen Patienten oder eine Patientin in den meisten Einrichtungen am Ende der Schicht mündlich übergeben, bei einer dokumentierten Pflegeplanung ist es den Pflegenden bei Unklarheiten jedoch immer möglich, die aktuell geplanten Pflegemaßnahmen nachzulesen – und einheitlich zu arbeiten.

Nicht zu vergessen ist, dass es Fälle geben kann, in denen aufgrund von äußeren Umständen die Pflegeziele nicht erreicht werden konnten, z. B. wenn der Patient bzw. die Patientin aufgrund des gesundheitlichen Zustandes das Ziel nicht erreichen kann oder bewusst auf eine Pflegemaßnahme verzichten möchte, auch wenn die Vorteile dieser Maßnahme verständlich erklärt wurden. Gerade in diesen Fällen ist eine schriftliche Dokumentation, auch aus haftungsrechtlichen Gründen, unbedingt notwendig.

So stellt der Pflegeprozess eine systematische Arbeitsmethode dar, um Pflege begründbar zu machen.

Der Pflegeprozess nach *Fiechter und Meier* besteht aus 6 Schritten, die in systematischer Reihenfolge aufeinander aufbauend durchlaufen werden:

- Informationen sammeln
- Probleme und Ressourcen finden
- Ziele festlegen
- Maßnahmen planen
- Maßnahmen durchführen
- Überprüfen und verbessern der Pflegeergebnisse

(Fiechter, V.; Meier, M.: Pflegeplanung. Recom Verlag, Basel 1998)

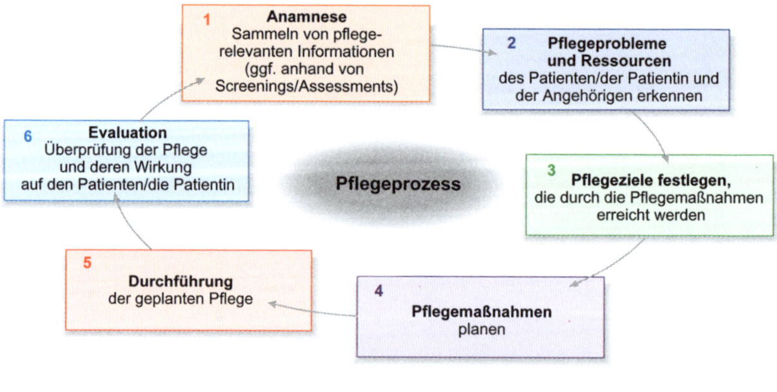

Der Pflegeprozess (eigene Darstellung in Anlehung an Fiechter und Meier). [Zeichnung: S. Adler, Lübeck]

Informationen sammeln

Zunächst sammeln die Pflegenden alle pflegerelevanten Informationen über die Situation des Patienten bzw. der Patientin. Dazu nutzen sie die folgenden Quellen:

- Erstgespräch mit Patienten bzw. Angehörigen (Anamnese)
- Folgegespräche mit Patienten bzw. Angehörigen sowie spontane Äußerungen
- Beobachtung der Patienten, bei Bedarf mithilfe von Assessmentinstrumenten, z. B. Frowein-Skala oder Mini Nutritional Assessment (Fragebogen), und Screening-Verfahren, z. B. BMI-Screening, BZ-Screening, RR-Screening. Diese sind mit speziellen Spiegelpunkten gekennzeichnet (▷)
- Ggf. Pflegeüberleitungsberichte von zuvor betreuenden Pflegediensten oder -einrichtungen, z. B. häusliche Pflege, Pflegeheim
- Dokumentationen von und Gespräche mit anderen Berufsgruppen, z. B. Ärzte, Ärztinnen, Physiotherapeuten und Physiotherapeutinnen

Damit diese für den Pflegeprozess und damit auch für die Pflegeplanung wichtigen Informationen nicht verloren gehen, werden sie in der Patientenakte dokumentiert, z. B. auf dem Stammblatt, dem Anamnesebogen oder anderen dafür vorgesehenen Formblättern.

Probleme und Ressourcen finden

Mithilfe der gesammelten Informationen schätzen die Pflegenden die **Pflegebedürftigkeit** des Patienten bzw. der Patientin ein. Diese ergibt sich einerseits aus den **körperlichen** Problemen der Patienten, z. B. aus einer eingeschränkten Mobilität. Andererseits bestimmen aber auch **psychische** und **soziale** Probleme die Pflegebedürftigkeit, z. B. Angst vor einer Operation oder fehlende Unterstützung aus dem privaten Umfeld. Diese Probleme werden als Symptome sichtbar und von den Pflegenden wahrgenommen. Aus diesem Grund werden die Symptome als solches in der Informationssammlung beschrieben.

Grundsätzlich wird zwischen aktuellen und potenziellen Pflegeproblemen sowie zwischen individuellen und generellen Pflegeproblemen unterschieden. Bei aktuellen Problemen handelt es sich um solche, mit denen der Patient oder die Patientin im Moment zu tun hat, z. B. einer Pneumonie. Potenzielle Probleme sind verdeckt, können sich jedoch aufgrund der derzeitigen Situation des Patienten oder der Patientin ergeben. Ein Beispiel wäre hierfür die Thrombosegefahr aufgrund der Bettruhe eines zu pflegenden Menschen. Individuelle Probleme betreffen die persönliche Lebenssituation der Patienten und sind von Mensch zu Mensch individuell verschieden, z. B. Inkontinenz. Generelle Pflegeprobleme sind vorhersehbar, da sie sich bei allen Patienten unter gleichen Bedingungen ergeben, z. B. Pneumoniegefahr bei Immobilität.

Problembezeichnungen, wie z. B. Herzinsuffizienz oder Blasendauerkatheter, sind Gegebenheiten, jedoch keine Pflegeprobleme und deshalb nicht korrekt. Hat der Patient oder die Patientin tatsächlich ein Problem hinsichtlich dieser medizinischen Diagnose, muss eruiert werden, um welches Pflegeproblem es sich tatsächlich handelt. Handelt es sich um generelle Pflegeprobleme, z. B. Unterschenkelödeme oder Infektionsgefahr, oder um individuelle Pflegeprobleme, wie z. B. das Nicht-Einhalten der Trinkmengenbeschränkung oder Einschränkung der Bewegungsfreiheit.

Pflegeprobleme stellen den zu pflegenden Menschen jedoch mit seinen Defiziten dar. Deshalb müssen Pflegepersonen auch eine Ressourcensuche betreiben. Dies bedeutet, die Wahrnehmung dahingehend zu schärfen, die noch funktionierenden, gesunden Anteile eines Menschen zu erkennen. Für den Patienten oder die Patientin ist es sehr wichtig, zu wissen, dass auf seiner oder ihrer Situation aufgebaut werden kann.

Der Gesundheitszustand eines zu pflegenden Menschen kann nämlich durch seine **Ressourcen** positiv beeinflusst werden. Diese sind beispielsweise vorhandene Fähigkeiten, Kenntnisse sowie Kräfte, die von Vorteil sind, um den Allgemeinzustand zu verbessern. Zudem gibt es äußere Ressourcen, wie die soziale Unterstützung, z. B. Hilfe durch Angehörige, und materielle Ressourcen, wie z. B. vorhandene Hilfsmittel und finanzielle Liquidität.

Ressourcen beeinflussen Pflegeziele und die Wahl geeigneter Maßnahmen in hohem Maße. Bei der Auswahl von Pflegemaßnahmen sollte zuerst immer abgeklärt werden: Was kann der zu pflegende Mensch konkret und wobei benötigt er Anleitung/Unterstützung/Übernahme?

Ziele festlegen

Alle Informationen, Probleme und Ressourcen bzw. Symptome des zu pflegenden Menschen werden dokumentiert. Auf diese Weise können die Pflegenden **systematisch die Ziele festlegen,** die mit der Pflege erreicht werden sollen. Eine konkrete Festlegung des Pflegeziels bezweckt die Methode der S. M. A. R. T.-Ziele. Das Akronym S. M. A. R. T. steht dabei für:

- spezifisch (passend zur Pflegebedürftigkeit des Patienten/der Patientin),
- messbar (Häufigkeit der Maßnahme),
- angemessen (den Bedürfnissen entsprechend),
- realistisch (Zielerreichung ist möglich) und
- terminiert (beinhaltet Zeitpunkt für die Erreichung).

Zum Beispiel:
Pat. wird alle 2 Std. abwechselnd in 30-Grad-Positionierung (links und rechts) und Rückenposition nach dem Bewegungsplan mithilfe von zwei Pflegepersonen positioniert, bis Pat. > 18 Punkte der Braden-Skala erzielt hat.

Nur so kann überprüft werden, ob das Ziel wirklich erreicht wurde. Je präziser das Pflegeziel formuliert wird, desto konkreter kann daran gearbeitet werden. Zudem sollten die Ziele positiv verfasst werden. Dabei steht der gewünschte Zielzustand im Fokus des Arbeitens. Werden jedoch Vermeidungsziele verfasst, wie „Pat. soll KEINEN Dekubitus bekommen.“, so wird die Aufmerksamkeit des Handelns auf etwas, was nicht beabsichtigt wird, gerichtet.

Zusätzlich unterscheiden Pflegende bei Bedarf zwischen **Nah- und Fernzielen.** Dabei ist ein Nahziel ein Teilschritt auf dem Weg hin zum Fernziel. Ein Nahziel steigert die Motivation, da das Ziel vor Augen liegt und in kürzerer Zeit als ein Fernziel erreicht werden kann.

Alle Ziele sollten mit dem zu pflegenden Menschen besprochen bzw. gemeinsam mit ihm festgelegt werden. Auf diese Weise kann der Patient bzw. die Patientin die Arbeit der Pflegenden verstehen und selbst aktiv mitwirken, die gesteckten Ziele zu erreichen.

Maßnahmen planen

Stehen die Ziele, die mit der Pflege des zu pflegenden Menschen erreicht werden sollen, fest und sind sie erreichbar, spezifisch und mit einem konkreten Zeitpunkt versehen, so planen die Pflegenden die Pflegemaßnahmen.

Um sicher zu sein, dass alle wichtigen Informationen in die Pflegeplanung aufgenommen wurden, ist es hilfreich, zu überprüfen, ob die folgenden Fragen mit der Maßnahmenplanung beantwortet werden können:

- **Welche** Pflegemaßnahme soll durchgeführt werden?
- **Wie** und **womit** soll die Pflegemaßnahme durchgeführt werden?
- **Wer** soll die Pflegemaßnahme durchführen?
- **Wie oft** und **wann** soll die Pflegemaßnahme durchgeführt werden?
- **Wo** soll die Pflegemaßnahme durchgeführt werden?
- **Erforderlicher Unterstützungsbedarf:**
  - Vollständige Übernahme
  - Unterstützung
  - Beratung, Anleitung

Die Beschreibung der Pflegemaßnahmen sollte konkret, knapp und für alle verständlich sein. Unter Berücksichtigung der Ressourcen werden die Pflegemaßnahmen geplant. Expertenstandards sowie hausinterne Richtlinien bilden immer die Grundlage.

Ohne eine systematische Informationssammlung, ohne das Erkennen von Problemen bzw. Ressourcen und Symptomen und ohne festgelegte Ziele entspricht eine Pflegeplanung mit großer Wahrscheinlichkeit nicht den Bedürfnissen des zu pflegenden Menschen. Andererseits sind die Informationssammlung, das Erfassen von Problemen bzw. Ressourcen und Symptomen sowie die Bestimmung von Pflegezielen erst dann wirklich sinnvoll, wenn sie als Basis der Pflegeplanung dienen.

Pflegeziele können nur mit Hilfe von Pflegemaßnahmen erreicht werden. Deshalb ist eine zielgerichtete und individuelle Auswahl der geeigneten Pflegemethode sehr wichtig, um die Selbstständigkeit und das Wohlbefinden der Patienten und Patientinnen zu fördern.

Maßnahmen durchführen

In der Pflegeplanung werden die Maßnahmen festgelegt, die notwendig sind, um das Pflegeziel zu erreichen. Sind die Angaben in der Pflegeplanung detailliert dokumentiert, so ist es für alle beteiligten Pflegenden leicht, die Maßnahmen durchzuführen. Nicht zu vergessen ist dabei, dass sich der Zustand eines Patienten oder einer Patientin jederzeit verändern kann. Das Entscheidende bei der Durchführung der Maßnahmen ist also, dass sich die Pflegenden einerseits an die Pflegeplanung halten, dass sie andererseits jedoch situativ den Zustand des Patienten bzw. der Patientin erfassen, auf seine aktuelle Situation eingehen und bei Bedarf die Ziele neu stecken und Maßnahmen erneut planen.

Um die geleistete Pflege nachvollziehbar zu machen, **dokumentieren** die Pflegenden alle durchgeführten Pflegemaßnahmen. Dies sollte **zeitnah** nach der Durchführung geschehen. Weiterhin wichtig ist, dass die zuständige Pflegefachperson die geleisteten Pflegehandlungen mit ihrem Handzeichen abzeichnet.

Evaluation: überprüfen und verbessern der Pflegeergebnisse

Bei Patienten und Patientinnen, die systematisch nach einer Pflegeplanung gepflegt werden, ist es leicht zu erkennen, ob die geplanten Pflegemaßnahmen Erfolg zeigen. Wird ein festgelegtes Ziel jedoch nicht erreicht, so stellt sich den Pflegenden die Frage, ob die geplanten Maßnahmen nicht, nur unregelmäßig oder nicht fachgerecht durchgeführt wurden. Oder wurden gar die falschen Maßnahmen geplant? Waren die Pflegeziele ggf. zu hoch gesteckt? Wurden die Ressourcen berücksichtigt? Wurde das richtige Pflegeproblem erfasst? Mit diesen Informationen reflektieren die Pflegenden den Pflegeprozess. Anhand dieser Erkenntnisse wird die Pflegeplanung individuell angepasst und aktualisiert.

Warum Checklisten zur Pflegeplanung?

Mithilfe der *Checklisten Pflegeplanung* können die Pflegenden auf einen Blick ersehen, ob sie alle relevanten Informationen in Erfahrung gebracht haben. Anschließend können sie auf dieser Basis die Ziele der Pflege – unter Berücksichtigung der individuellen Situation des zu pflegenden Menschen und daraus resultierenden Prioritäten – festlegen.

Darüber hinaus lassen sich mittels der Checklisten die Pflegemaßnahmen planen: Sie geben einen schnellen Überblick über relevante Maßnahmen für ein bestimmtes Pflegeziel. Hier ist es möglich, die für den individuellen Patienten, die individuelle Patientin passenden Pflegemaßnahmen auszuwählen. Pflegemaßnahmen müssen immer auf die konkrete Patientensituation hin ausgerichtet werden. Beispielsweise muss die Trinkmenge individuell und unter Berücksichtigung von beeinflussenden Faktoren, wie Alter und Erkrankung, abgestimmt werden.

Am Ende jeder Checkliste ist zu ersehen, wie die Pflegeergebnisse überprüft werden können. Ein Vergleich mit den gesetzten Zielen hilft zu kontrollieren, welche Pflegemaßnahmen neu überdacht werden sollten oder welche Maßnahmen den gewünschten Erfolg zeigen.

Natürlich kann in diesem Buch nur ein grober Überblick gegeben werden – jedes Ziel und jede Maßnahme ist **individuell auf den zu pflegenden Menschen anzupassen,** denn jeder hat eine andere Krankheitsgeschichte und erlebt Situationen anders. Deshalb muss bei jeder Pflegeplanung **der Patient bzw. die Patientin im Mittelpunkt** stehen – die Checklisten können und wollen nur Anhaltspunkte sein. Sie bieten Ihnen ein Gerüst, um erfolgreich die Pflegeplanung in die Praxis einzubauen.

Um eine individuelle Pflegeplanung zu erstellen, sollte auf die „weiterführenden Stichworte" in diesem Buch geachtet werden. Diese können Hinweise auf das konkrete Pflegeproblem und/oder weitere mögliche Probleme geben. An dieser Stelle soll nochmals hervorgehoben werden, dass medizinische Diagnosen/Indikationen nicht direkt pflegerelevant sind. Oft resultieren die eigentlichen Pflegeprobleme daraus.

Pflegeproblem-Finder

Eine der größten Herausforderungen bei der Erstellung einer Pflegeplanung ist wohl auch, die „richtigen" Pflegeprobleme zu erfassen. Die nachfolgende Tabelle und die Maps bieten Ihnen genau hier Hilfestellung, indem sie Ihnen einen größtmöglichen Überblick über mögliche Pflegeprobleme geben.

Benutzung der Tabelle

Die Tabelle zeigt 10 häufige Pflegephänomene bei verschiedenen Pflegeanlässen:

- Angst
- Beeinträchtigter Atemvorgang
- Bewusstseinsveränderung/Vigilanzstörung
- Desorientiertheit/Orientierungsstörung
- Fieber
- Harninkontinenz/Urininkontinenz
- Trockene Haut
- Immobilität/Bewegungseinschränkung
- Übelkeit und Erbrechen
- Schmerzen

Jedem Pflegephänomen sind die im Buch enthaltenen Pflegeplanungen von A–Z zugeteilt. So kann sich jeder einen Überblick verschaffen, worin das eigentliche Pflegeproblem liegt. Denn, wie Sie bereits wissen, sind Diagnosen nicht das eigentliche Pflegeproblem.

Beispielsweise beobachten Sie, dass Ihre Patientin schlecht Luft bekommt. Unter den 10 aufgeführten Pflegephänomenen (farbige Schrift in den Tabellenzeilen) finden Sie z. B. „Beeinträchtigter Atemvorgang" und stoßen hier bei den aufgezählten Problemen z. B. auf die chronisch obstruktive Atemwegserkrankung, an der Ihre Patientin leidet (das wissen Sie aus der bereits durchgeführten Anamnese).

Nun können Sie im Buch die entsprechende Seite aufschlagen und die individuellen Ressourcen, Ziele und Maßnahmen ableiten.

10 häufige Pflegephänomene bei verschiedenen Pflegeanlässen	
Angst	
• Abhängigkeit/Abusus • Angst • Anorexia nervosa/Magersucht • Asthma bronchiale • Atemstörung/Ventilationsstörung • Bauchschmerzen/Abdominalschmerzen • Dekubitus/Druckgeschwür • Demenz • Depression • Desorientiertheit	• Durchblutungsstörungen, peripher arterielle (pAVK) • Dyspnoe/Atemnot • Enterostoma/künstlicher Darmausgang • Epilepsie/Krampfleiden • Erbrechen/Emesis • Fieber • Hämatemesis/Bluterbrechen • Hämaturie • Halluzinationen/Trugwahrnehmung

10 häufige Pflegephänomene bei verschiedenen Pflegeanlässen

Angst *(Forts.)*

- Hemiparese/Hemiplegie
- Herzinsuffizienz/Herzmuskelschwäche
- Herzrhythmusstörungen
- Hyperventilation
- Hypoglykämie
- Injektion
- Kopfschmerzen
- Koronare Herzkrankheit (KHK)
- Krätze/Skabies
- Läuse
- Mangelernährung
- MRSA/Krankenhausheim
- Multiple Sklerose/Encephalomyelitis disseminata
- Reizdarmsyndrom/Colon irritabile
- Schlafstörung
- Schmerzen
- Schwindel/Vertigo
- Schwitzen, übermäßiges/Hyperhidrose
- Sprachstörungen
- Sprechstörungen/Dysarthrie
- Stuhlinkontinenz
- Sturzgefahr
- Tremor/Muskelzittern
- Übelkeit/Nausea

Beeinträchtigter Atemvorgang

- Asthma bronchiale
- Atemstörung/Ventilationsstörung
- Bronchitis
- Chronisch obstruktive Lungenerkrankung
- Dyspnoe/Atemnot
- Epilepsie/Krampfleiden
- Fieber
- Flüssigkeitsbilanzierung
- Grippe/Influenza
- Herzinsuffizienz/Herzmuskelschwäche
- Herzrhythmusstörungen
- Husten/Tussis
- Hypertonie/Bluthochdruck
- Hyperventilation
- Pneumonie/Lungenentzündung
- Pneumoniegefahr
- Selbstpflegedefizit/Unfähigkeit zur Körperpflege
- Sinusitis/Nasennebenhöhlenentzündung
- Tracheostoma
- Venenkatheter, zentral (ZVK)

Bewusstseinsveränderung/Vigilanzstörung

- Abhängigkeit/Abusus
- Aspirationsgefahr
- Atemstörung/Ventilationsstörung
- Bewusstseinsveränderung/Vigilanzstörung
- Dehydration/Exsikkose
- Dekubitus/Druckgeschwür
- Dekubitusgefahr
- Delir
- Demenz
- Depression
- Desorientiertheit/Orientierungsstörung
- Diabetes mellitus/Zuckerkrankheit
- Epilepsie/Krampfleiden
- Hämatemesis/Bluterbrechen
- Halluzinationen/Trugwahrnehmung
- Harninkontinenz/Urininkontinenz
- Hyperglykämie
- Hypoglykämie
- Immobilität/Bewegungseinschränkung
- Parkinsonsyndrom
- Selbstpflegedefizit/Unfähigkeit zur Körperpflege
- Sepsis/Blutvergiftung
- Sprachstörung
- Sprechstörung/Dysarthrie

Desorientiertheit/Orientierungsstörung

- Abhängigkeit/Abusus
- Bewusstseinsveränderung/Vigilanzstörung
- Dehydration/Exsikkose
- Dehydrationsgefahr
- Delir/Durchgangssyndrom
- Demenz
- Desorientiertheit/Orientierungsstörung
- Epilepsie/Krampfleiden
- Gedächtnisstörung
- Halluzinationen/Trugwahrnehmung
- Kachexie/Auszehrung
- Schwerhörigkeit/Hypakusis
- Sehstörungen
- Selbstpflegedefizit/Unfähigkeit zur Körperpflege
- Stuhlinkontinenz

10 häufige Pflegephänomene bei verschiedenen Pflegeanlässen

Fieber

- Abhängigkeit/Abusus
- Allergie/allergische Reaktion
- Antikoagulanzieneinnahme mit erhöhter Blutungsneigung
- Atemstörung/Ventilationsstörung
- Bauchschmerzen/Abdominalschmerzen
- Bronchitis
- Dehydration/Exsikkose
- Dehydrationsgefahr
- Dekubitus
- Delir/Durchgangssyndrom
- Diarrhö/Durchfall
- Dysphagie/Schluckstörung
- Dysurie
- Ernährungssonde/Sondenernährung
- Fieber
- Flüssigkeitsbilanzierung
- Grippe/Influenza
- Halluzinationen/Trugwahrnehmung
- Harnverhalt/Harnretention
- Harnwegsinfektion, untere
- Haut, trockene
- Hepatitis/Leberentzündung
- Herzrhythmusstörungen
- HIV-Infektion
- Husten/Tussis
- Immundefekt/Abwehrschwäche
- Infektion/lokale
- Infusion
- Intertrigogefahr
- Karbunkel
- Kopfschmerzen
- MRSA/Krankenhauskeim
- Mykose/Pilzerkrankung
- Obstipation/Verstopfung
- Obstipationsgefahr
- Pneumonie/Lungenentzündung
- Pneumoniegefahr
- Schwitzen, übermäßiges/Hyperhidrose
- Selbstpflegedefizit
- Sepsis/Blutvergiftung
- Sinusitis/Nasennebenhöhlenentzündung
- Wunde, chronische
- Zystitisgefahr

Harninkontinenz/Urininkontinenz

- Blasenkatheter
- Bauchschmerzen/Abdominalschmerzen
- Dehydration/Exsikkose
- Dehydrationsgefahr
- Epilepsie/Krampfleiden
- Flüssigkeitsbilanzierung
- Harninkontinenz/Urininkontinenz
- Harnwegsinfektion, untere
- Hyperglykämie
- Immobilität/Bewegungseinschränkung
- Infusion
- Intertrigo/Wundsein
- Intertrigogefahr
- Lähmung
- Multiple Sklerose/ Encephalomyelitis disseminata
- Nykturie
- Polyurie
- Schmerzen
- Stuhlinkontinenz
- Sturzgefahr
- Zystitisgefahr

Trockene Haut

- Allergie/allergische Reaktion
- Anämie/Blutarmut
- Anorexia nervosa/Magersucht
- Dehydration/Exsikkose
- Dehydrationsgefahr
- Dekubitusgefahr
- Diabetes mellitus/Zuckerkrankheit
- Diarrhö/Durchfall
- Durchblutungsstörung, peripher venöse
- Ekzem/Kontaktdermatitis
- Erbrechen/Emesis
- Fieber
- Flüssigkeitsbilanzierung
- Haut, trockene
- Hepatitis/Leberentzündung
- HIV-Infektion
- Hyperglykämie
- Infektion, lokale
- Juckreiz/Pruritus
- Kachexie/Auszehrung
- Krätze/Skabies
- Leberzirrhose
- Lymphödem
- Mykose/Pilzerkrankung
- Neurodermitis
- Selbstpflegedefizit/Unfähigkeit zur Körperpflege
- Ulcus cruris/offenes Bein
- Varikosis/Krampfaderleiden
- Wunde, chronisch

10 häufige Pflegephänomene bei verschiedenen Pflegeanlässen

Immobilität/Bewegungseinschränkung

- Adipositas/Übergewicht
- Aspirationsgefahr
- Atemstörung/Ventilationsstörung
- Bewusstseinsveränderung/Vigilanzstörung
- Dekubitus/Druckgeschwür
- Dekubitusgefahr
- Drainage
- Durchblutungsstörung, peripher arterielle (pAVK)
- Durchblutungsstörung, peripher venöse
- Fraktur/Knochenbruch
- Gicht/Urikopathie
- Grippe/Influenza
- Harninkontinenz/Urininkontinenz
- Hemiparese/Hemiplegie
- Immobilität/Bewegungseinschränkung
- Infektion, lokale
- Intertrigo/Wundsein
- Intertrigogefahr
- Kontraktur
- Kontrakturengefahr
- Lähmung
- Lymphödem
- Multiple Sklerose/ Encephalomyelitis disseminata
- Obstipation/Verstopfung
- Obstipationsgefahr
- Osteoporose/Knochenschwund
- Parkinsonsyndrom
- Pneumonie/Lungenentzündung
- Pneumoniegefahr
- Rheumatische Erkrankungen
- Schmerzen
- Selbstpflegedefizit/Unfähigkeit zur Körperpflege
- Sepsis/Blutvergiftung
- Spastik
- Spitzfuß
- Spitzfußgefahr
- Thrombose
- Thrombosegefahr
- Tremor/Muskelzittern
- Ulcus cruris/offenes Bein
- Varikosis/Krampfaderleiden
- Wunde, akute
- Wunde, chronische

Übelkeit und Erbrechen

- Abhängigkeit/Abusus
- Allergie/allergische Reaktion
- Anämie/Blutarmut
- Angst
- Anorexia nervosa/Magersucht
- Anurie
- Aspirationsgefahr
- Bauchschmerzen/Abdominalschmerzen
- Blähungen/Meteorismus
- Dehydration/Exsikkose
- Dehydrationsgefahr
- Diabetes mellitus/Zuckerkrankheit
- Diarrhö/Durchfall
- Erbrechen/Emesis
- Ernährungssonde/Sondenernährung
- Flüssigkeitsbilanzierung
- Gastritis/Magenschleimhautentzündung
- Gicht/Urikopathie
- Glaukom/Grüner Star
- Hämatemesis/Bluterbrechen
- Hämaturie
- Haut, trockene
- Hepatitis/Leberentzündung
- Hyperglykämie
- Hypertonie/Bluthochdruck
- Hyperventilation
- Hypoglykämie
- Hypotonie
- Ikterus/Gelbsucht
- Infusion
- Injektion
- Kachexie/Auszehrung
- Kopfschmerzen
- Leberzirrhose
- Mangelernährung
- Nasenbluten/Epistaxis
- Obstipation/Verstopfung
- Obstipationsgefahr
- Refluxösophagitis
- Schmerzen
- Schwindel/Vertigo
- Sehstörungen
- Sepsis/Blutvergiftung
- Übelkeit/Nausea

10 häufige Pflegephänomene bei verschiedenen Pflegeanlässen

Schmerzen

- Adipositas/Übergewicht
- Allergie/allergische Reaktion
- Anämie/Blutarmut
- Angst
- Asthma bronchiale
- Atemstörung/Ventilationsstörung
- Bauchschmerzen/Abdominalschmerzen
- Bindehautentzündung/Konjunktivitis
- Blähungen/Meteorismus
- Blasenkatheter
- Bronchitis
- Chronisch obstruktive Lungenerkrankung (COPD)
- Dehydration/Exsikkose
- Dehydrationsgefahr
- Dekubitus/Druckgeschwür
- Dekubitusgefahr
- Delir/Durchgangssyndrom
- Depression
- Diabetes mellitus/Zuckerkrankheit
- Diarrhö/Durchfall
- Drainage
- Durchblutungsstörung, peripher arterielle (pAVK)
- Durchblutungsstörung, peripher venöse
- Dysphagie/Schluckstörung
- Dysurie
- Ekzem/Kontaktdermatitis
- Enterostoma/künstlicher Darmausgang
- Erbrechen/Emesis
- Ernährungssonde/Sondenernährung
- Fieber
- Fraktur/Knochenbruch
- Gastritis/Magenschleimhautentzündung
- Gicht/Urikopathie
- Glaukom/Grüner Star
- Grippe/Influenza/COVID
- Hämatemesis/Bluterbrechen
- Hämaturie
- Hämorrhoiden
- Harninkontinenz/Urininkontinenz
- Harnverhalt/Harnretention
- Harnwegsinfektion, untere
- Hemiparese/Hemiplegie
- Hepatitis/Leberentzündung
- HIV-Infektion
- Husten/Tussis
- Hyperglykämie
- Hypertonie/Bluthochdruck
- Hyperventilation
- Hypotonie
- Ikterus/Gelbsucht
- Immobilität/Bewegungseinschränkung
- Immundefekt/Abwehrschwäche
- Infektion, lokale
- Infusion
- Injektion
- Kachexie/Auszehrung
- Karbunkel
- Kontraktur
- Kontrakturengefahr
- Kopfschmerzen
- Koronare Herzkrankheit (KHK)
- Leberzirrhose
- Lymphödem
- Mangelernährung
- Multiple Sklerose/Encephalomyelitis disseminata
- Mykose/Pilzerkrankung
- Nasenbluten/Epistaxis
- Obstipation/Verstopfung
- Obstipationsgefahr
- Ödem
- Osteoporose/Knochenschwund
- Pneumonie/Lungenentzündung
- Pneumoniegefahr
- Refluxösophagitis
- Reizdarmsyndrom/Colon irritabile
- Rheumatische Erkrankungen
- Schlafstörungen
- Schmerzen
- Schwindel/Vertigo
- Schwitzen, übermäßiges/Hyperhidrose
- Sehstörungen
- Selbstpflegedefizit/Unfähigkeit zur Körperpflege
- Sepsis/Blutvergiftung
- Sinusitis/Nasennebenhöhlenentzündung
- Soor- und Parotitisprophylaxe
- Spastik
- Spitzfuß
- Spitzfußgefahr
- Stomatitis
- Stuhlinkontinenz
- Teerstuhl/Meläna
- Thrombose

10 häufige Pflegephänomene bei verschiedenen Pflegeanlässen	
Schmerzen *(Forts.)*	
• Thrombosegefahr • Tracheostoma • Tremor/Muskelzittern • Übelkeit/Nausea • Ulcus cruris/offenes Bein • Varikosis/Krampfaderleiden	• Venenkatheter, peripherer/Venenverweilkanüle • Venenkatheter, zentraler (ZVK) • Wunde, akute • Wunde, chronisch • Zystitisgefahr

Benutzung der Maps

Die Maps wurden in Anlehnung an die Organsysteme zusammengestellt. Je nach Literatur gibt es unterschiedlich viele Organsysteme – mit Untersystemen. Für die Arbeit mit diesem Buch sind folgende Maps entstanden:

- Endokrines System
- Haut
- Verdauungssystem
- Urogenitalsystem
- Nervensystem, Sinnesorgane
- Stütz- und Bewegungssystem, Muskulatur, Skelettsystem
- Atmungssystem
- Herz-Kreislaufsystem, Blut

Auch die Maps unterstützen das Erkennen der konkreten Pflegeprobleme. Aber wie genau? Durch das Sammeln von Informationen über Ihren Patienten bzw. Ihre Patientin, im ersten Schritt des Pflegeprozesses → der Anamnese, haben Sie sich so weit informiert, dass Sie die angedachten (ggf. noch unsicheren) Pflegeprobleme nun einem Organsystem zuordnen können.

Beispielsweise ist Ihr Patient inkontinent. Sie suchen nun die Map mit dem adäquaten Organsystem, nämlich „Urogenitalsystem". In dieser Map finden Sie das Pflegeproblem „Harn- und Urininkontinenz", welches Sie anschließend im Buch nachschlagen können.

Ein weiterer Bonus ist zudem, dass benachbarte Pflegeprobleme/Pflegephänomene (als Nummern) aufgezeigt werden. Somit lassen sich ggf. weitere individuelle Pflegeprobleme ableiten.

Die Übersicht der Maps stellt zugleich auch eine Überprüfungsfunktion dar. Denn Sie können nochmals checken, ob beispielsweise die „Harn- und Urininkontinenz" das tatsächliche Pflegeproblem ihres Patienten ist oder ggf. eher ein anderes Pflegeproblem/Pflegephänomen zutreffender ist.

Harninkontinenz/ Urininkontinenz 4) 5) 6) 9) 13) 15) 16) 19) 21) 22) 24)	In orangen Kästen finden Sie mögliche Pflegeprobleme, darunter als Nummern stehen benachbarte Pflegeprobleme/ Pflegephänomene. Die Nummern werden im unteren Teil der jeweiligen Map benannt.
Selbstpflegedefizit/Unfähigkeit zur Körperpflege	Die weißen Kästen machen auf Pflegephänomene/ Pflegetechniken aufmerksam, die häufig zu Pflegeproblemen führen können bzw. solche sind. Sie sind einzeln abgebildet, da sie auf die meisten Pflegeprobleme zutreffen.

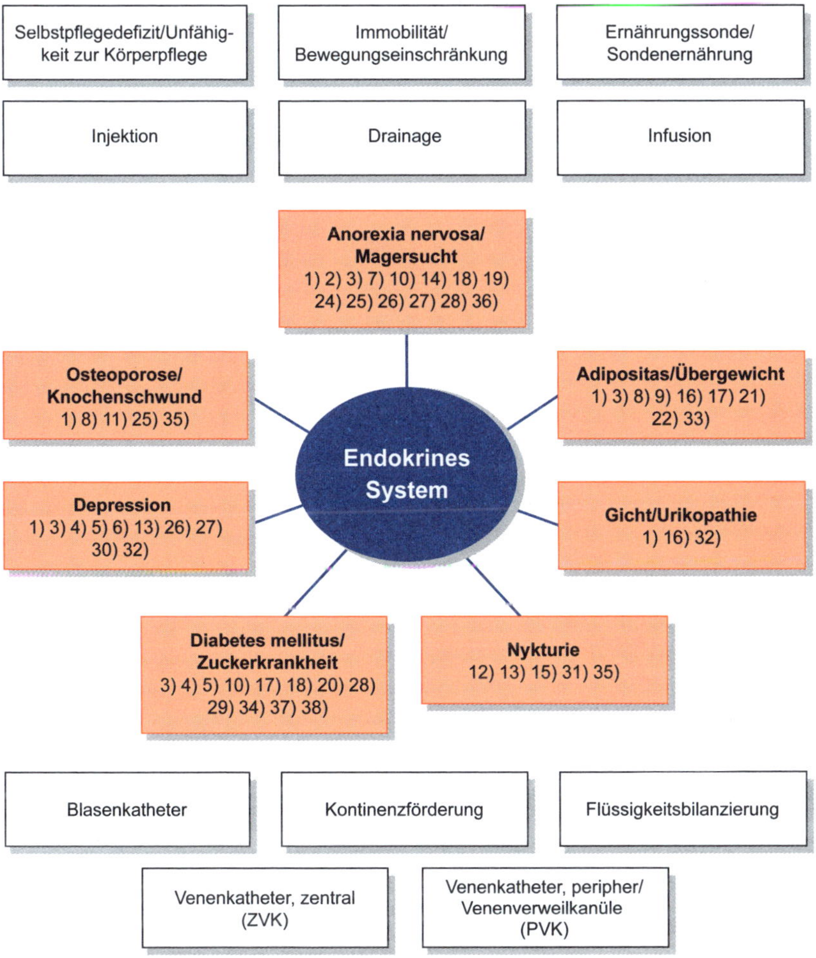

1) Abhängigkeit/Abusus
2) Anämie/Blutarmut
3) Angst
4) Bauchschmerzen/Abdominalschmerzen
5) Bewusstseinsveränderung/Vigilanzstörung
6) Demenz
7) Depression
8) Diabetes mellitus/Zuckerkrankheit
9) Dyspnoe/Atemnot
10) Erbrechen/Emesis
11) Fraktur/Knochenbruch
12) Harninkontinenz/Urininkontinenz
13) Harnwegsinfektion, untere
14) Haut, trockene
15) Herzinsuffizienz/Herzmuskelschwäche
16) Hypercholesterinämie
17) Hyperglykämie
18) Hypoglykämie
19) Hypotonie
20) Infektion, lokale
21) Intertrigo/Wundsein
22) Intertrigogefahr
23) Juckreiz/Pruritus
24) Kachexie/Auszehrung
25) Mangelernährung
26) Obstipation/Verstopfung
27) Obstipationsgefahr
28) Osteoporose/Knochenschwund
29) Polyurie
30) Reizdarmsyndrom/Colon irritabile
31) Schlafstörungen
32) Schmerzen
33) Schwitzen, übermäßiges/Hyperhydrose
34) Sensibilitätsstörungen/Empfindungsstörungen
35) Sturzgefahr
36) Übelkeit/Nausea
37) Wunde, chronisch
38) Zystitisgefahr

Zeichnung: H. Hübner, Berlin

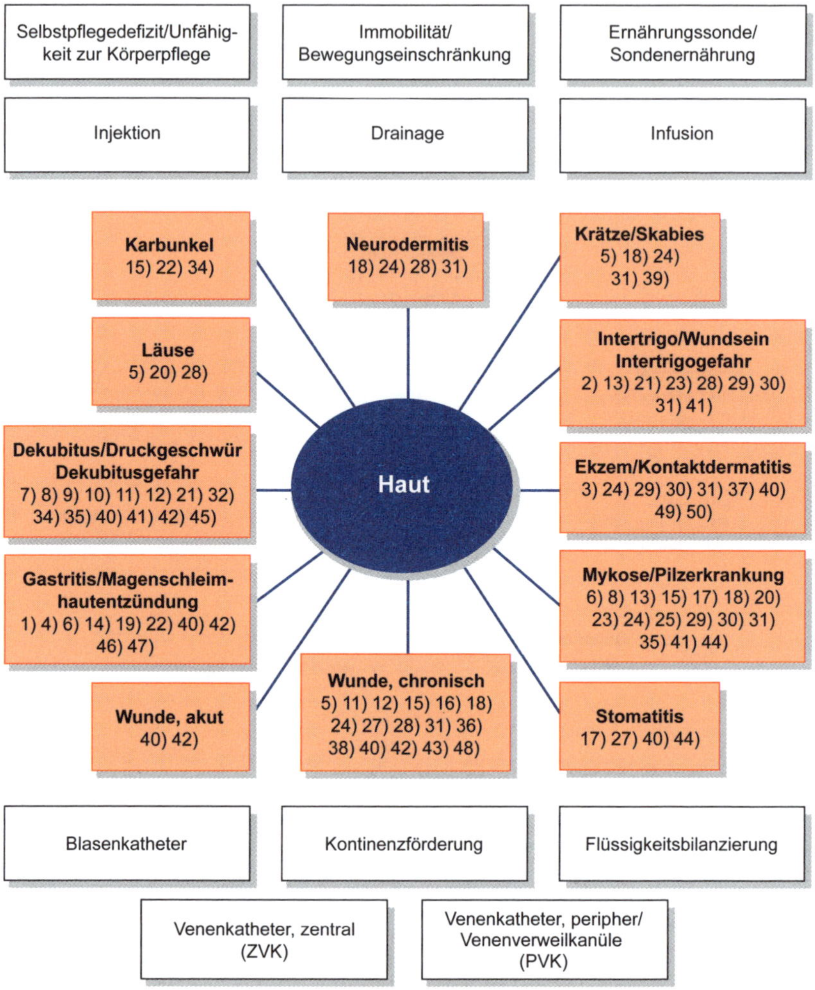

1) Abhängigkeit/Abusus
2) Adipositas/Übergewicht
3) Allergie/allergische Reaktion
4) Anämie/Blutarmut
5) Angst
6) Bauchschmerzen/Abdominalschmerzen
7) Bewusstseinsveränderung/Vigilanzstörung
8) Blähungen/Meteorismus
9) Dehydration/Exsikkose
10) Dehydrationsgefahr
11) Dekubitus/Druckgeschwür
12) Dekubitusgefahr
13) Diabetes mellitus/Zuckerkrankheit
14) Diarrhö/Durchfall
15) Durchblutungsstörungen, peripher venöse
16) Durchblutungsstörungen, peripher arterielle (pAVK)
17) Dysphagie/Schluckstörung
18) Ekzem/Kontaktdermatitis
19) Erbrechen/Emesis
20) Fieber
21) Fraktur/Knochenbruch
22) Hämatemesis/Bluterbrechen
23) Harninkontinenz/Urininkontinenz
24) Haut, trockene
25) HIV-Infektion
26) Hemiparese/Hemiplegie
27) Immundefekt/Abwehrschwäche
28) Infektion, lokale
29) Intertrigo/Wundsein
30) Intertrigogefahr
31) Juckreiz/Pruritus
32) Kachexie/Auszehrung
33) Krätze/Skabies
34) Lähmung
35) Mangelernährung
36) MRSA/Krankenhauskeim
37) Neurodermitis
38) Ödem/Wassersucht
39) Schlafstörungen
40) Schmerzen
41) Schwitzen, übermäßiges/Hyperhydrose
42) Sensibilitätsstörungen/Empfindungsstörungen
43) Sepsis/Blutvergiftung
44) Soor- und Parotitisgefahr
45) Spastik
46) Teerstuhl/Meläna
47) Übelkeit/Nausea
48) Ulcus cruris/offenes Bein
49) Wunde, akut
50) Wunde, chronisch

Zeichnung: H. Hübner, Berlin

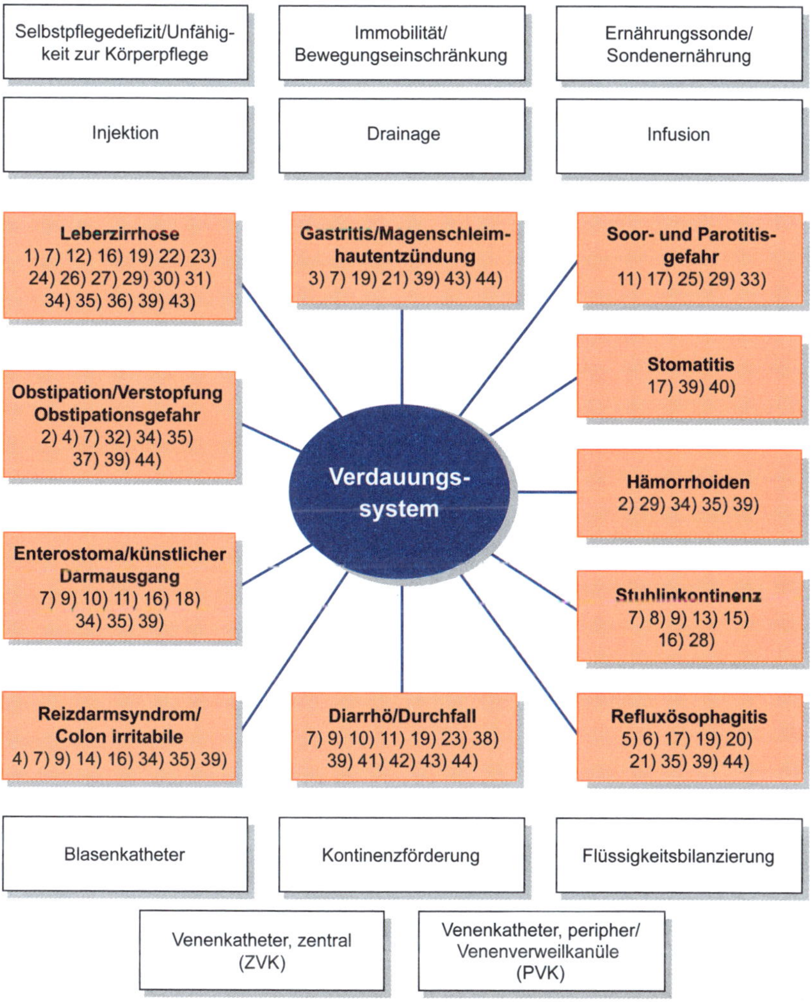

1) Abhängigkeit/Abusus
2) Adipositas/Übergewicht
3) Anämie/Blutarmut
4) Angst
5) Anorexia nervosa/Magersucht
6) Aspirationsgefahr
7) Bauchschmerzen/Abdominalschmerzen
8) Bewusstseinsstörung/ Bewusstlosigkeit
9) Blähungen/Meteorismus
10) Dehydration/Exsikkose
11) Dehydrationsgefahr
12) Delir/Durchgangssyndrom
13) Demenz
14) Depression
15) Desorientiertheit/Orientierungsstörung
16) Diarrhö/Durchfall
17) Dysphagie/Schluckstörung
18) Ekzem/Kontaktdermatitis
19) Erbrechen/Emesis
20) Gastritis/Magenschleimhautentzündung
21) Hämatemesis/Bluterbrechen
22) Hämaturie
23) Haut, trockene
24) Hepatitis/Leberentzündung
25) HIV-Infektion
26) Hypotonie
27) Ikterus/Gelbsucht
28) Intertrigogefahr
29) Juckreiz/Pruritus
30) Kachexie/Auszehrung
31) Mangelernährung
32) Multiple Sklerose/ Encephalomyelitis disseminata
33) Mykose/Pilzerkrankung
34) Obstipation/Verstopfung
35) Obstipationsgefahr
36) Osteoporose/Knochenschwund
37) Parkinsonsyndrom
38) Reizdarmsyndrom/Colon irritabile
39) Schmerzen
40) Soor- und Parotitisgefahr
41) Stuhlinkontinenz
42) Sturzgefahr
43) Teerstuhl/Meläna
44) Übelkeit/Nausea

Zeichnung: H. Hübner, Berlin

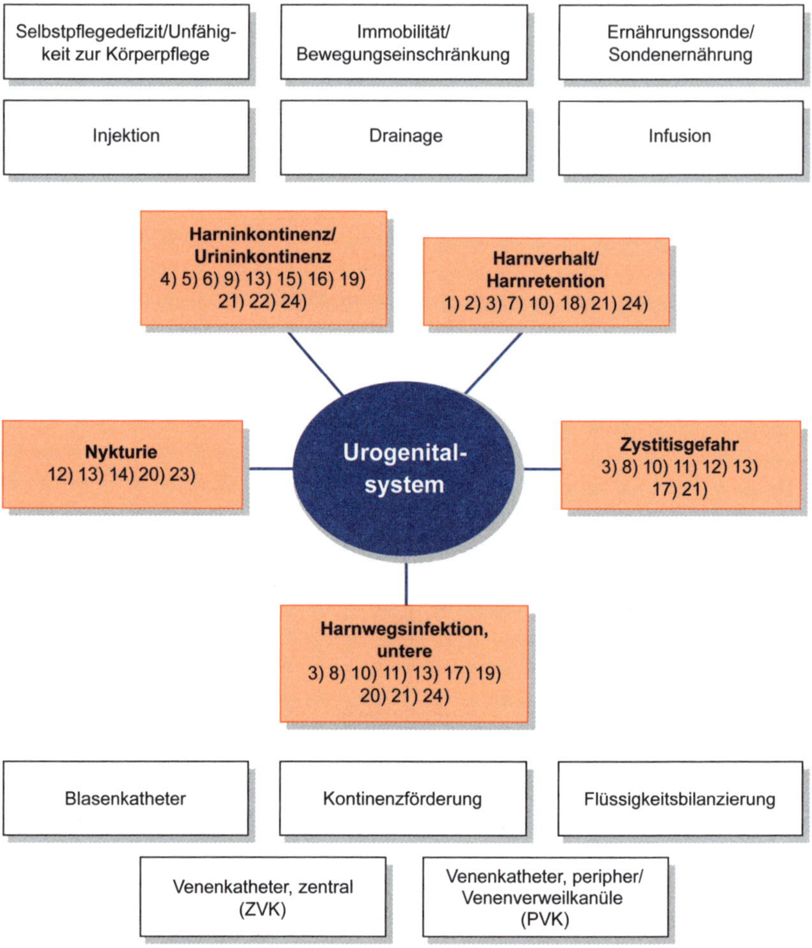

1) Angst
2) Anurie
3) Bauchschmerzen/Abdominalschmerzen
4) Bewusstseinsveränderung/ Vigilanzstörung
5) Dehydration/Exsikkose
6) Dehydrationsgefahr
7) Diabetes mellitus/Zuckerkrankheit
8) Dysurie
9) Epilepsie/Krampfleiden
10) Fieber
11) Hämaturie
12) Harninkontinenz/Urininkontinenz
13) Harnwegsinfektion, untere
14) Herzinsuffizienz/Herzmuskelschwäche
15) Lähmung
16) Multiple Sklerose/Encephalomyelitis disseminata
17) Nykturie
18) Obstipation/Verstopfung
19) Polyurie
20) Schlafstörung
21) Schmerzen
22) Stuhlinkontinenz
23) Sturzgefahr
24) Zystitisgefahr

Zeichnung: H. Hübner, Berlin

- Selbstpflegedefizit/Unfähigkeit zur Körperpflege
- Immobilität/ Bewegungseinschränkung
- Ernährungssonde/ Sondenernährung
- Injektion
- Drainage
- Infusion

Nervensystem Sinnesorgane

- **Morbus Parkinson** 4) 10) 13) 26) 27) 28) 29) 30) 38) 43) 45) 47)
- **Sensibilitätsstörungen/ Empfindungsstörungen** 1) 12) 23) 28)
- **Multiple Sklerose/ Encephalomyelitis disseminata** 1) 20) 28) 31) 39) 42) 43) 45) 47)
- **Lähmung** 8) 17) 23) 27) 30) 33) 13) 41) 42) 43) 46)
- **Depression** 1) 2) 3) 4) 9) 29) 30) 34) 36)
- **Demenz** 4) 6) 7) 11) 18) 20)
- **Kopfschmerzen** 2) 6) 14) 15) 16) 20) 24) 31) 35) 36) 39) 48)
- **Delir/Durchgangssyndrom** 1) 4) 11) 16) 18) 20)
- **Schwerhörigkeit/ Hypakusis** 11) 37) 42) 43)
- **Epilepsie/ Krampfleiden** 1) 2) 4) 11) 20) 21) 44)
- **Sehstörungen** 1) 5) 11) 19) 25) 37) 45) 48)
- **Sprachstörungen** 4) 23) 32) 43)
- **Sprechstörungen/ Dysarthrie** 4) 23) 32) 42)

- Blasenkatheter
- Kontinenzförderung
- Flüssigkeitsbilanzierung
- Venenkatheter, zentral (ZVK)
- Venenkatheter, peripher/ Venenverweilkanüle (PVK)

1) Abhängigkeit/Abusus
2) Angst
3) Bauchschmerzen/Abdominalschmerzen
4) Bewusstseinsveränderung/ Vigilanzstörung
5) Bindehautentzündung/ Konjunktivitis
6) Dehydration/Exsikkose
7) Dehydrationsgefahr
8) Dekubitusgefahr
9) Demenz
10) Depression
11) Desorientierung/Orientierungsstörung
12) Diabetes mellitus/Zuckerkrankheit
13) Dysphagie/Schluckstörung
14) Epilepsie/Krampfleiden
15) Erbrechen/Emesis
16) Fieber
17) Fraktur/Knochenbruch
18) Gedächtnisstörung
19) Glaukom/Grüner Star
20) Halluzinationen/ Trugwahrnehmung
21) Harninkontinenz/Urininkontinenz
22) Harnverhalt/Harnretention
23) Hemiparese/Hemiplegie
24) Hypertonie/Bluthochdruck
25) Katarakt/Grauer Star
26) Kontraktur
27) Kontrakturengefahr
28) Lähmung
29) Obstipation/Verstopfung
30) Obstipationsgefahr
31) Ödem/Wassersucht
32) Parkinsonsyndrom
33) Pneumoniegefahr
34) Reizdarmsyndrom/ Colon irritabile
35) Schlafstörungen
36) Schmerzen
37) Schwindel/Vertigo
38) Schwitzen, übermäßiges/ Hyperhidrose
39) Sehstörung
40) Sensibilitätsstörungen/ Empfindungsstörungen
41) Spitzfußgefahr
42) Sprachstörung
43) Sprechstörungen/Dysarthrien
44) Stuhlinkontinenz
45) Sturzgefahr
46) Thrombosegefahr
47) Tremor/Muskelzittern
48) Übelkeit/Nausea

Zeichnung: H. Hübner, Berlin

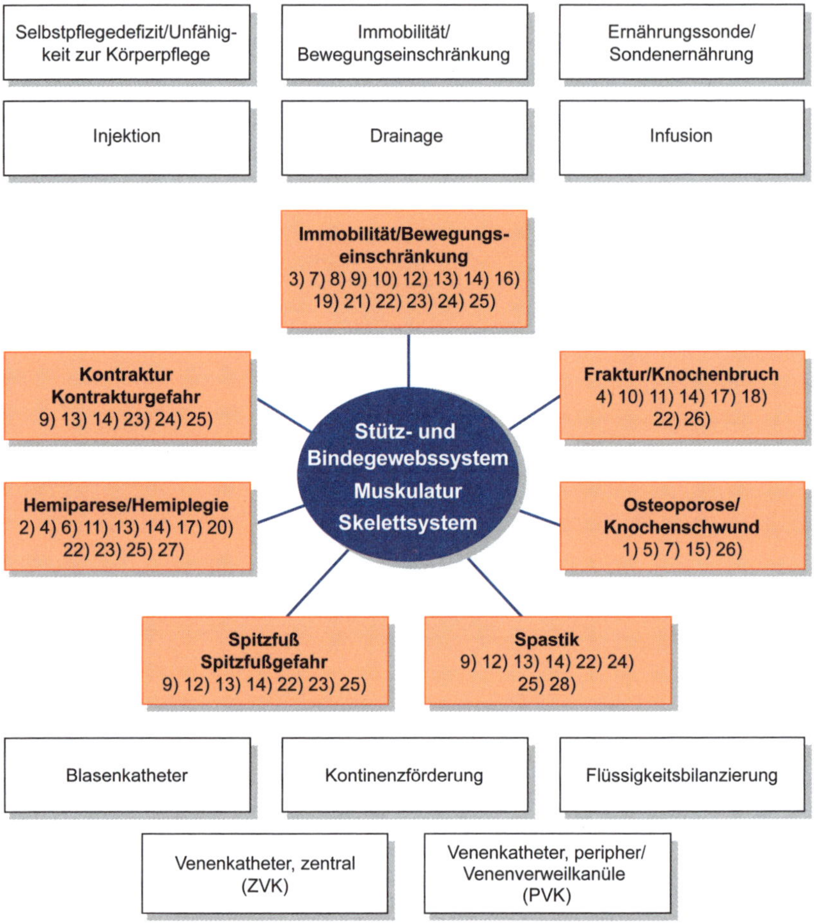

1) Abhängigkeit/Abusus
2) Aspirationsgefahr
3) Bewusstseinsveränderung/Vigilanzstörung
4) Dekubitusgefahr
5) Diabetes mellitus/Zuckerkrankheit
6) Dysphagie/Schluckstörung
7) Fraktur/Knochenbruch
8) Gicht/Urikopathie
9) Hemiparese/Hemiplegie
10) Infektion, lokale
11) Intertrigogefahr
12) Kontraktur
13) Kontrakturengefahr
14) Lähmung
15) Mangelernährung
16) Multiple Sklerose/Encephalomyelitis disseminata
17) Obstipationsgefahr
18) Osteoporose/Knochenschwund
19) Parkinsonsyndrom
20) Pneumoniegefahr
21) Rheumatische Erkrankungen
22) Schmerzen
23) Spastik
24) Spitzfuß
25) Spitzfußgefahr
26) Sturzgefahr
27) Thrombosegefahr
28) Tremor/Muskelzittern

Zeichnung: H. Hübner, Berlin

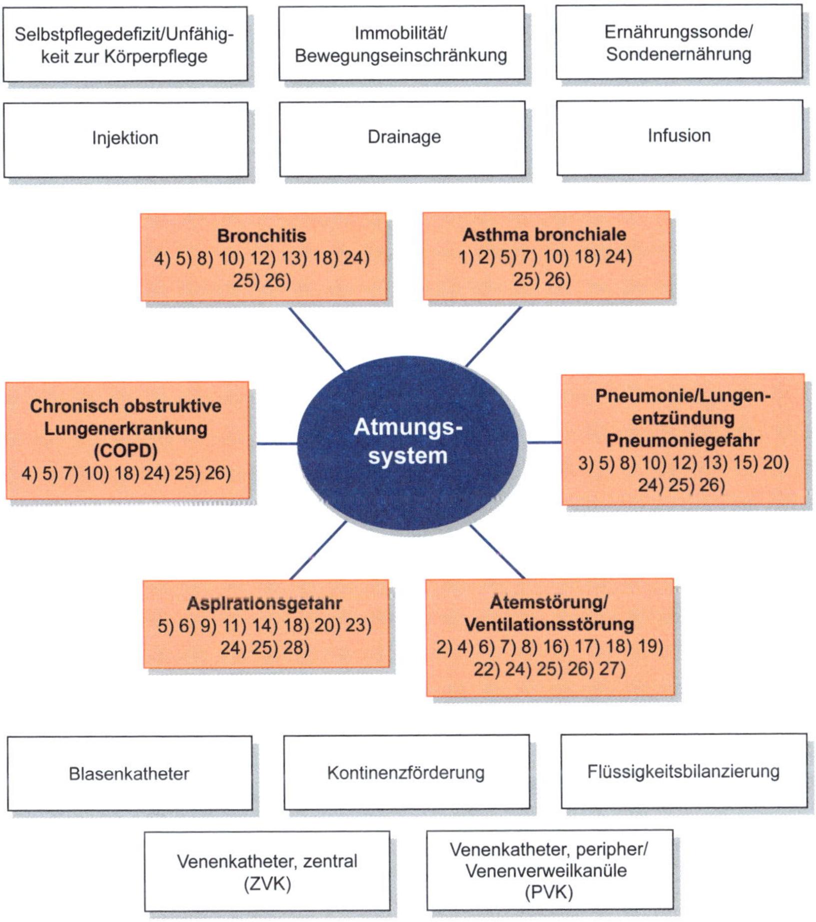

1) Allergie/allergische Reaktion
2) Angst
3) Aspirationsgefahr
4) Asthma bronchiale
5) Atemstörung/Ventilationsstörung
6) Bewusstseinsveränderung/Vigilanzstörung
7) Bronchitis
8) Chronisch obstruktive Lungenerkrankung (COPD)
9) Dysphagie/Schluckstörung
10) Dyspnoe/Atemnot
11) Erbrechen/Emesis
12) Fieber
13) Grippe/Influenza
14) Hämatemesis/Bluterbrechen
15) Hemiparese/Hemiplegie
16) Herzinsuffizienz/Herzmuskelschwäche
17) Koronare Herzkrankheit (KHK)
18) Husten/Tussis
19) Hyperventilation
20) MRSA/Krankenhauskeim
21) Multiple Sklerose/Encephalomyelitis disseminata
22) Ödem/Wassersucht
23) Parkinsonsyndrom
24) Pneumonie/Lungenentzündung
25) Pneumoniegefahr
26) Schmerzen
27) Tracheostoma
28) Übelkeit/Nausea

Zeichnung: H. Hübner, Berlin

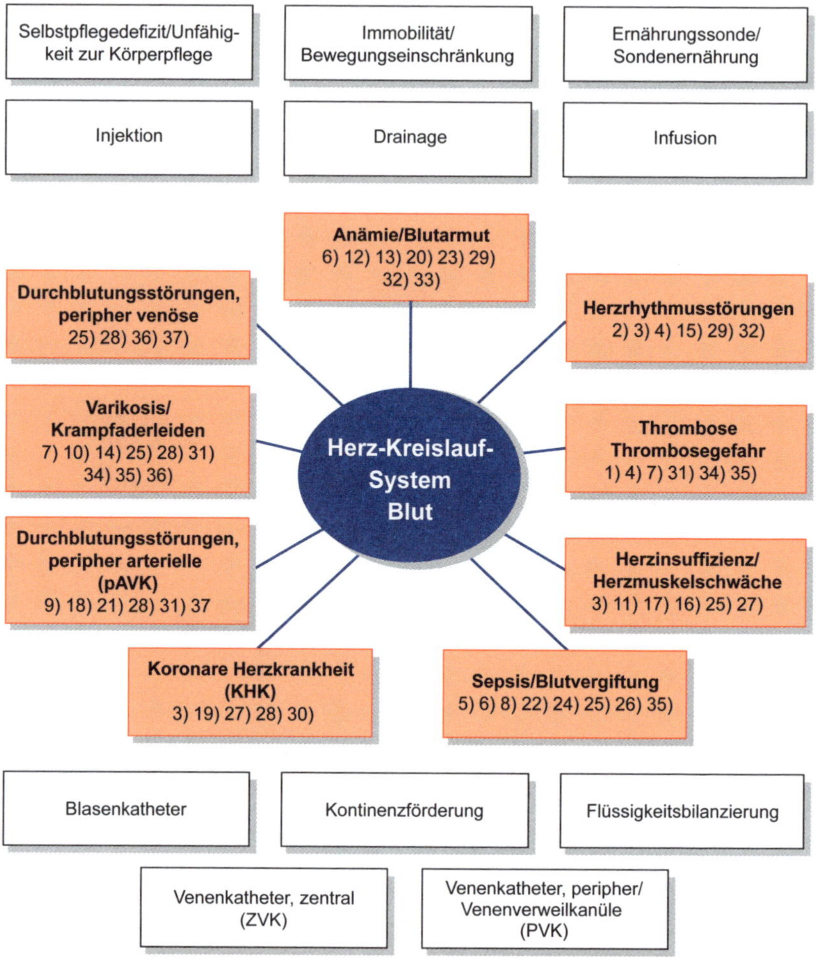

1) Adipositas/Übergewicht
2) Anämie/Blutarmut
3) Angst
4) Antikoagulanzieneinnahme mit erhöhter Blutungsneigung
5) Anurie
6) Bewusstseinsveränderung/ Vigilanzstörung
7) Dehydrationsgefahr
8) Dekubitusgefahr
9) Diabetes mellitus/Zuckerkrankheit
10) Durchblutungsstörungen, peripher venöse
11) Dyspnoe/Atemnot
12) Hämatemesis/Bluterbrechen
13) Hämaturie
14) Haut trockene
15) Herzinsuffizienz/Herzmuskelschwäche
16) Koronare Herzkrankheit (KHK)
17) Herzrhythmusstörungen
18) Hypercholesterinämie
19) Hypertonie/Bluthochdruck
20) Hypotonie
21) Infektion, lokale
22) Kontrakturengefahr
23) Nasenbluten/Epistaxis
24) Obstipationsgefahr
25) Ödem/Wassersucht
26) Pneumoniegefahr
27) Schlafstörungen
28) Schmerzen
29) Schwindel/Vertigo
30) Schwitzen, übermäßiges/Hyperhidrose
31) Sensibilitätsstörungen/ Empfindungsstörungen
32) Sturzgefahr
33) Teerstuhl/Meläna
34) Thrombose
35) Thrombosegefahr
36) Ulcus cruris/offenes Bein
37) Wunde, chronisch

Exemplarische Pflegeplanung

Zur Veranschaulichung einer Pflegeplanung haben die Autorinnen nach Auflistung der einzelnen Pflegeprobleme ein exemplarisches Fallbeispiel mit Musterpflegeplanung angehängt. Es wurden 6 Pflegeprobleme aus dem Fallbeispiel ausgewählt sowie weitere mögliche Probleme aufgeführt.

Wir weisen noch einmal darauf hin, dass jede Pflegeplanung individuell an die Lebenssituation jedes einzelnen zu pflegenden Menschen angepasst werden muss. Aus diesem Grund dient diese Pflegeplanung ausschließlich der exemplarischen Darstellung und erhebt keinesfalls den Anspruch auf Vollständigkeit.

FALLBEISPIEL

Frau Huber ist eine 74-jährige Patientin. Sie lebt im Haus des Sohnes, wo sie sich weitgehend selbst versorgt.

Sie wurde heute zuhause von ihrem Hausarzt untersucht und ins Krankenhaus eingewiesen, da sie seit Tagen einen sehr starken Husten hat und das Fieber nun ansteigt. Der Sohn hatte den Arzt gerufen, da Frau Huber so stark verschleimt war und er dachte, sie würde ersticken. Der Arzt riet Frau Huber, ins Krankenhaus zu gehen.

Die letzten Nächte waren für die Patientin sehr belastend. Sie ist stark verschleimt und hat bei der Ausatmung Atemgeräusche. Das Sekret kann sie jedoch nur selten ausreichend abhusten, der Husten schmerzt und sie fühlt sich von Tag zu Tag schwächer.

Dazu kommen Probleme bei der Harnausscheidung aufgrund einer bestehenden Inkontinenz. Frau Huber erzählt im Anamnesegespräch, dass der Urindrang plötzlich auftritt und dann nicht mehr zu halten ist. Wenn sie die Toilette erreicht, ist es, besonders nachts, schon zu spät. Außerdem kann sie auch beim Husten den Urin nicht halten. Damit die Patientin nicht ständig einnässt, trinkt sie so wenig wie möglich. In der Apotheke kauft der Sohn Inkontinenzhosen. Die Diagnose des Hausarztes, so sagt der Sohn, lautet Mischinkontinenz: Dranginkontinenz und Belastungsinkontinenz.

Der Sohn berichtet außerdem, dass Frau Huber bisher insgesamt gut zurechtgekommen ist. Seit ein paar Monaten bringt sie aber immer öfter alles Mögliche durcheinander und verlegt die Zigaretten. Besonders vor kurzem Gesagtes vergisst sie schnell. Während des letzten Krankenhausaufenthaltes, so erzählt der Sohn, hatte Frau Huber immer wieder die Orientierung verloren. Wachte nachts auf und meinte, es sei bereits am Morgen. Dies ist die letzte Zeit zuhause auch so gewesen.

Die Autorinnen haben aus dem Fallbeispiel **6 Pflegeprobleme** exemplarisch herausgegriffen:

- Bronchitis ➤ Tab. 1
- Desorientiertheit/Orientierungsstörung ➤ Tab. 2
- Pneumoniegefahr ➤ Tab. 3
- Thrombosegefahr ➤ Tab. 4
- Selbstpflegedefizit ➤ Tab. 5
- Harninkontinenz/Urininkontinenz ➤ Tab. 6

Es sind jedoch weitere Pflegeprobleme sowie Risikoprobleme möglich.

Weitere mögliche Pflegeprobleme:

- Fieber
- Dehydratation
- Demenz
- Dekubitusgefahr
- Kontrakturengefahr
- Obstipationsgefahr

Tab. 1

Bronchitis

Akute oder chronische Entzündung der Bronchialschleimhaut

Pflegeproblem

Pat. ist stark verschleimt und kann Sekret nicht selbstständig abhusten
Pat. hat Schmerzen beim Husten 4/10 analog der numerischen Rangskala

Ursachen

- Akute Bronchitis
- Grippaler Infekt seit 2 Wochen
- Rauchen

Symptome

- Exspiratorische Obstruktion der Bronchien
- Atemgeräusche bei der Exspiration
- Weißlich zähes Sputum
- Schmerzen beim Husten 4/10 analog der numerischen Rangskala
- Fühlt sich schwach

Ressourcen

- Pat. kann mobilisiert werden
- Pat. kann Anweisungen ausführen

Pflegeziele

- Pat. hat beschwerdefreie physiologische Atmung in 10 Tagen (Datum)
- Pat. hat schmerzreduzierten Husten von maximal 3/10 analog der numerischen Rangskala in 2 Tagen (Datum)
- Pat. kann selbstständig Sekret abhusten in 2 Tagen (Datum)
- Pat. trinkt täglich 1310 ml nach den D-A-CH-Referenzwerten für die Nährstoffzufuhr ab heute (Datum)
- Pat. kann Atemtechniken zur Verminderung der Atemwegsverengung, z. B. dosierte Lippenbremse, selbstständig anwenden in 2 Tagen (Datum)
- Pat. raucht während der Erkrankung nicht

Pflegemaßnahmen

- Beobachtung der Atmung auf Atemintensität und Frequenz sowie Atemgeräusche mind. 6 × tgl. und bei Bedarf
- Hustentechniken zum produktiven Abhusten erklären und anleiten 3 × tgl. und bei Bedarf
- Individuelle Oberkörperhochlagerung bei Bedarf und zur Nacht
- Unterstützung beim Abhusten bei Bedarf
- Brustwickel mit Thymian und Zitrone, im Wechsel 4 × tgl. für je 15 Min.
- Anleitung zu Atemtechniken 3 × tgl. und bei Bedarf, für je 10 Min.:
  - Techniken zum Ausatmen einüben lassen (Lippenbremse)
  - Einatemtechnik (durch die Nase) anleiten
- Schmerzen beim Husten erfragen mit Hilfe der numerischen Rangskala
- Anleitung zur Atemgymnastik mit PEP-Gerät z. B. RC-Cornet® 3 × tgl. für je 2–5 Min.
- Für frische Luft sorgen 3 × tgl. für je 10 Min.
- Zugluft immer vermeiden
- Für Wärme sorgen:
  - Kanne Tee 1 × tgl. anbieten
- Medikamente nach Anordnung:
  - O_2-Gabe nach ärztlicher Anordnung
  - Inhalation nach Anordnung 3 × tgl.
  - Schmerzmedikation bei Bedarf
- Zum Trinken animieren bei jedem Kontakt, mind. 8 × tgl.
- Getränke immer in Reichweite stellen
- Trinkmengenprotokoll führen
- Wunschgetränke zu jeder Mahlzeit anbieten
- Nierenschale und Zellstoff bereitstellen
- Beratungsgespräch zur Rauchentwöhnung (Datum)

Tab. 2

Desorientiertheit/Orientierungsstörung

Störungen der geistigen Leistungsfähigkeit, bei der sich die Betroffene räumlich, zeitlich und zur eigenen Person nicht mehr orientieren kann. Die Desorientiertheit ist die schwerste Form der Orientierungsstörungen.

Pflegeproblem

Pat. findet sich im Patientenzimmer sowie im Krankenhaus allgemein nicht zurecht
Pat. hat zeitweise einen gestörten Tag-Nacht-Rhythmus

Ursachen

- V. a. beginnende Demenz
- Ortswechsel: Einweisung ins Krankenhaus
- Geringe Trinkmenge

Symptome

- Orientierungsstörung örtlich und zeitlich:
  - Pat. weiß nicht, wo sie ist
  - Andere Zeitvorstellung hinsichtlich Tages- und Nachtzeit
- Orientierungsstörung in fremder Umgebung
- Gestörter Tag-Nacht-Rhythmus
- Umherirren, findet Zimmer nicht
- Störungen der Merkfähigkeit, Kurzzeitgedächtnis

Ressourcen

- Pat. ist zugänglich und kooperativ
- Pat. erkennt ihre Angehörigen
- Pat. hat intaktes Langzeitgedächtnis
- Pat. ist fähig, selbstständig zu essen

Pflegeziele

- Pat. findet mit visueller Orientierungshilfe das Zimmer
- Pat. findet mit visueller Orientierungshilfe das WC und geht selbstständig zur Toilette
- Pat. hat einen strukturierten Tagesablauf
- Pat. kann sich unter Anleitung selbstständig waschen
- Pat. fühlt sich verstanden

Pflegemaßnahmen

- Immer konkrete Anweisungen und Anleitungen geben
- Immer patientenorientierte Kommunikation anwenden
- Biografie mit Pat. erstellen (Datum)
- Gezielte Beschäftigung am Tag (ab heute)
- Orientierungshilfen anbringen:
  - Datum
  - Uhr, Kalender
  - Deutliche Piktogramme an Türen
  - Zimmertür und Bett der Pat. individuell kennzeichnen
  - Badezimmertüre Kennzeichnen
  - Kleines Licht während der Nacht
- Tagesablauf strukturieren, um Tag-Nacht-Rhythmus einzuhalten:
  - Pat. am Tag nicht über 30 Minuten schlafen lassen
  - Wiederkehrende feste Gewohnheiten etablieren: Pat. steht um 7:00 Uhr auf
  - Mahlzeiten regelmäßig, das Abendessen um 18:00 Uhr servieren
  - Pat. schaut vor dem Zubettgehen Nachrichten im TV, geht um 21:30 Uhr ins Bett
- Anleitung einer strukturierten Ganzkörperpflege am Morgen und Teilkörperwäsche am Abend
- Relevante Pflegemaßnahmen bzgl. Körperpflege siehe Pflegeproblem Selbstpflegedefizit
- Medikamente nach Anordnung

Tab. 3

Pneumoniegefahr

Gefahr einer Lungenentzündung

Potenzielles Pflegeproblem

Pneumonierisiko nach Bienstein: 9 Punkte

Risikofaktoren

- Akute Bronchitis
- Immobilität
- Flache Atmung
- Schlechte Durchblutung durch Minderbelüftung
- Rauchen
- Frühere Atemwegserkrankungen

Ressourcen

- Pat. kann mit Anleitung tief ein- und ausatmen
- Pat. ist teilmobil

Pflegeziele

- Pat. atmet ungehindert und beschwerdefrei (Datum)
- Pat. führt Atemübungen mit Anleitung täglich durch
- Pat. wird mind. 3 × tgl. für je 20 Min. in den Lehnstuhl mobilisiert, ab heute
- Pat./Angehörige sind über das Pneumonierisiko informiert und können prophylaktische Maßnahmen selbstständig/mit Unterstützung durchführen (Datum)

Pflegemaßnahmen

- Atemerleichternde Positionierungen durchführen: Oberkörperhoch-, Dehnpositionierung, VATI-Positionierung nach Bewegungsplan/im Wechsel alle 2 Std.
- Pat. 3 × tgl. für je 10 Min. zu Atemübungen anleiten oder zum tiefen Atmen
- Weitere relevante Maßnahmen zur Atemgymnastik siehe Bronchitis
- Aspirationsprophylaxe
- Dehydratationsprophylaxe
- Relevante Maßnahmen zur Mobilisation siehe Pflegeproblem Thrombosegefahr

Tab. 4

Thrombosegefahr

Gefahr, an einer Thrombose zu erkranken

Potenzielles Pflegeproblem

Frowein-Skala: 7 Punkte

Risikofaktoren

- Immobilität
- Verminderte periphere Blutzirkulation
- Rauchen
- Alter >70 Jahre

Ressourcen

- Pat. ist motiviert
- Pat. kann sich im Bett bewegen

Pflegeziele

- Venöser Rückfluss ist gefördert
- Der venöse Rückfluss ist auch im Liegen gewährleistet
- Pat. hat 3 × tgl. für 15 Min. eine gesteigerte Blutzirkulation
- Pat./Angehörige sind über die Thrombosegefahr informiert und kann/können Maßnahmen zur Prophylaxe selbstständig ausführen bzw. akzeptieren diese

Pflegemaßnahmen

- Pat. zu den Mahlzeiten mobilisieren, mindestens 3 × tgl.
- Gehtraining 1 × tgl. mit Rollator
- Pat. zu rückstromfördernder Gymnastik anleiten, z. B. Bettradfahren, Fußkreisen, Fußwippen 3 × tgl. je 10 ×
- Ggf. Bewegungsübungen passiv durchführen
- Medizinische Thromboseprophylaxestrümpfe nach Arztanordnung
- Relevante Pflegemaßnahmen bzgl. gesteigerter Trinkmenge siehe Pflegeproblem Bronchitis
- Pat./Angehörige über Risiken aufklären (Datum)
- Ggf. Angehörige zur s. c.-Injektion anleiten (Datum)
- Medikamente nach Arztanordnung
- Weitere relevante Maßnahmen zu Atemübungen siehe Bronchitis

Tab. 5

Selbstpflegedefizit

Unfähigkeit, die Körperpflege selbstständig und strukturiert durchzuführen

Pflegeproblem

Pat. kann die Körperpflege aufgrund ihrer Schwäche derzeit nicht selbstständig durchführen

Ursachen	Symptome
• Bronchitis • Schwäche • Fieber	• Kann Bad nicht selbstständig erreichen • Hat nicht die Kraft, die komplette Körperpflege selbstständig durchzuführen

Ressourcen

- Pat. hat sich bisher selbstständig versorgt
- Pat. ist motiviert, bei der Körperpflege mitzuhelfen
- Pat. putzt sich die Zähne selbstständig

Pflegeziele

- Pat. kann innerhalb von fünf Tagen den Oberkörper selbstständig waschen (Datum)
- Pat. fühlt sich wohl
- Pat. ist sauber und gepflegt

Pflegemaßnahmen

- Täglich morgens und abends Mobilisation ins Bad mit Unterstützung einer Pflegefachperson/Rollator
- Unterstützung/Anleitung zur Ganzkörperpflege täglich morgens
- Unterstützung/Anleitung zur Teilkörperpflege täglich abends
- Waschutensilien am Waschbecken bereitstellen 2 × tgl.
- Anleitung Mundhygiene/Zahnpflege 2 × tgl.
- Persönliche Waschutensilien verwenden
- Auf Überforderung achten
- Pat. angemessen Zeit geben
- Täglich gleich strukturierter Waschablauf: Toilettengang, Mundpflege; Oberkörper, Unterkörper, Haarpflege

Tab. 6

Harninkontinenz/Urininkontinenz

Urinabgang aufgrund nachweisbarer organischer Störungen

Pflegeproblem

Pat. kann plötzlich auftretenden starken Urindrang nicht kontrollieren oder halten
Pat. trinkt aus Angst vor Einnässen unter 1 l tgl.

Ursachen	Symptome
• Alter • Drei Geburten • Blasenoperation vor 20 Jahren • Umgebungsfaktoren: – Zuhause ist Weg zur Toilette zu lange (besonders nachts)	• **Kontinenzprofil: unabhängig kompensierte Inkontinenz** • Plötzlich starker Harndrang • Harndrang kann nicht gehalten werden • Empfinden für Blasenfüllung ist nicht vorhanden • Verliert beim Husten Harn • Trinkmenge unter 1 Liter • Angst vor Einnässen

Ressourcen

- Pat. kann mit Unterstützung zur Toilette gehen
- Pat. verwendet Inkontinenzmaterial selbstständig
- Pat. hat intakte Haut im Intimbereich

Pflegeziele

- Pat. hat das Kontinenzprofil der unabhängig erreichten Kontinenz (Datum)
- Miktionsprotokoll ist erhoben und ausgewertet in 4 Tagen (Datum)
- Pat. trinkt täglich individuell angepasste Trinkmenge von 1310 ml nach den D-A-CH-Referenzwerten für die Nährstoffzufuhr ab sofort (Datum)
- Pat. hat weiterhin intakte Haut im Intimbereich
- Pat. kennt geeignete Hilfsmittel und kann sie selbstständig anwenden (Datum)

Pflegemaßnahmen

- Erhebung des Kontinenzprofils (Datum)
- Anleitung der Pat. zum Führen des Miktionsprotokolls (Datum)
- Kontrolle über Führung des Miktionsprotokolls 3 × tgl.
- Beratung über geeignetes Inkontinenzmaterial (Datum)
- Verschiedene Inkontinenzmaterialien zur Probe anbieten (Datum)
- Anleitung und Information zum Toilettentraining (nach Auswertung des Miktionsprotokolls) (Datum)
- Erarbeitung von individuellen Toilettengang-Zeiten anhand des Miktionsprotokolls mit Pat.
- Toilettentraining: Pat. an Toilettengangzeiten erinnern 8 × tgl.
- Patientenberatung über geeignete Kleidung (Datum)
- Patientenberatung über kontinenzfördernde Umgebungsgestaltung (Datum) → Anleitung mobile Toilettenhilfe zur Nacht
- Pat. zum Trinken anhalten, mind. 8 × tgl., weitere relevante Pflegemaßnahmen siehe Pflegeproblem Bronchitis
- Pat. und Angehörige über die Bedeutung von Wasser für Stoffwechsel, Blutkreislauf, Niere und ableitende Harnwege informieren (Datum)
- Abschlussberatung der Pat. und Angehörigen (Datum)

Abkürzungsverzeichnis

ATL Aktivitäten des täglichen Lebens
AZ Allgemeinzustand

BE Broteinheit(en)
BMI Body-Mass-Index
BZ Blutzucker
bzw. beziehungsweise

COPD chronic obstructive pulmonary disease (chronisch obstruktive Lungenerkrankung)

D-A-CH Deutschland-Austria-Conföderatio Helvetica (Schweiz)
d. h. das heißt

evtl. eventuell
EZ Ernährungszustand

ggf. gegebenenfalls

i. a. intraarteriell
i. c. intrakutan
i. m. intramuskulär
i. v. intravenös
IE Internationale Einheit
INR International Normalized Ratio

kg Kilogramm
KHK Koronare Herzkrankheit

max. maximal
medik. medikamentös
Min. Minute(n)
mind. mindestens
MNA Mini Nutritional Assessment
MRSA Methicillin-resistenter Staphylococcus aureus
MS Multiple Sklerose

NRS Numerische Rating Skala

O_2 Sauerstoff
OP Operation

Pat. Patient
PEG perkutane endoskopische Gastrostomie
PEJ perkutane endoskopische Jejunostomie
PEMU Pflegerische Erfassung von Mangelernährung und deren Ursache

regelm. regelmäßig
RKI Robert Koch-Institut
RR Blutdruck nach Riva-Rocci

s. c. subkutan
SMI Sustained Maximal Inspiration
STAI State Trait Anxiety Inventory
Std. Stunde(n)
Syn. Synonym

TCM traditionelle chinesische Medizin
tgl. täglich
TRS Tutorial Risk Screening

u. a. unter anderem

v. a. vor allem
V. a. Verdacht auf
VAS Visuelle Analogskala

z. B. zum Beispiel
ZNS zentrales Nervensystem
ZVD zentraler Venendruck
ZVK zentraler VenenkatheterFehler gefunden?

Abhängigkeit/Abusus

Unbeherrschbares Verlangen eines Menschen, sich eine bestimmte Substanz immer wieder zuzuführen oder eine bestimmte Tätigkeit immer wieder auszuführen, obwohl er sich selbst oder anderen dadurch schadet; **syn.** *Sucht;* **weiterführende Stichworte:** *Angst, Bewusstseinsveränderung/Vigilanzstörung, Delir, Demenz, Depression, Desorientiertheit/Orientierungsstörung, Erbrechen/Emesis, Gedächtnisstörungen, Halluzinationen/Trugwahrnehmung, Leberzirrhose, Mangelernährung, Schlafstörungen, Schwindel/Vertigo, Selbstpflegedefizit/Unfähigkeit zur Körperpflege, Tremor/Muskelzittern, Übelkeit/Nausea, Sturzgefahr*

Informationen sammeln

- Seit wann besteht die Abhängigkeit?
- Wie oft wird das Suchtmittel/die Tätigkeit konsumiert?
- Erstaufnahme mit dieser Diagnose?
- Abhängig von welchem Suchtmittel?
  - Alkohol?
  - Medikamente z. B. Schlafmittel, Opiate, Beruhigungsmittel?
  - Sonstige, z. B. Heroin, Cannabis, Kokain, LSD, Schnüffelstoffe, Essen?
- Tätigkeitssucht?
  - Spielsucht?
  - Sexsucht?
  - Internetsucht? Handysucht?
  - Beziehungssucht?

Ursachen

- Psychische Belastungen, z. B. Stress?
- Angestrebte Verbesserung der Befindlichkeit?
- Bekämpfung störender Wahrnehmungen, z. B. Angst, Depression?
- Wunsch nach reibungslosem Funktionieren in der Gesellschaft?
- Wunsch nach positiven Gefühlen? Belohnungseffekt?
- Neugier?
- Mangelnde Konfliktbewältigungsstrategien?

Symptome

- Bei Abhängigkeit:
  - Nervosität? Reizbarkeit?
  - Konzentrationsschwäche?
  - Gedächtnisstörungen?
  - Orientierungsstörungen?
  - Schlaflosigkeit?
  - Albträume?
  - Angstzustände?
  - Erregungszustände?
  - Weinerliche Affektlabilität?
  - Antriebsarmut?
  - Gangunsicherheit?
  - Augenmuskellähmung?
  - Pupillengröße?
- Bei bestehenden Entzugserscheinungen:
  - Erregungszustände?
  - Schweißausbrüche?
  - Tremor?
  - Fieber?
  - Durchfall? Erbrechen?
  - Kurzatmigkeit?
  - Tachykardie?
  - Tachypnoe?

  - Halluzinatorische Störungen?
  - Psychotische Störungen?
  - Schlafstörungen?
  - Angst?
  - Delir?
  - Krampfanfälle?
- Einstichstellen?
- Infektionen (Abszesse, Hepatitis, HIV)?
- Erkrankungen von Gehirn, Herz, Abdominalorganen?
- Soziale Auswirkungen: Scham und Angst? Bagatellisieren?
- Fixierung (Rechtslage)?

Ressourcen

- Pat. zeigt Compliance
- Pat. hat Krankheitseinsicht
- Pat. besucht Selbsthilfegruppen
- Pat. verfügt über ein intaktes soziales Umfeld

Ziele festlegen

- Das Suchtmittel ist ermittelt
- Pat. hat keine Entzugserscheinungen
- Pat. ist über seine Krankheit informiert
- Pat. ist zum Entzug bereit
- Pat. hat Lebensorientierung
- Pat. formuliert positive Lebensziele
- Suizidgefahr ist erkannt
- Pat. findet ausgleichende Beschäftigung
- Pat. hat einen geregelten Alltag
- Pat. hat eine verlängerte suchtmittelfreie Periode
- Pat. kann angst- und schamfrei über seine Sucht sprechen
- Pat. erlernt Bewältigungsstrategie

Maßnahmen planen

- Entgiftungsphase:
  - Arzt über Entzugssymptome in Kenntnis setzen
  - Positive Aspekte eines Entzugs benennen
  - Einfühlsame Unterstützung und Ermutigung
  - Vermehrte Vitalzeichenkontrolle
  - Schlafkontrolle
  - Medikamente nach Anordnung
  - Auf Delirsymptomatiken achten, z. B. gestörter Schlaf-Wach-Rhythmus, Wahrnehmungsstörungen, plötzliche Aggressivität
  - Teilnahme an Therapien ermöglichen
- Sonstiges:
  - Transparenz gegenüber dem Pat. bezüglich der Therapie
  - Mit dem Pat. gemeinsam Ziele festlegen
  - Bei Aggressionen deeskalieren
  - Beim Umgang mit Kränkungen und Trauer unterstützen
  - Auf Suizidankündigungen achten
  - Positive Lebenserinnerungen erfragen
  - Möglichkeiten zum nonverbalen Ausdruck von Gefühlen anbieten (z. B. Weinen)
  - Musische Angebote machen
  - Entspannungsübungen anbieten
  - Getränke anbieten (individuelle Mindesttrinkmenge sicherstellen)
  - Ggf. zur Körperpflege anregen
  - Klare Regeln benennen und konsequent einfordern
  - Überforderung vermeiden
  - Auf neuen Suchtmittelkonsum achten
  - Kontrolle Medikamenteneinnahme
  - Ggf. Prophylaxen
  - Entlassungsberatung, Sozialdienst und Kontakt zu Selbsthilfegruppen anbieten

Ergebnisse prüfen

- Körperlicher Zustand (Gewicht, Vitalzeichen)
- Entzugserscheinungen
- Psychischer Zustand
- Sozialverhalten
- Krankheitsverständnis, Compliance

Adipositas/Übergewicht

Vermehrung des Körperfetts über das normale Maß hinaus, BMI > 30 kg/m²; Übergewicht (= gering erhöht) BMI > 25 kg/m²; **syn.** *Fettleibigkeit;* **weiterführende Stichworte:** *Abhängigkeit/Abusus, Diabetes mellitus/Zuckerkrankheit, Dyspnoe/Atemnot, Hypercholesterinämie, Hyperglykämie, Intertrigo/Wundsein, Intertrigogefahr, Schwitzen übermäßiges, Selbstpflegedefizit/Unfähigkeit zur Körperpflege*

Informationen sammeln

- ▷ BMI-Screening (Pädiatrie: Perzentilen beachten)
- ▷ Gewicht?
- ▷ Taillenumfang?
- Fettverteilungstyp?
- Seit wann besteht Adipositas?
- Ess-/Ernährungsgewohnheiten: Was oder wie isst oder trinkt der Pat.?
  - Gern?
  - Regelmäßig?
  - Häufig?
  - In großen Mengen?
  - In kleinen Mengen?
  - Mit Widerwillen?
- Wie bereitet sich der Pat. die Speisen zu?
- Wie sind die Mahlzeiten über den Tag verteilt?
- Beschäftigt sich der Pat. beim Essen mit anderen Aktivitäten?
- Beruf?
- Vorwiegend sitzende Tätigkeit?
- Wie viel Bewegung? Bewegungsgewohnheiten?
- In welchen Situationen wird übermäßig gegessen?
- Werden Medikamente regelmäßig eingenommen?

Ursachen

- Überernährung im Verhältnis zum erforderlichen Kalorienbedarf?
- Physische Ursachen?
- Erkrankungen der Schilddrüse?
- Erkrankungen der Hypophyse?
- Immobilität?
- Bewegungsarmer Lebensstil?
- Genetische Ursachen?
- Psychische Ursachen?
- Sucht?
- Essstörung?
- Emotionale Störungen?
- Stress?
- Schlafmangel?
- Medikamente, z. B. Glukokortikoide?

Symptome

- BMI?
- Gewicht?
- Erhöhter Taillenumfang?
- Rückenprobleme?
- Hypertonie?
- Metabolisches Syndrom?
- Dyspnoe?
- Schlafapnoe-Syndrom?
- KHK?

- Verringerte körperliche Belastung/Leistungsfähigkeit?
- Vermehrtes Schwitzen?
- Verminderte körperliche Belastbarkeit?
- Venenschwäche?
- Obstipation?
- Diabetes mellitus?
- Intertrigo?
- Pilzinfektion?
- Gelenkschmerzen?
- Arthrose?
- Sodbrennen, Refluxösophagitis?
- Jungen: Pubertätsverzögerung
- Mädchen: frühe Entwicklung sekundärer Geschlechtsmerkmale
- Sozialer Rückzug?
- Kontrollverlust beim Essen?
- Gicht?

Ressourcen

- Pat. ist zur Gewichtsreduktion bereit
- Pat. ist mobil, kann sich selbstständig fortbewegen
- Pat. hat intaktes soziales Umfeld
- Die positiven Aspekte einer gesunden Ernährung sind bekannt

Ziele festlegen

- Dauerhafte Gewichtsreduktion in einem langsamen Tempo (realistisches Ziel: 5–10 % des Ausgangsgewichtes)
- Individuell angepasste Gewichtsreduktion
- Pat. kann Gewicht halten
- Pat. kennt Folgeerkrankungen von Übergewicht
- Pat. hält Diät konsequent ein
- Pat. kennt die Prinzipien einer gesunden Ernährungsweise
- Pat. kann Diät zu Hause selbstständig durchführen
- Pat. integriert Bewegungen in Alltag
- Pat. steigert körperliche Aktivitäten
- Pat. kann sein Essverhalten selbst beobachten
- Partner/Angehörige sind in Ernährungsumstellung/neue Lebensweise eingebunden
- Pat. hat intakte Haut der gefährdeten Körperregionen, z. B. Hautfalten

Maßnahmen planen

- Kontakt zur Ernährungsberatung herstellen, Eltern/Angehörige bei Ernährungsberatung einbeziehen
- Ernährungsplan erstellen und Diät nach Anordnung durchführen
- Selbstkontrolle unterstützen, z. B. Tagebuch, evtl. regelmäßige Gewichtskontrollen
- Auf individuell angepasste Flüssigkeitszufuhr achten
- Zu hygienischer Körperpflege anleiten, bei Bedarf Unterstützung bei der Körperpflege und Kontrolle der gefährdeten Körperregionen, z. B. Hautfalten am Bauch
- Bei Bettlägerigkeit:
  - Körperpflege
  - Alle Prophylaxen
- Pat. zur Bewegung animieren, z. B. Spaziergänge
- Über Sozialdienst Einbindung in Selbsthilfegruppen anbieten
- Entlassungsberatung

Ergebnisse prüfen

- Gewicht (festgelegtes Ziel erreicht?)
- Taillenumfang
- Essverhalten
- Bewegungsverhalten
- Vitalzeichen
- Krankheitsverständnis, Compliance

Allergie/allergische Reaktion

Erworbene, spezifische Überempfindlichkeit des Immunsystems gegenüber bestimmten, eigentlich harmlosen Stoffen aus der Umwelt (Allergene). Extremform ist der anaphylaktische Schock; **syn.** *Hypersensibilität, Überempfindlichkeit;* **weiterführende Stichworte:** *Asthma bronchiale, Bauchschmerzen/Abdominalschmerzen, Bindehautentzündung/Konjunktivitis, Blähungen/Meteorismus, Diarrhö/Durchfall, Dyspnoe/Atemnot, Ekzem/Kontaktdermatitis, Erbrechen/Emesis, Juckreiz/Pruritus, Neurodermitis*

Informationen sammeln

- Seit wann besteht die Allergie?
- Ist der Pat. in ärztlicher Behandlung?
- Ist das Allergen bekannt?

Ursachen

- Nahrungsmittel?
- Blütenpollen?
- Sonne?
- Arzneimittel?
- Haustiere?
- Arbeitsmittel?
- Medikamente?
- Reinigungsmittel, z. B. im Haushalt?
- Gefahrstoffe, z. B. am Arbeitsplatz?

Symptome

- Wann erfolgt die Reaktion?
  - Sofort?
  - Anaphylaktischer Schock?
  - Nach Std.?
  - Nach Tagen?
- Ist die Reaktion lokal begrenzt?
- Systemische Reaktion?
- Wie reagiert der Pat.?
  - Exanthem?
  - Jucken?
  - Quaddeln?
  - Blasen?
  - Ödeme?
  - Überwärmung der Haut?
  - Schwellung?
  - Gesichtsschwellung?
  - Risse der Haut?
  - Schmerzen?
  - Kurzatmigkeit?
  - Dyspnoe?
  - Angst?
  - Asthmaanfall?
  - Herzrhythmusstörungen?
  - Übelkeit? Erbrechen?
  - Durchfälle?
  - Fieber?
  - Hitzegefühl?
  - Unruhe?
  - Allgemeines Missbehagen?
  - Augentränen?
  - Bindehautentzündung?
  - Schnupfen?
  - Niesen?

- Schockzeichen?
  - Blutdruck?
  - Puls?
  - Bewusstsein?
  - Krampfanfall?
- Sonstige?

Ressourcen

- Pat. kennt Ursache/Allergene
- Pat. kann Kontakt mit Allergen meiden
- Pat. hat keine Schmerzen
- Pat. hat physiologische Atmung
- Pat. kann Notfallset (z. B. Medikation) anwenden
- Pat. kann atemerleichternde Maßnahmen anwenden

Ziele festlegen

- Pat. kennt die Allergene und meidet sie
- Vermeidung eines anaphylaktischen Schocks
- Pat. kennt die Symptome und kann sie präzise beschreiben und einschätzen
- Pat. hat einen Allergiepass/trägt diesen stets mit sich
- Pat. mit Typ-A-Allergie hat stets ein Notfallset (Adrenalin oder Glukokortikoid) bei sich und kann dieses anwenden
- Pat. ist Herz-Kreislauf-stabil
- Pat. hat physiologische Atmung
- Pat. hat intakte Haut

Maßnahmen planen

- Auslöser der Allergie ausschalten
- Unterstützung bei Allergietest und/oder Suchdiät
- Allergietagebuch führen
- Pflege entsprechend der Symptome
- Beobachtung von Vitalzeichen (RR, Puls, Atmung) und Bewusstsein, v. a. während Allergietest oder Suchdiät
- Medikamente nach Anordnung
- Geeignete Pflegeprodukte verwenden
- Juckreizstillende Maßnahmen (je nach Auslöser):
  - Kühle Dusche
  - Kühlpacks
  - Kühlgel
  - Fingernägel kurz halten
  - Kratzalternativen suchen
- Kontakt zu Selbsthilfegruppen anbieten
- Ggf. Asthmaschulung anbieten
- Ggf. Anleitung zu atemerleichternden Maßnahmen, z. B. dosierte Lippenbremse, Kutschersitz
- Ggf. Kontakt zur Ernährungsberatung herstellen
- Ggf. Notfallmaßnahmen bei Schock
- Ggf. über Sozialdienst Umschulung anbieten, Arbeitsplatzwechsel

Ergebnisse prüfen

- Haut
- Schleimhaut
- Vitalzeichen
- Atmung
- Gastrointestinaltrakt
- Krankheitsverständnis, Compliance

Anämie/Blutarmut

Verminderung von Hämoglobinkonzentration, Hämatokrit und meist Erythrozytenzahl bei normalem Blutvolumen (unter Berücksichtigung der alters- und geschlechterentsprechenden Normwerte); **weiterführende Stichworte:** *Hämatemesis/Bluterbrechen, Hämaturie, Infusion, Nasenbluten/Epistaxis, Schlafstörungen, Schwindel/Vertigo, Sturzgefahr, Teerstuhl/Melaena*

Informationen sammeln

- Seit wann besteht die Anämie?
- Ist der Pat. in ärztlicher Behandlung?
- Akute oder chronische Anämie?
- Ist die Art der Anämie bekannt?
  - Bildungsstörung der Erythrozyten?
  - Hämolytische Anämie?
  - Blutungsanämie?

Ursachen

- Isst Pat. fleischlose Kost?
- Ist eine Eisenresorptionsstörung bekannt?
- Liegt Vitamin-B_{12}-Mangel vor?
  - Brennende, rote Zunge?
  - Gangunsicherheit?
- Leidet Pat. an einer koronaren Herzkrankheit?
- Leidet Pat. an Arteriosklerose?
- Sind chronische Blutungen im Magen-Darm-Trakt bekannt? Teerstuhl? Hämatemesis?
- Zustand nach einer Operation?
- Ist ein Tumor bekannt?
- Ist eine chronische Niereninsuffizienz bekannt?
- Ist eine chronische Entzündung bekannt?
- Ist eine Knochenmarkerkrankung bekannt?
- Ist eine Autoimmunerkrankung bekannt?
- Allergie (Arzneimittelnebenwirkungen)?
- Bei Frauen: starke Menstruationsblutungen?

Symptome

- Laborwerte?
- Blässe?
- Helle Schleim- und Bindehäute?
- Abgeschlagenheit, verminderte Leistungsfähigkeit?
- Kopfschmerzen?
- Übelkeit?
- Schlaflosigkeit?
- Hohlnägel?
- Haarausfall?
- Mundwinkelrhagaden?
- Trockene, rissige Haut?
- Belastungsdyspnoe?
- Tachykardie?
- Schwindel?
- Ohnmachtsanfälle?
- Postitiver Test auf okkultes Blut im Stuhl?
- Tachypnoe?
- Frösteln?
- Konzentrationsstörungen?
- Sehstörungen?
- Ohrgeräusche?

Ressourcen
- Pat. verträgt Medikamente
- Die Ursache der Anämie ist bekannt
- Pat. ist dreifach orientiert
- Pat. verfügt über intaktes soziales Umfeld
- Pat. kennt Symptome der Anämie und kann diese einschätzen

Ziele festlegen

- Pat. äußert, sich wohl zu fühlen
- Pat. kann sich in bekannter Umgebung sicher bewegen
- Pat. ist über die Krankheit informiert, kennt und akzeptiert die Besonderheiten der Therapie
- Pat. akzeptiert Transfusionen
- Pat. ist über geeignete Ernährung informiert und ernährt sich entsprechend
- Pat. kann am gesellschaftlichen Leben teilnehmen
- Pat. ist über Symptome wie Teerstuhl und Bluterbrechen informiert und weiß zu reagieren
- Pat. fühlt sich leistungsfähiger und vitaler

Maßnahmen planen

- Pflege entsprechend der Grunderkrankung
- Unterstützung bei den Lebensaktivitäten (z. B. Körperpflege und Ausscheidungen)
- Körperliche Belastungen meiden und gleichmäßig über den Tag verteilen
- Pat. informieren, sich langsam aufzusetzen
- Evtl. Hilfsmittel zur Verfügung stellen (z. B. Rollator)
- Individuell angemessene Erholungsphasen ermöglichen
- Umgebung sicher gestalten, um Stürze zu vermeiden
- Hautpflege
- Vitalzeichenkontrolle
- Bei Bettlägerigkeit alle Prophylaxen
- Medikamente nach Anordnung
- Bei Erythrozytentransfusion Pat. nach Transfusionsvorschriften überwachen
- Beratungsgespräche über:
  - Ernährung: zu Verzehr von Fleisch, eisenreichen Nahrungsmitteln und Vitamin C raten, ausreichend Flüssigkeitszufuhr
  - Vermeidung von Kaffee, schwarzem Tee und Milch bei der Einnahme von Eisenpräparaten
  - Dauer der Therapie
  - Stuhlverfärbung und Nebenwirkungen

Ergebnisse prüfen

- Vitalzeichen
- Haut
- Blutwerte
- Belastbarkeit
- Krankheitsverständnis, Compliance

Angst

Gefühl des Unbehagens oder der Furcht, das von einer autonomen Körperreaktion begleitet wird; **weiterführende Stichworte:** *Atemstörung/Ventilationsstörung, Demenz, Depression, Dyspnoe/Atemnot, Hyperventilation, Schlafstörungen, Schmerzen, Selbstpflegedefizit/Unfähigkeit zur Körperpflege*

Informationen sammeln

▷ Assessment zur Angsteinschätzung: z. B. State-Trait-Anxiety-Inventory (STAI), Visuelle Analogskala (VAS)
- Seit wann bestehen Symptome?
- Ist die Ursache bekannt?
- Nimmt Pat. Medikamente ein?

Ursachen

- Liegen körperliche (Tumor, Schmerzen) oder/und psychische (Depression) Krankheiten vor?
- Fühlt Pat. sein Selbstbild bedroht?
- Fühlt Pat. sich religiös bedroht?
- Fühlt Pat. seinen Gesundheitszustand bedroht?
- Fühlt Pat. seinen sozioökonomischen Status bedroht?
- Droht Armut?
- Sind Konflikte bekannt?
- Sind Phobien bekannt?
- Erfolgt Angstübertragung durch eine andere Person?
- Stress?
- Trauer, Verlust einer nahestehenden Person?

Symptome

- Physische Auswirkungen?
  - Erhöhter Muskeltonus?
  - Tremor?
  - Mimik?
  - Unkontrollierte Bewegungen mit Händen, Armen, Füßen?
  - Auf- und Abgehen?
  - Planlose Aktivität?
  - Redet Pat. viel?
  - Mangelnde Konzentrationsfähigkeit?
  - Gestörte/fixierte Wahrnehmung?
  - Schlafstörungen?
  - Essstörungen?
  - Veränderte Pulsfrequenz?
  - Veränderter Blutdruck?
  - Veränderte Atemfrequenz?
  - Atemnot?
  - Herzrhythmusstörungen?
  - Erweiterte Pupillen?
  - Schweißausbrüche?
  - Blässe?
  - Schwindel?
  - Kopfschmerzen?
  - Bauchschmerzen?
  - Diarrhö?
  - Vermehrter Harndrang?
  - Übelkeit?
- Psychische Auswirkungen?
  - Nervosität?
  - Denk- und Wahrnehmungsstörungen?
  - Unfähigkeit, sich zu entspannen?

  - Gesteigerte Wachsamkeit?
  - Bebende Stimme?
  - Veränderte Tonlage?
  - Aggressives/autoaggressives Verhalten?
  - Verstummen?
  - Panik?
- Gefühl der:
  - Hilflosigkeit?
  - Machtlosigkeit?
  - Wehrlosigkeit?
  - Unzulänglichkeit?
- Suizidgefahr?

Ressourcen

- Pat. kann über seine Angst reden
- Pat. kennt die Symptome der Angst
- Pat. hat Bezugspersonen, um sich auszutauschen
- Pat. kennt Bewältigungsstrategien und wendet diese an
- Pat. ist in Selbsthilfegruppe eingebunden

Ziele festlegen

- Pat. kennt die Angstursache
- Pat. lernt und beherrscht Bewältigungsstrategien
- Pat. teilt sich im Gespräch mit, kann über seine Angst sprechen
- Vitalzeichen sind physiologisch
- Pat. stimmt der Therapie zu
- Pat. nimmt regelmäßig an Therapie teil
- Pat. nimmt am gesellschaftlichen Leben teil

Maßnahmen planen

- Versuchen, die Angstursache zu ermitteln, und den Umgang damit ermöglichen
- Angst einstufen als leicht, mäßig, schwer, Panik
- Selbstwahrnehmung unterstützen (z. B. Angst-Tagebuch)
- Feste Bezugsperson
- Aufregung vermeiden
- Pat. immer informieren
- Pat. Angst aussprechen lassen
- Pat. mit angenehmen Dingen beschäftigen
- Möglichkeiten zu nonverbalem Ausdruck schaffen
- Positive Gefühle stärken
- Viele kleine Mahlzeiten anbieten
- Entspannungstechniken/Bewegungsangebote empfehlen und anbieten
- Zu therapeutischen Unterstützungsangeboten und Gesprächskreisen raten
- Wichtige Bezugspersonen ermitteln und auf Wunsch benachrichtigen
- Medikamente nach Anordnung
- Wenn nötig Schmerzlinderung
- Kontakt zu Selbsthilfegruppen anbieten

Ergebnisse prüfen

- Verhalten
- Vitalzeichen
- Schlaf
- Bewegungen
- Bewusstsein
- Orientierung
- Krankheitsverständnis, Compliance

Anorexia nervosa/Magersucht

Essstörung mit absichtlichem, teils lebensbedrohlichem Gewichtsverlust; Körpergewicht von mindestens 15 % unterhalb des Normal- bzw. des in der Wachstumsphase zu erwartenden Gewichts; **weiterführende Stichworte:** *Anämie/Blutarmut, Angst, Depression, Erbrechen/Emesis, Ernährungssonden/Sondenernährung, Flüssigkeitsbilanzierung, Haut trockene, Hypoglykämie, Hypotonie, Kachexie/Auszehrung, Mangelernährung, Obstipation/Verstopfung, Obstipationsgefahr, Osteoporose/Knochenschwund, Übelkeit/Nausea*

Informationen sammeln

▷ Screening mit z. B. Body Mass Index (BMI), Nutritional Risk Screening (NRS), Mini Nutritional Assessment (MNA), Malnutrition Universal Screening Tool (MUST)
▷ Ggf. weiterführendes Assessment, z. B. mit PEMU (Pflegerische Erfassung von Mangelernährung und deren Ursachen)
▷ BMI-Screening
▷ Gewicht?

- Seit wann anorektisch?
- Mahlzeiten:
  - Was?
  - Wie viel?
  - Wie oft?
- Leistungsorientierung?
- Selbstansprüche?
- Selbstwertgefühl?
- Soziales Umfeld?

Ursachen

Gestörte Wahrnehmung des Körperschemas mit Gewichtabnahme durch:

- Mangelndes Essen?
- Herbeiführen von Erbrechen nach Nahrungsaufnahme?
- Einsatz von Appetitzüglern?
- Selbstmedikation mit Abführ- und Entwässerungsmitteln?
- Extreme sportliche Betätigung?
- Angst vor Gewichtszunahme?
- Fehlende Krankheitseinsicht?

Symptome

- Gewicht?
- Größe?
- BMI unter 18,5?
- Puls?
- Herzrhythmusstörungen?
- Blutdruck?
- Dehydratation? Exsikkose?
- Obstipation?
- Amenorrhö?
- Unfruchtbarkeit?
- Anämie, durchscheinende blasse Haut?
- Blutzucker?
- Anzeichen von Erschöpfung?
- Depression?
- Suizidalität?
- Übelkeit?
- Magenkrämpfe?
- Verweigert Essen?
- Zahnschäden?
- Haarausfall?

- Wachstumsstopp, fehlende Brustentwicklung?
- Osteoporose?

Ressourcen

- Orale Ernährung möglich
- Zeigt Gesprächsbereitschaft
- Soziales Umfeld ist vorhanden
- Kann Gewicht halten
- Nimmt seit … nicht weiter ab
- Ist Obst und Gemüse
- Trinkt täglich 2 l Wasser

Ziele festlegen

- Pat. erlangt Krankheitseinsicht
- Pat. akzeptiert Therapie
- Pat. akzeptiert eigenen Körper
- Pat. hat ein der Realität entsprechendes Körperbild
- Pat. kann Gewicht halten
- Pat. nimmt an Gewicht zu
- Pat. kann in Gesellschaft Nahrung aufnehmen
- Pat. führt angemessene Alltagsbewegungen aus
- Pat. trinkt adäquate Trinkmenge

Maßnahmen planen

- Expertenstandard *Ernährungsmanagement zur Sicherung und Förderung der oralen Ernährung in der Pflege* anwenden
- Zielgewicht festlegen
- Notwendige Gewichtszunahme in Zeitabschnitten festlegen
- Nahrungsmenge/Flüssigkeitsmenge festlegen und dokumentieren
- Ggf. Bewegungsprotokoll führen
- Mahlzeiten in kleinen Portionen anbieten
- Lieblingsspeisen herausfinden und anbieten
- Gespräche
- Empfehlen von Psychotherapie
- Überprüfen, ob das Essen versteckt wird
- Versuche, nach dem Essen zu erbrechen, verhindern
- Ggf. Ernährung über Magensonde nach ärztlicher Anordnung, Pflegemaßnahmen bei liegender Ernährungssonde
- Gewichtskontrollen
- Entspannungstherapien
- Kontakt zu Selbsthilfegruppen anbieten
- Alternative Alltagsbeschäftigung finden

Ergebnisse prüfen

- Gewicht
- Vitalzeichen
- Krankheitsverständnis, Compliance

Antikoagulanzieneinnahme mit erhöhter Blutungsneigung

Einnahme von Gerinnungshemmern zur Vorbeugung der Entstehung von oder Verhinderung der Ausweitung von Thrombosen; **syn.** *Blutungsneigung;* **weiterführende Stichworte:** *Hämatemesis/Bluterbrechen, Hämaturie, Herzrhythmusstörungen, Injektion, Nasenbluten/Epistaxis, Teerstuhl/Melaena, Thrombose, Thrombosegefahr*

Informationen sammeln

- Seit wann besteht die Antikoagulanzientherapie?
- Werden regelmäßige Laborkontrollen eingehalten?
- Welcher Gerinnungshemmer?

Ursachen

- Thromboseprophylaxe?
- Grunderkrankungen?
  - Vorhofflimmern (VHF)?
  - Künstliche Herzklappe?
  - Zustand nach Embolie, Infarkt, Schlaganfall?

Symptome

- Hämatome?
- Hämatemesis?
- Nasenbluten?
- Hämaturie?
- Blut im Stuhlgang und/oder Teerstuhl?
- Zahnfleischbluten?
- Fieber?
- Bewusstseinsstörung?
- Haarausfall?

Ressourcen

- Pat. ist orientiert, kann Medikamente selbstständig einnehmen
- Pat. versteht, warum er das Medikament erhält
- Pat. kann Blutgerinnung selbstständig testen
- Pat. kann auf seine Ernährung achten

Ziele festlegen

- Pat. ist über Grunderkrankung informiert
- Pat. kennt die Wirkungen und Nebenwirkungen des Gerinnungshemmers
- Pat. führt Quick- bzw INR-Kontrolle selbstständig durch
- Blutungen sind vermieden bzw. frühzeitig erkannt
- Pat. weiß bei auftretenden Blutungen, wie er reagieren soll
- Pat. kennt Empfehlungen zur Lebensführung, z. B. Ernährung, Rasur

- Pat. besitzt einen Antikoagulanzienpass
- Pat. führt ein Gegenmittel bei sich
- Pat. akzeptiert regelmäßige Laborkontrollen

Maßnahmen planen

- Achten auf Blutungszeichen:
  - Hämatome
  - Zahnfleischbluten
  - Nasenbluten
  - Blut im Stuhl
  - Blut im Urin
- Regelmäßig Quicktest/INR (bei Cumarinen)
- Pat. zur Selbstkontrolle des Quick- bzw. INR-Werts anleiten
- Pat. über richtige Lebensweise unter Therapie informieren:
  - Cumarine immer zur selben Tageszeit einnehmen
  - Vergessene Dosis nie nachholen
  - Kein Verletzungsrisiko eingehen
  - Mitführen des Medikamentenausweises
  - Keine Fernreisen in Länder mit ungenügender medizinischer Versorgung
  - Zahnarzt informieren
  - Jeden behandelnden Arzt informieren
  - Verzicht auf verletzungsreiche Sportarten
  - Trocken- statt Nassrasur
- Weiche Zahnbürste benutzen
- Essen:
  - Eher weiche Kost
  - Vitamin-K-haltige Nahrungsmittel, z. B. grünes Gemüse, Salat, Kohl, nur in Normalportionen bei Cumarineinnahme
  - Keine Medikamente einnehmen, ohne den Arzt zu fragen
- Bei Frauen im gebärfähigen Alter zuverlässige Empfängnisverhütung

Bei Einnahme von Antikoagulanzien: keine i. m.-Injektionen und kein Aspirin bei Schmerzen.

Ergebnisse prüfen

- Blutkontrolle
- Haut/Schleimhaut
- Urin
- Stuhl
- Krankheitsverständnis

Anurie

Harnausscheidung beträgt weniger als 100 ml/m² Körperoberfläche in 24 Std. aufgrund fehlender renaler Urinproduktion; **weiterführende Stichworte:** *Blasenkatheter, Dehydratation/Exsikkose, Dehydratationsgefahr, Erbrechen/Emesis, Flüssigkeitsbilanzierung, Harnverhalt/Harnretention, Infusion, Übelkeit/Nausea*

Informationen sammeln

▷ Screening 24-Stunden-Bilanzierung

- Seit wann bestehen Symptome?

Ursachen

- Liegt eine Harnwegsobstruktion vor (Nierensteine, Harnröhrenverengung)?
- Ist eine Niereninsuffizienz bekannt? Akut/chronisch?
- Liegen Harnwegsinfekte vor?
- Ist eine Harnröhrenverengung bekannt? Phimose?
- Werden Medikamente, die Einfluss auf die Nierentätigkeit haben, eingenommen?
- Ist eine Prostatavergrößerung bekannt?
- Bei liegendem Dauerkatheter/suprapubischer Blasenfistel: Ist dieser/diese durchgängig?
- Wie ist die tägliche Trinkmenge (Exsikkose)?

Symptome

- Ausscheidung?
  - Urinmenge über 24 Std.?
  - Stündliche Urinmenge?
  - Farbe?
  - Geruch?
  - Spezifisches Gewicht?
- Auffällig geringe Trinkmenge?
- Vitale Situation?
  - Blutdruck?
  - Pulsfrequenz?
  - Temperatur?
  - Zentraler Venendruck?
  - Füllungszustand der Halsvenen?
  - Herzrhythmusstörungen?
  - Atemnot?
  - Azidose?
- Mundgeruch?
- Übelkeit?
- Erbrechen?
- Schmerzen?
- Ödeme?
- Dehydratation?
- Hautturgor?
- Schockzeichen?
- Bewusstseinsstörungen?
- Konzentrationsvermögen?

Ressourcen

- Pat. ist mobil, selbstständig
- Pat. ist kooperativ und trinkt nach Aufforderung
- Pat. ist in der Lage zu schlucken
- Guter AZ

Ziele festlegen

- Pat. hat eine physiologische Ausscheidung
- Flüssigkeitshaushalt ist reguliert

- Pat. fühlt sich wohl
- Pat. hat physiologische Atmung

Maßnahmen planen

- Flüssigkeitsbilanzierung
- Ggf. Katheterisierung
- Urinbeobachtung auf Menge, Farbe, Geruch
- Ggf. Ermittlung des Stundenurins
- Spezifisches Gewicht des Urins messen
- Regelmäßige Vitalzeichenkontrolle
- Beobachtung der Vigilanz
- Trinkmengenbeschränkung und Diät nach Anordnung
- Bei Bettlägerigkeit alle Prophylaxen
- Pflege entsprechend der Grunderkrankung
- Vermehrte Mundpflege
- Flüssigkeit anbieten bei Durchfall, Rehydratation (ggf. Infusionstherapie)
- Medikamente nach Anordnung

Ergebnisse prüfen

- Flüssigkeitsbilanz
- Urin
- Vitalzeichen
- Hautturgor
- Atmung
- Krankheitsverständnis

Aspirationsgefahr

Gefahr des Eindringens von Nahrung oder anderen Fremdkörpern in die Luftröhre (Trachea); **syn.** *Verschlucken;* **weiterführende Stichworte:** *Bewusstseinsveränderung/Vigilanzstörung, Erbrechen/Emesis, Ernährungssonden/Sondenernährung, Hämatemesis/Bluterbrechen, Husten/Tussis, Multiple Sklerose/Encephalomyelitis disseminata, Parkinsonsyndrom, Pneumonie/Lungenentzündung, Pneumoniegefahr, Dysphagie/Schluckstörung, Tracheostoma, Übelkeit/Nausea*

Informationen sammeln

▷ Aspirations-Screening, z. B. mit Wasser-Schluck-Test und Mehr-Konsistenzen-Test

Risikofaktoren

- Dyspahgie?
- Saugschwäche/-störung beim Frühgeborenen/Säugling
- Bewusstseinseintrübung? Desorientierung? Bewusstlosigkeit?
- Verminderter Hustenreflex?
- Schluckbeschwerden?
- Nahrungsreste im Mund?
- Speichelansammlung im Mund?
- Immobilität?
- Flache Positionierung?
- Kein Aufstoßenlassen des Säuglings nach der Mahlzeit
- Nicht altersgerechte Nahrung, z. B. zu frühe Gabe von Brei oder fester Nahrung
- Zustand nach Intubation?
- Übelkeit?
- Erhöhter Magendruck?
- Ernährung per Magensonde oder PEG-Sonde?
- Zu schnelles Sondieren von Nahrung bei liegender Ernährungssonde?
- Multiple Sklerose?
- Morbus Parkinson?
- Kieferverdrahtung?
- Tumore im HNO-Bereich?
- Verschluckter Fremdkörper (z. B. Kleinkind)
- Kein Aufstoßen von Luft nach Mahlzeit (Säugling)

Ressourcen

- Pat. kann schlucken
- Pat. hat Schutzreflexe (kann abhusten)
- Frühgeborenes/Säugling hat Saugreflex
- Pat. ist orientiert
- Pat. kennt und befolgt Maßnahmen zur Vermeidung einer Aspiration
- Pat. kann sprechen
- Pat. kann sitzen
- Frühgeborenes/Säugling hat Saugreflex
- Frühgeborenes/Säugling hat regelmäßigen Saugrythmus
- Frühgeborenes/Säugling schläft während Mahlzeit nicht ein

Ziele festlegen

- Pat. kann physiologisch schlucken
- Pat. hat physiologische Atmung
- Pat. nimmt sich zum Essen ausreichend Zeit
- Pat. kennt und befolgt Maßnahmen zur Vermeidung einer Aspiration
- Pat. ist kooperativ und mobilisiert sich zu den Mahlzeiten in eine aufrechte Sitzposition
- Pat. führt nach dem Essen Mundhygiene durch
- Säugling kann nach Mahlzeit aufstoßen
- Säugling hat physiologische Saug-Schluck-Atem-Koordination

Maßnahmen planen

- Schluckakt vor Nahrungsaufnahme überprüfen
- Vor dem Essen Hustenreflex prüfen
- Hilfestellung bei Nahrungsaufnahme
- Adäquaten Sauger für Flaschennahrung (Säugling) wählen, z. B. passende Form, Sauglochgröße
- Pat. viel Zeit zum Essen und Trinken geben
- Aufrechte Sitzposition beim Essen (Kopf nicht überstreckt)
- Pat. nach dem Essen 30–60 Minuten aufrecht sitzen lassen
- Korrekten Sitz der Zahnprothese sicherstellen
- Konsistenz der Nahrung ggf. mit Logopäden absprechen
- Flüssigkeiten nach Anordnung eindicken
- Keine unterschiedlichen Nahrungskonsistenzen
- Auf Temperatur der Nahrung achten
- Beim Essen anwesend sein
- Pat. soll beim Essen möglichst nicht sprechen
- Essen mit der Gabel reichen
- Hilfestellung beim Erbrechen
- Evtl. stabile Seitenlage bei bewusstseinsgestörten Pat.
- Mundpflege; wenn möglich nach jeder Mahlzeit Zähne putzen (lassen)
- Nahrungsreste aus dem Mundraum entfernen
- Schriftliches Informationsmaterial empfehlen
- Kontakt zu Selbsthilfegruppen anbieten
- Weitere Therapien mit Pat./im therapeutischen Team gemeinsam planen, z. B. Ergotherapie, Physiotherapie, Logopädie
- Schere in unmittelbarer Reichweite bei Kieferverdrahtung
- Kontakt zur Ernährungsberatung herstellen
- Langsame Nahrungsapplikation bei Gabe über Magen- bzw. PEG-Sonde
- Nahrungsapplikation bei Gabe über Magen- bzw. PEG-Sonde in sitzender Position oder mind. 30°-Oberkörperhochpositionierung
- Säugling beim Aufstoßen nach Nahrungsverabreichung (z. B. Stillen, Verabreichung der Flasche, Sondieren) unterstützen
- Therapeutisches Füttern (Säugling)
- Elternanleitung zu richtigem Handling/Positionierung
- Elternberatung zu Fütterschwäche/-störung (Stillen, Sauger, Handling...)

Ergebnisse prüfen

- Vollständiger Schluckakt
- Speisereste in der Mundhöhle
- Atemfrequenz
- Atemgeräusche
- Vitalzeichen
- EZ/Gewicht
- Temperatur

Asthma bronchiale

Chronisch entzündliche Erkrankung der Atemwege; **syn.** *Bronchialasthma;* **weiterführende Stichworte:** *Allergie/allergische Reaktion, Angst, Atemstörung/Ventilationsstörung, Bronchitis, Dyspnoe/Atemnot, Husten/Tussis, Pneumonie/Lungenentzündung, Pneumoniegefahr, Schmerzen*

Informationen sammeln

▷ Assessment, z. B. mit modifizierter Borg-Skala, Pediatric Dyspnoe Scale (PDS)

- Seit wann ist Asthma bekannt?
- Wie lange dauert ein Anfall?
- Wie oft tritt ein Anfall auf?
- Wann zuletzt?
- Wie läuft ein Anfall erfahrungsgemäß ab?
- Was hilft während des Anfalls?

Ursachen

- Sind Allergien bekannt?
- Kälteexposition?
- Infektionen, z. B. Atemwege?
- Asthma in der Familie?
- Unerwünschte Medikamentenwirkungen?
- Kann Medikamentenapplikator nicht bedienen?
- Einwirkung giftiger Stoffe?
- Reflux?
- Stress?

Symptome

- Ausatmung verlängert und erschwert?
- Trockene Rasselgeräusche?
- Exspiratorischer Stridor?
- Hustenreiz?
- Hustenanfall?
- Atemfrequenz?
  - Erhöht?
  - Verlangsamt?
  - Unregelmäßig?
- Dyspnoe?
- Lufthunger?
- Zyanose?
- Unruhe?
- Angst?
- Puls?
- Sprachschwierigkeiten?
- Glasiges Sekret?
- Temperatur?
- Eingeschränkte Mund-Hand-Koordination?

Ressourcen

- Pat. kennt Krankheit und deren Ursache
- Pat. kann Medikamente selbstständig einnehmen
- Pat. kennt adäquate Maßnahmen und kann diese während eines Anfalls ausführen
- Pat. führt ein Protokoll/Patiententagebuch
- Pat. ist orientiert

Ziele festlegen

- Pat. kennt auslösende Faktoren und meidet diese
- Pat. atmet ruhig und beschwerdefrei
- Pat. kann Sekret abhusten
- Pat. kann mit Medikamentenapplikatoren sicher umgehen
- Pat. kann mit Inhalationshilfe inhalieren
- Pat. kann Atemtechniken zur Verminderung der Atemwegsverengung, z. B. dosierte Lippenbremse, anwenden

Maßnahmen planen

- Maßnahmen im akuten Fall:
  - Enge Kleidung entfernen
  - Fenster öffnen
  - Aufrechte Position einnehmen, Oberkörper hochlagern, ggf. an Bettkante setzen
  - Atemhilfsmuskulatur unterstützen
  - Vitalzeichenkontrolle
  - O_2-Gabe nach Anordnung
  - Medikamente nach Anordnung
- Allergene ausschließen
- Kalte Luft ausschließen
- Körperliche Anstrengung und Stress ausschließen
- Zum produktiven Husten anleiten
- Anleitung zum fachgerechten Umgang mit Medikamentenapplikatoren und ggf. Inhalationshilfe
- Nach Gabe von kortisonhaltigem Dosieraerosol oder Inhalation Zähne putzen lassen oder Mundpflege durchführen
- Beratungsgespräch zur Rauchentwöhnung
- Auf ausreichende Flüssigkeitszufuhr achten
- Zähes Sekret verflüssigen (Inhalation)
- Patientenschulung zum Thema Asthma
- Ernährungsberatung
- Kontakt zu Selbsthilfegruppen herstellen
- Ggf. Psychotherapie

Ergebnisse prüfen

- Häufigkeit und Ausmaß der Anfälle
- Vitalzeichen
- Hautfarbe
- Trinkmenge
- Infektionen
- Allergien
- Krankheitsverständnis, Compliance

Atemstörung/Ventilationsstörung

Störungen der Atmung mit Verminderung oder Vermehrung der Ventilation; **syn.** *Lungenfunktionsstörung;* **weiterführende Stichworte:** *Angst, Asthma bronchiale, Bronchitis, chronisch obstruktive Lungenerkrankung (COPD), Drainage, Flüssigkeitsbilanzierung, Herzinsuffizienz/Herzmuskelschwäche, Husten/Tussis, Hyperventilation, Immobilität/Bewegungseinschränkung, koronare Herzkrankheit (KHK), Ödem, Pneumonie/Lungenentzündung, Pneumoniegefahr, Schmerzen, Tracheostoma*

Informationen sammeln

- Seit wann hat der Pat. Ventilationsstörungen?
- Hat er erstmalig Ventilationsstörungen?
- Wenn nein, wie sind die Ventilationsstörungen vorher behandelt worden?
- Nimmt der Pat. Medikamente ein? Inhaliert er, macht Atemübungen?
- Ist eine Lungenerkrankung bekannt?

Ursachen

- Schmerzen?
- Lungenerkrankungen?
- Lungenverletzungen?
- Erschöpfungszustände?
- Herzerkrankungen?
- Neurologische Erkrankungen?
- Bewusstseinsveränderungen?
- Tracheostoma?
- Adipositas?

Symptome

- Atmung (kurzatmig, flach, Frequenzsteigerung)?
- Husten?
- Sputum (glasig, gelb-grünlich)?
- Puls?
- Blutdruck?
- Temperatur?
- Thoraxschmerzen?
- Hautfarbe (blass, zyanotisch)?
- Kaltschweißig?
- Unruhe?
- Angst?
- Somnolenz?
- Dyspnoe?
- Erschöpfung?

Ressourcen

- Pat. führt selbstständig Atemübungen durch
- Pat. hustet selbstständig ab
- Pat. hat Strategien/Medikamente, wenn Ventilationsstörungen auftreten
- Pat. hat gesunde Lebensführung, z. B. ausreichend Bewegung, Ernährung, Vermeidung von Giftstoffen wie Nikotin

Ziele festlegen

- Pat. atmet frei
- Der Organismus des Pat. wird ausreichend mit O_2 versorgt

- Pat. hat keine Schmerzen
- Pat. trinkt täglich individuell angepasste Trinkmenge nach D-A-CH Referenzwerten für die Nährstoffzufuhr

Maßnahmen planen

- Pflege entsprechend der Grunderkrankung
- Bei Bettlägerigkeit alle Prophylaxen
- Vitalwertkontrolle, Häufigkeit individuell nach Pat.
- Pneumonieprophylaxe, z. B. V-A-T-I-Positionierung
- Flüssigkeitsbilanz
- Bauchatmung empfehlen
- Nasenatmung empfehlen
- Pat. dazu auffordern, den Oberkörper aufrecht und frei beweglich zu halten
- Keine einengende Kleidung
- Atemerleichternde Maßnahmen:
  - Oberkörperhochpositionierung
  - Unterstützung der Atemhilfsmuskulatur
  - Kutschersitz
  - Einreibungen mit ätherischen Ölen → Vorsicht: allergische Reaktionen möglich
- Unterstützen beim Abhusten
- Sekretlösende Maßnahmen
- Inhalation nach Anordnung
- Medikamente nach Anordnung
- Ggf. Sauerstoff nach Anordnung
- Atemgymnastik durchführen lassen:
  - RC-Cornet
  - Kinder: Seifenblasen, Luftballon aufpusten
  - IPPB(Intermittent positive pressure breathing)-Gerät
- Gewichtsnormalisierung
- Angemessene, vollwertige Kost
- Wunschgetränke anbieten und regelmäßig zum Trinken animieren
- Entspannungstechniken einüben lassen
- Förderung der Thoraxbeweglichkeit durch Bewegungsübungen
- Lungensportgruppe empfehlen
- Dazu raten, trockene, schadstoffbelastete Luft und Kälte zu meiden
- Beratung zur Lebensführung, z. B. Nichtraucherkurs
- Kontakt zu Selbsthilfegruppen herstellen

Ergebnisse prüfen

- Atmung
- Vitalfunktionen
- Gewicht
- Wohlbefinden
- Krankheitsverständnis, Compliance

Bauchschmerzen/Abdominalschmerzen

Schmerzen im Bauchraum; **syn.** *abdominaler Schmerz;* **weiterführende Stichworte:** *Allergie/allergische Reaktion, Angst, Blähungen/Meteorismus, Diarrhö/Durchfall, Erbrechen/Emesis, Fieber, Gastritis/Magenschleimhautentzündung, Hämatemesis/Bluterbrechen, Harnverhalt/Harnretention, Harnwegsinfektion, Hepatitis/Leberentzündung, Leberzirrhose, Obstipation/Verstopfung, Obstipationsgefahr, Schmerzen, Selbstpflegedefizit/Unfähigkeit zur Körperpflege, Teerstuhl/Melaena, Übelkeit/Nausea*

Informationen sammeln

▷ Assessment, z. B. mit NSR, VAS
▷ Assessment, z. B. mit Deutschem Schmerz-Fragebogen, Kindliche Unbehagens- und Schmerzskala (KUSS)

- Seit wann bestehen Schmerzen?
- Schmerzintensität in Ruhe und Belastung/Bewegung?
- Wann treten diese auf?
- Wie zeigen sich die Schmerzen (Schmerzart)?
- Wo tritt der Schmerz genau auf?
- Nimmt der Pat. Medikamente ein?

Ursachen

- Nahrungsaufnahme?
- Allergie?
- Vorerkrankungen bekannt (z. B. Tumor, Erkrankungen der Abdominal- und Geschlechtsorgane, Herzprobleme)?
- Zustand nach Bauchoperation?
- Urinausscheidung?
- Unfall?
- Bei Frauen: Schwangerschaft (Eileiter)/Menstruation?
- Aszites?
- Myokardinfarkt?
- Magen-Darm-Erkrankungen?

Symptome

- Beschaffenheit der Bauchdecke?
- Wie zeigt sich der Schmerz?
  - Krampfanfälle?
  - Koliken?
  - Ausstrahlung?
  - Druckschmerz?
  - Loslassschmerz?
  - Abhängig von Bewegung?
  - Abhängig von Ruhe?
  - Abhängig von Nahrungsaufnahme?
  - Abwehrspannung?
- Darmgeräusche?
- Veränderungen der Nahrungsaufnahme (Appetitlosigkeit, Übelkeit, Erbrechen, unregelmäßige Nahrungsaufnahme)?
- Veränderungen des Stuhls (z. B. Diarrhö, Obstipation, sichtbares Blut)?
- Veränderungen des Urins (Harnverhalt, blutiger Urin, Geruch)?
- Bei Frauen: vaginale Blutung?
- Psychische Befindlichkeit (z. B. Unruhe)?
- Vitalfunktionen (Blutdruck, Atmung, Pulsfrequenz, Temperatur)?

Ressourcen

- Pat. kann Schmerzen beschreiben
- Pat. kann sich in schmerzentlastende Lage mobilisieren
- Pat. ist orientiert
- Guter EZ

Ziele festlegen

- Pat. hat physiologische Magen-Darm-Funktion
- Pat. gibt Schmerzen in Ruhe von nicht mehr als 3/10 analog der numerischen Ratingskala an
- Pat. hat ausgeglichenen Flüssigkeitshaushalt

Maßnahmen planen

- Expertenstandard *Schmerzmanagement in der Pflege* anwenden
- Schmerzen mittels Assessment 1 × pro Schicht erheben oder bei medizinischen Veränderungen (je instabiler der Schmerz, desto kürzere Zeitspanne wählen bis zur nächsten Schmerzeinschätzung)
- Überwachung des Bewusstseins und Vitalzeichenkontrolle
- Bei Bettlägerigkeit alle Prophylaxen
- Bauchdeckenentspannte Positionierung
- Alternative Strategien zur Bauchdeckenentspannung anwenden, z. B. Wärmeauflage
- Hilfestellung beim Erbrechen
- Beim Gang zur Toilette unterstützen
- Bei Harnverhalt Triggertechniken einsetzen (z. B. Wasserhahn am Waschbecken aufdrehen, suprapubische Berührung)
- Arztanordnungen ausführen (Magensonde, Medikamente, O_2, Nahrungs- und Flüssigkeitskarenz, Diät)
- Beobachtung der Ernährung und Unterstützung bei der Nahrungsaufnahme:
  - Ernährungsprotokoll anlegen
  - Ggf. Wunschkost
  - Viele kleine Mahlzeiten
  - Kein Kaffee
  - Kein Alkohol
- Warme Auflagen/Wickel
- Pflegemaßnahmen entsprechend der Grundkrankheit
- Ernährungsberatung anbieten

Ergebnisse prüfen

- Schmerz
- Vitalzeichen
- Stuhlgang
- Ernährung
- Bauchdecke (Muskeltonus)
- Darmgeräusche
- Schonhaltung

Bewusstseinsveränderung/Vigilanzstörung

Störung des menschlichen Gesamterlebens. Unterteilt in Bewusstseinsstörungen mit Minderung der Wachheit und Bewusstseinsstörungen mit veränderten Bewusstseinsinhalten; **syn.** *Bewusstlosigkeit;* **weiterführende Stichworte:** *Abhängigkeit/Abusus, Delir, Demenz, Depression, Desorientiertheit/Orientierungsstörung, Epilepsie/Krampfleiden, Gedächtnisstörungen, Halluzinationen/Trugwahrnehmung, Hypoglykämie, Hyperglykämie, Parkinsonsyndrom, Selbstpflegedefizit/Unfähigkeit zur Körperpflege, Sturzgefahr*

Informationen sammeln

- ▷ Assessment, z. B. mit Glasgow Koma Skala, Modifizierte Glasgow Koma Skala für Säuglinge und Kinder, zur Einschätzung quantitativer Bewusstseinsstörungen
- ▷ Assessment, z. B. mit Mini-Mental-Status-Test (MMST), zur Einschätzung qualitativer Bewusstseinsstörungen
- Seit wann liegen Bewusstseinsveränderungen vor?
- Wie zeigt sich die Bewusstseinsveränderung?

Ursachen

- Schlaganfall?
- Hirnblutung?
- Trauma?
- Schock?
- Ventilationsstörung?
- Durchblutungsstörungen?
- Stoffwechselentgleisung (Diabetes)?
- Vergiftungszeichen?
- Abhängigkeit?
- Hirntumor?
- Alzheimer-Krankheit?
- Krampfanfälle?
- Muskeltonus?
- Schluckstörungen?
- Dehydratation?
- Lungeninsuffizienz?
- Narkosefolge?
- Leidet der Pat. an Depressionen?
- Halluzinationen?
- Synkopen?

Symptome

- Sind diese akut oder schleichend aufgetreten?
- Benommenheit?
- Somnolenz?
- Sopor?
- Koma?
- Apathie?
- Erstarrung (Stupor)?
- Ist der Pat. schläfrig?
- Öffnet der Pat. die Augen?
  - Spontan?
  - Auf Ansprache?
  - Auf Schmerzreiz?
  - Gar nicht?
- Wehrt der Pat. Schmerz ab?
  - Gezielt?
  - Ungezielt?

  - Massenbewegungen?
  - Strecken oder Beugen?
- Wie ist seine verbale Antwort auf Fragen?
  - Orientiert?
  - Verwirrt?
  - Nur einzelne Wörter?
  - Unverständliche Laute?
  - Keine?
- Wahrnehmungsstörungen?
- Ist die Orientierung beeinträchtigt?
- Desorientierung (zeitlich, örtlich, zur Person)?
- Spricht der Pat. zusammenhanglos?
- Äußert der Pat. unverständliche Laute?
- Fehlen oder sind verändert:
  - Reaktion auf Reize?
  - Handeln?
  - Denken?
  - Reflexe?
  - Sensibilität?
  - Mobilität?
- Pulsfrequenz? Blutdruck?
- Temperatur?

Ressourcen

- Pat. reagiert auf Ansprache
- Pat. antwortet auf Fragen
- Pat. ist in der Lage, zu planen und zu steuern
- Pat. ist in der Lage, sich für oder gegen etwas zu entscheiden
- Pat. ist in der Lage, Anweisungen zu befolgen

Ziele festlegen

- Das Ausmaß der Bewusstseinsveränderung ist bekannt
- Die Gefährdung des Pat. durch die Bewusstseinsveränderungen ist erkannt
- Vertrauensvolle Beziehung zwischen Pat., Angehörigen und therapeutischem Team
- Pat. aspiriert nicht
- Pat. hat physiologische Atmung
- Pat. fühlt sich sicher und verstanden

Maßnahmen planen

- Beobachtung des Bewusstseins (engmaschige Kontrolle)
- Sturzprophylaxe
- Ansprache des Pat.
- Beachten, dass Bewusstlose hören und Schmerzen empfinden können
- Intimsphäre achten
- Biografiearbeit
- Reizüberflutung vermeiden, auch bei Bewusstlosen
- Orientierungshilfen geben
- Gezielte Stimulation zur Hebung des Bewusstseins, z. B. Basale Stimulation®
- Initialberührung
- Wahrnehmungsförderung, eindeutiger Kontakt auf der Haut
- Vitalzeichen kontrollieren
- Arztanordnungen ausführen (Medikamente, Sonden- oder parenterale Ernährung)
- Unterstützung bei den Lebensaktivitäten, z. B. bei Ernährung, Bewegung, Ausscheidung
- Aspirationsprophylaxe
- Körpernahe Wohlfühlangebote (z. B. Massage, therapeutisches Berühren, Rooming-in, Einsatz von Tieren, Schaukelmatte)
- Körperferne Wohlfühlangebote, z. B. Lichttherapie, Zuwendung, Sicherheit, Ansprache, Dasein, Zeit haben, Musiktherapie

Ergebnisse prüfen

- Bewusstseinslage
- Vitalzeichen
- Flüssigkeitsbilanz
- Orientierung

Bindehautentzündung/Konjunktivitis

Akute oder chronische Entzündung der Augenbindehäute; **weiterführende Stichworte:** *Allergie/allergische Reaktion, Juckreiz, Schmerzen*

Informationen sammeln

- Seit wann bestehen Symptome?
- Hatte Pat. bereits früher Konjunktivitis?
- Wie ist diese therapiert worden?

Ursachen
- Allergie?
- Kontaktlinsen?
- Staubexposition?
- Tabakrauchexposition?
- Schwimmbadbesuch?
- Infektion?
- Unbehandelter Brechungsfehler?
- Unzureichende Tränensekretion?

Symptome
- Jucken?
- Brennen?
- Rötung der Bindehaut?
- Schwellung?
- Fremdkörpergefühl?
- Schmerzen?
- Lichtempfindlichkeit?
- Tränenfluss?
- Krampfhafter Lidschluss?
- Sekretabsonderung?
  - Wässrig?
  - Schleimig?
  - Eitrig?
- Verklebte Lidränder?
- Lymphknotenschwellung am Ohr?

Ressourcen
- Pat. kann Augentropfen selbst applizieren
- Ursache ist bekannt
- Pat. ist orientiert
- Pat. hält Hygienestandards ein

Ziele festlegen

- Auge ist/Augen sind abgeschwollen
- Rötung ist abgeklungen
- Auge ist sekretfrei
- Intakte Hornhaut
- Pat. kennt Ursache und vermeidet diese

Maßnahmen planen

- Allergenkarenz
- Hygieneregeln beachten, Auge vom äußeren zum inneren Lidwinkel reinigen
- Medikamente nach Anordnung
- Ggf. Räume abdunkeln
- Ursachen meiden

Ergebnisse prüfen

- Auge
- Wohlbefinden
- Schmerzen
- Krankheitsbewusstsein/Compliance

Blähungen/Meteorismus

Übermäßige Füllung von Magen und Darm mit Luft oder anderen Gasen; **weiterführende Stichworte:** *Bauchschmerzen/Abdominalschmerzen, Diarrhö/Durchfall, Erbrechen/Emesis, Ernährungssonden/Sondenernährung, Gastritis/Magenschleimhautentzündung, Hyperventilation, Obstipation/Verstopfung, Reizdarmsyndrom/Colon irritabile, Schmerzen, Übelkeit/Nausea*

Informationen sammeln

- Seit wann und wie stark?
- Ernährungsgewohnheiten?
- EZ?

Ursachen

- Nahrungsunverträglichkeiten?
- Blähende Nahrungsmittel?
- Ist eine Lebererkrankung bekannt?
- Entzündliche Darmerkrankung (Morbus Crohn, Colitis ulcerosa)?
- Luftschlucken?
- Kein Aufstoßen von Luft nach Mahlzeit (Säugling)

Symptome

- Gewicht?
- Vitaminmangel?
- Durchfall? Fettstuhl?
- Ödeme?
- Bauchschmerzen?
- Schwächegefühl?

Ressourcen

- Pat. meidet selbstständig blähende Nahrungsmittel
- Pat. kann Winde kontrolliert ablassen
- Pat. kann sich bewegen, ist selbstständig
- Säugling kann nach Mahlzeit aufstoßen

Ziele festlegen

- Pat. kennt die Ursachen für seine Blähungen
- Pat. kann Winde kontrolliert ablassen
- Pat. hat intakte Darmflora
- Pat. lässt sich Zeit beim Essen
- Pat. trinkt stille Getränke

Maßnahmen planen

- Keine blähenden Nahrungsmittel
- Kohlensäurefreie Getränke
- Tee, z. B. Kümmel, Fenchel, Ingwer
- Diät nach Anordnung
- Lokale Wärmebehandlung, z. B. warm-feuchte Bauchwickel
- Kolonmassage, ggf. mit Kümmelöl
- Medikamente nach Anordnung, z. B. Lefax®
- Auf Kaffee verzichten
- Ggf. auf Anordnung Darmrohr legen
- Zugänglichkeit zur Toilette gewährleisten
- Für Frischluft sorgen
- Säugling zum Aufstoßen nach Nahrungsverabreichung (z. B. Sondieren) unterstützen

Ergebnisse prüfen

- Wohlbefinden
- Darmgeräusche
- Schmerzen
- Krankheitsverständnis, Compliance

Blasenkatheter

Ein in die Harnblase geführter Schlauch für die vorübergehende bzw. ständige Ableitung von Urin innerhalb eines geschlossenen Systems; **syn.** *transurethrale Harnableitung, Blasendauerkatheter (BDK);* **weiterführende Stichworte:** *Anurie, Dehydratation/Exsikkose, Dysurie, Flüssigkeitsbilanzierung, Hämaturie, Harninkontinenz/Urininkontinenz, Harnverhalt/Harnretention, Harnwegsinfektion, Herzinsuffizienz/Herzmuskelschwäche, Kontinenzförderung, Ödem, Polyurie, Schmerzen, Selbstpflegedefizit/Unfähigkeit zur Körperpflege*

Informationen sammeln

- Indikation?
- Wie lange liegt der Blasenkatheter schon?
- Welche Art der Harnableitung (transurethral oder suprapubisch) liegt vor?
- Welches Kathetermaterial ist vorhanden (Silikon, Silikon-Latex, PVC, Bettbeutel/Beinbeutel, Katheterstärke)?
- Allergien?
- Schmerzen?

Ursachen

- Diagnostische Indikation?
  - Einbringung von Kontrastmitteln?
  - Katheterurin?
- Urinbilanzierung?
- Therapeutische Indikation?
  - Prostatahypertrophie?
  - Schwellungen nach Unterleibsoperationen?
  - Tumore?
  - Restharn?
  - Zur Flüssigkeitsbilanzierung im Rahmen der Intensivpflege?
  - Neurologische Erkrankungen?

Symptome

- Infektionszeichen?
- Infektionshäufigkeit?
- Schmerzen?
- Wechselintervall?
- Urin?
  - Farbe?
  - Menge?
  - Beimengungen?

Ressourcen

- Pat. ist orientiert und versteht Notwendigkeit des Katheters
- Indikation für Katheter nur vorübergehend
- Pat. kann sich selbstständig mobilisieren

Ziele festlegen

- Pat. kennt seine Katheterindikation und akzeptiert die Notwendigkeit der Anlage
- Pat. kennt das Infektionsrisiko des Katheters
- Pat. beherrscht die sichere (Infektionsrisiko mindernde) Umgangsweise mit dem Katheter
- Selbstständigkeit und Mobilität des Pat. sind erhalten
- Pat. gibt Schmerzen von höchstens 3/10 analog der numerischen Ratingskala an

- Urin fließt ungehindert ab
- Veränderungen des Urins werden erfasst
- Komplikationen (Infektion, Verletzungen) werden erkannt

Maßnahmen planen

- Pat. zu trinken anbieten (individuelle Trinkmenge)
- Ein- und/oder Ausfuhrprotokoll
- Empfehlungen zur Prävention und Kontrolle Katheter-assoziierter Harnwegsinfektionen des Robert Koch-Instituts (RKI) werden umgesetzt
- Täglich Intimpflege und bei Bedarf
- Inspektion des Katheters (Borken, Durchgängigkeit)
- Streng aseptische Bedingungen bei Manipulationen am Katheter
- Suprapubischen Katheter evtl. mit Pflaster an der Haut fixieren, um Zug in der Blase und Verletzungen zu verhindern
- Darauf achten, dass der Schlauch nicht abgeknickt oder komprimiert ist (RKI)
- Verbindung zwischen Katheter und Urindrainagesystem nicht trennen (RKI)
- Muss die Verbindung zwischen Katheter und Urindrainagesystem getrennt werden, Verbindungsstelle desinfizieren (RKI)
- Urindrainagesystem immer unterhalb Blasenniveau halten (RKI)
- Ggf. Beinbeutel anbieten
- Ggf. Nachtbeutel anbieten
- Katheter nicht über einen längeren Zeitraum abklemmen (RKI)
- Blasentraining nur nach Indikationsstellung bei liegendem transurethralem Katheter
- Bei suprapubischer Blasendrainage steriler Verbandwechsel nach Anordnung/hausinternem Standard
- Einstichstelle und Lage eines suprapubischen Katheters tgl. kontrollieren
- Desinfektion der Ablassstelle vor und nach dem Urinablass

Ergebnisse prüfen

- Urin
- Temperatur
- Flüssigkeitsbilanz
- Schmerzen
- Krankheitsverständnis, Compliance

Bronchitis

Akute oder chronische Entzündung der Bronchialschleimhaut; **weiterführende Stichworte:** *Asthma bronchiale, Atemstörung/Ventilationsstörung, chronisch obstruktive Lungenerkrankung (COPD), Dyspnoe/Atemnot, Fieber, Grippe/Influenza/Corona, Husten/Tussis, Pneumonie/Lungenentzündung, Pneumoniegefahr, Schmerzen*

Informationen sammeln

▷ Assessment, z. B. mit Modifizierter Borg-Skala, Pediatric Dyspnoe Scale (PDS)
- Ist es die erste Bronchitis?
- Seit wann hat der Pat. Bronchitis?
- Handelt es sich um eine akute oder eine chronische Bronchitis?

Ursachen
- Erkältung/Grippe (Virusinfektion)?
- Allergien?
- Aspiration?
- Geschädigte Bronchialschleimhaut z. B. durch Rauchen?
- Inhalative Belastung durch Reize?

Symptome
- Husten?
- Obstruktion?
- Auswurf?
  - Menge?
  - Geruch?
  - Beschaffenheit?
- Fieber?
- Schnupfen?
- Schwächegefühl?
- Kopfschmerzen?
- Halsschmerzen?
- Gliederschmerzen?
- Bewusstseinsstörungen?
- Unruhe?
- Zyanose?
- Uhrglasnägel?
- Trommelschlägelfinger?
- Pulsfrequenz?
- Blutdruck?
- Atmung?
  - Frequenz?
  - Rhythmus?
  - Tiefe?
  - Geräusche?
  - Dyspnoe? Belastungsdyspnoe?
  - Erschwerte Exspiration?
- Aspirationszeichen?

Ressourcen
- Pat. kann selbstständig abhusten
- Guter AZ
- Keine weiteren Erkrankungen bekannt
- Pat. kann sich selbstständig bewegen
- Pat. raucht seit XY Tagen nicht

Ziele festlegen

- Pat. atmet physiologisch und beschwerdefrei
- Lungenfunktion bleibt erhalten, wird gefördert
- Pat. kann Sekrete abhusten
- Fieber ist gesenkt
- Pat. hat eine individuell gesteigerte Flüssigkeitszufuhr
- Pat. kann Atemtechniken zur Verminderung der Atemwegsverengung, z. B. dosierte Lippenbremse anwenden
- Pat. kennt die Infektionsrisiken
- Pat. ergreift Maßnahmen zur Stärkung des Immunsystems
- Pat. kennt seine Allergene und meidet sie
- Pat. kennt Risiko des Rauchens und ist rauchfrei

Maßnahmen planen

- Atmung beobachten
- Hustentechniken zum produktiven Abhusten erklären/anleiten
- Atemtechniken einüben:
  - Techniken zum Ausatmen einüben lassen (Lippenbremse)
  - Einatemtechnik (durch die Nase)
- Atemgymnastik, z. B. PEP-Gerät (RC-Cornet®)
- Sekretlösende Maßnahmen z. B. Brustwickel, warmer Tee
- Zur Sekretverflüssigung viel zu trinken anbieten
- Bauchatmung empfehlen
- Unterstützung/Anleitung beim Abhusten
- Gegen geschlossene Lippen husten lassen
- Bei Dyspnoe atemerleichternde Haltung, z. B. Kutschersitz, Rücken gerade halten lassen, Oberkörper und Taille beweglich
- Erhöhte Oberkörper-Positionierung
- Beratungsgespräch zur Rauchentwöhnung
- Maßnahmen zur Fiebersenkung
- Für frische Luft sorgen (Stoßlüften)
- Für Wärme sorgen (Raum und Körper)
- Keine einengende Kleidung
- Stress vermeiden
- Ggf. Anleitung zum Handling der Dosieraersole
- Ggf. Anleitung zum Handling der Inhalationshilfe
- Medikamente nach Anordnung
  - O_2-Gabe nach ärztlicher Anordnung
  - Inhalation nach Anordnung
  - Vibrationsbehandlung
  - Medikation zur Nikotinersatztherapie
- Hygieneregeln beim Umgang mit Sputum beachten:
  - Kontamination vermeiden
  - Einmalhandschuhe
  - Müllbeutel für Papiertücher direkt am Bett
- Zu Bewegung und Aktivität im Rahmen der Möglichkeiten anregen
- Aspirationsprophylaxe

Ergebnisse prüfen

- Atmung
- Bewusstseinszustand
- Vitalzeichen
- Husten
- Sputum
- Hautfarbe
- Nikotinkarenz
- Krankheitsverständnis, Compliance

Chronisch obstruktive Lungenerkrankung (COPD)

Chronische Lungenerkrankung mit nicht vollständig reversibler Obstruktion der Atemwege; **syn.** *chronic obstructive pulmonary disease (COLD); obstruktive Atemwegserkrankung;* **weiterführende Stichworte:** *Asthma bronchiale, Atemstörung/Ventilationsstörung, Bronchitis, Dyspnoe/Atemnot, Husten/Tussis, Pneumonie/Lungenentzündung, Pneumoniegefahr, Schmerzen, Selbstpflegedefizit/Unfähigkeit zur Körperpflege*

Informationen sammeln

▷ Assessment, z. B. mit modifizierter Borg-Skala, Pediatric Dyspnoe Scale (PDS)

- Seit wann ist COPD bekannt?
- War der Pat. schon einmal wegen COPD in Behandlung?
- Chronische Bronchitis oder Lungenemphysem?
- Ist die chronische Bronchitis obstruktiv?

Ursachen

- Rauchen?
- Umweltbelastungen?
- Berufsbedingte Belastungen, z. B. Feinstaub?
- Infektionen?

Symptome

- Husten?
- Auswurf?
  - Farbe?
  - Menge?
  - Beschaffenheit?
- Belastungsdyspnoe?
- Infekt in den Atemwegen?
- Atmung?
  - Frequenz?
  - Rhythmus?
  - Tiefe?
  - Geräusche?
- Dyspnoe?
  - Belastungsdyspnoe?
  - Ruhedyspnoe?
- Fassthorax?
- Zyanose?
- Schwächegefühl?
- Unruhe?
- Bewusstseinslage?
- Fieber?
- Puls?
- Blutdruck?
- Depression?
- EZ?

Ressourcen

- Pat. kann selbstständig abhusten
- Pat. ist bereit, das Rauchen aufzugeben
- Guter AZ/EZ
- Pat. ist medikamentös gut eingestellt

Ziele festlegen

- Pat. atmet physiologisch
- Lungenfunktion bleibt erhalten, wird gefördert
- Pat. kann Sekrete abhusten
- Pat. wendet Maßnahmen zur Atemerleichterung selbstständig an, z. B. dosierte Lippenbremse
- Pat. hat eine verbesserte Oxygenierung
- Pat. kennt Risiko des Rauchens und ist rauchfrei
- Pat. kennt Positionen zur verbesserten Belüftung der Lungen
- Pat. wendet bei Atemnot verschiedene Atemtechniken an

Maßnahmen planen

- Hustentechniken zum produktiven Abhusten erklären/anleiten
- Atemtechniken einüben:
  - Techniken zum Ausatmen einüben lassen (Lippenbremse)
  - Einatemtechnik (durch die Nase)
- Anleitung zum fachgerechten Umgang mit Medikamenten-Applikatoren und ggf. Inhalationshilfe
- Atemgymnastik, z. B. SMI-Trainer
- Zu richtiger Körperhaltung anregen → Oberkörper gerade und frei beweglich
- Gymnastische Übungen zur Thoraxbeweglichkeit
- Medikamente nach Anordnung:
  - O_2-Gabe nach ärztlicher Anordnung
  - Inhalation nach Anordnung
- Zur Sekretverflüssigung viel zu trinken anbieten
- Sekretlösende Maßnahmen z. B. Brustwickel, warmer Tee
- Unterstützung der Atemhilfsmuskulatur

> Bei Pat. mit Lungenemphysem kein Ausatmen gegen Widerstand üben.

- Keine einengende Kleidung
- Frische Luft
- Bei Dyspnoe Ruhe vermitteln
- Atemerleichternde Position bei Dyspnoe
- Entspannungstechniken einüben lassen
- Asthmaschulung anbieten
- Zu ausreichend Bewegung und Sport anregen
- Selbsthilfegruppen empfehlen
- Kontakt zur Ernährungsberatung herstellen
- Gespräche zu Rauchgewohnheiten und gesunder Lebensführung

Ergebnisse prüfen

- Atmung
- Husten
- Sputum
- Nikotinkarenz
- Vitalzeichen
- Bewusstseinslage
- Krankheitsverständnis, Compliance

Dehydratation/Exsikkose

Volumenminderung des Körperwassers (Dehydratation) kann zur Austrocknung (Exsikkose) führen; **syn.** *Hypohydration;* **weiterführende Stichworte:** *Anurie, Bewusstseinsveränderung/Vigilanzstörung Blasenkatheter, Dehydratationsgefahr, Dekubitusgefahr, Demenz, Depression, Desorientiertheit/Orientierungsstörung, Diarrhö/Durchfall, Erbrechen/Emesis, Flüssigkeitsbilanzierung, Haut trockene, Infusion, Polyurie, Schwindel/Vertigo, Selbstpflegedefizit/Unfähigkeit zur Körperpflege, Sturzgefahr, Übelkeit/Nausea*

Informationen sammeln

▷ Assessment, z. B. nach PEMU (Pflegerische Erfassung von Mangelernährung und deren Ursachen in der stationären Langzeit-/Altenpflege) – Flüssigkeitsmangel

▷ Assessment, z. B. nach D-A-CH Referenzwerten für die Nährstoffzufuhr zur Errechnung des individuellen Flüssigkeitsbedarfs

- Tägliche Trinkmenge?
- Seit wann sind die Symptome bekannt?
- Welche Symptome zeigt der Pat.?

Ursachen

- Verminderte Flüssigkeitsaufnahme?
  - Mangelndes Durstgefühl?
  - Angst vor ungewolltem Harnabgang?
  - Schmerzen?
  - Schluckstörungen?
  - Atemnot?
  - Unkenntnis über Flüssigkeitsbedarf?
  - Getränke nicht erreichbar?
  - Vergesslichkeit?
  - Bei Infusion oder PEG-Sonde zu geringe Infusionsmenge?
- Flüssigkeitsverlust?
  - Diarrhö?
  - Erbrechen?
  - Starke Blutung?
  - Starkes Schwitzen?
  - Zu heiße, trockene Umgebung?
  - Hohes Fieber?
  - Großflächige Verbrennungen?
  - Sonden?
  - Vermehrte Urinausscheidung?
  - Diabetes mellitus?
  - Diabetes insipidus?
  - Medikamente (Diuretika, Laxantien)?
  - Nierenerkrankung?
- Alter?
- Letzte Lebensphase?

Symptome

- Durst?
- Bewusstseinsstörung?
- Bewusstseinseintrübung?
  - Sprechstörungen?
  - Orientierung?
- Allgemeine Schwäche?
- Kreislaufsymptome (schneller, fadenförmiger Puls, niedriger Blutdruck, kollabierte Halsvenen)?
- Vitalzeichen?

- Fieber?
- Urinausscheidung?
  - Menge?
  - Konzentration?
  - Geruch?
- Hautturgor?
- Trockene Schleimhäute, Schleimhautläsionen?
- Rissige Lippen?
- Raue, borkige Zunge?
- Tief liegende Augen?
- Schwindel?
- Gleichgewichtsstörungen?
- Plötzlicher Gewichtsverlust?
- Verminderte Venenfüllung?
- Muskelkrämpfe?

Ressourcen

- Pat. kann Durst äußern
- Pat. kann selbstständig trinken
- Guter AZ/EZ
- Pat. ist orientiert

Ziele festlegen

- Pat. trinkt täglich individuell angepasste Trinkmenge nach D-A-CH Referenzwerten für die Nährstoffzufuhr
- Pat. hat eine physiologische Ausscheidung
- Flüssigkeitshaushalt ist reguliert
- Pat. ist kreislaufstabil
- Pat. hat physiologische Atmung
- Pat. trinkt selbstständig in Reichweite gestelltes Glas
- Pat. kennt die Folgen eines Flüssigkeitsdefizits
- Symptome der Dehydratation sind gelindert

Maßnahmen planen

- Einfuhrprotokoll führen, ggf. Flüssigkeitsbilanzierung
- Wunschgetränke anbieten
- Getränke in Reichweite stellen
- Regelmäßig zum Trinken animieren
- Geeignetes Trinkgefäß bereitstellen
- Über Hilfsmittel zum Trinken informieren/anbieten, z. B. Strohhalm, und zum Gebrauch der Hilfsmittel anleiten
- Geeignete Positionierung zum Trinken
- Pat. Zeit lassen
- Pat. über die Bedeutung von Wasser für Stoffwechsel, Blutkreislauf, Niere und ableitende Harnwege informieren
- Mundpflege, Angehörige dazu anleiten
- Nach Arztanordnung Infusionstherapie s. c. oder i. v., Sondenernährung durchführen
- Nahrung und Getränke bei Schluckstörungen ggf. eindicken
- Logopädie bei Schluckstörungen hinzuziehen
- Schlucktraining bei Schluckstörungen

Ergebnisse prüfen

- Flüssigkeitsbilanzierung
- Vitalzeichen
- Hautturgor
- Schleimhautinspektion
- Bewusstseinslage
- Thrombose

Dehydratationsgefahr

Gefahr einer Volumenminderung des Körperwassers (Dehydratation), die zur Austrocknung (Exsikkose) führt; **syn.** *Exsikkosegefahr;* **weiterführende Stichworte:** *Anurie, Blasenkatheter, Dehydratation, Dekubitus/Druckgeschwür, Dekubitusgefahr, Demenz, Depression, Desorientiertheit/Orientierungsstörung, Diarrhö/Durchfall, Erbrechen/Emesis, Flüssigkeitsbilanzierung, Haut trockene, Infusion, Polyurie, Schwindel/Vertigo, Sturzgefahr, Übelkeit/Nausea*

Informationen sammeln

- ▷ Assessment, z. B. nach PEMU (Pflegerische Erfassung von Mangelernährung und deren Ursachen in der stationären Langzeit-/Altenpflege) – Flüssigkeitsmangel
- ▷ Assessment, z. B. nach D-A-CH Referenzwerten für die Nährstoffzufuhr zur Errechnung des individuellen Flüssigkeitsbedarfs
- Tägliche Trinkmenge?

Risikofaktoren

- Hohes Alter?
- Verwirrtheit?
- Mangelndes Durstgefühl?
- Diarrhö?
- Erbrechen?
- Starke Blutungen?
- Harninkontinenz und Vermeiden des Harnabgangs?
- Hohes Fieber?
- Starkes Schwitzen?
- Zu heiße, trockene Umgebung?
- Schmerzen?
- Schluckstörungen?
- Bewegungseinschränkung?
- Medikamente (Diuretika, Laxanzien)?
- Wissensdefizit hinsichtlich des Flüssigkeitsbedarfs?
- Gewicht?
- Diabetes mellitus?
- Nierenerkrankung?

Ressourcen

- Pat. kann Wichtigkeit einer ausreichenden Flüssigkeitszufuhr nachvollziehen
- Pat. kann selbstständig trinken
- Pat. trinkt gerne Wasser
- Pat. ist orientiert
- Pat. hat Durstgefühl
- Guter AZ/EZ

Ziele festlegen

- Ausgeglichene Flüssigkeitsbilanz
- Pat. trinkt täglich individuell angepasste Trinkmenge nach D-A-CH Referenzwerten für die Nährstoffzufuhr
- Pat. führt Einfuhrprotokoll selbstständig durch
- Pat. weiß um die Notwendigkeit einer ausreichenden Flüssigkeitszufuhr und setzt diese um
- Pat. hat physiologische Atmung
- Pat. hat eine physiologische Ausscheidung
- Pat. trinkt selbstständig in Reichweite gestelltes Glas

Maßnahmen planen

- Einfuhr- und Ausfuhrkontrolle, Bilanzierung
- Zur Einfuhr- und Ausfuhrkontrolle anleiten
- Wunschgetränke anbieten
- Getränke in Reichweite stellen
- Geeignete Trinkgefäße verwenden
- Über Hilfsmittel zum Trinken informieren, z. B. Strohhalm (Schnabeltasse meiden)
- Zum Gebrauch der Hilfsmittel anleiten
- Hilfsmittel in Reichweite bereitlegen
- Zum Trinken animieren
- Gefäße nicht bis zum Rand füllen
- Bewegungseingeschränkten Pat.:
  - Regelmäßig Getränk anbieten
  - Beim Trinken unterstützen
  - Zeit lassen
- Pat. über die Bedeutung von Wasser für Stoffwechsel, Blutkreislauf, Niere und ableitende Harnwege informieren
- Mundpflege
- Nahrung und Getränke ggf. eindicken nach Anordnung
- Logopädie hinzuziehen
- Schlucktraining bei Schluckstörungen

Ergebnisse prüfen

- Flüssigkeitsbilanzierung
- Vitalzeichen
- Hautturgor
- Schleimhaut
- Bewusstseinslage
- Krankheitsverständnis, Compliance

Dekubitus/Druckgeschwür

Lokale Schädigung von Haut und/oder des darunter liegenden Gewebes infolge von Druck in Kombination mit Scherkräften; **weiterführende Stichworte:** *Angst, Bewusstseinsveränderung/Vigilanzstörung, Dehydratation/Exsikkose, Dehydratationsgefahr, Dekubitusgefahr, Hemiparese/Hemiplegie, Immobilität/Bewegungseinschränkung, Kachexie/Auszehrung, Lähmung, Mangelernährung, Schmerzen, Schwitzen übermäßiges, Sensibilitätsstörungen/Empfindungsstörungen, Spastik, Wunde chronische*

Informationen sammeln

▷ Initialscreening (Ersteinschätzung)
▷ Assessment, z. B. mit Braden-Skala, Braden-Q-Skala (geeignet für Kinder bis zum 6. Lebensjahr), Norton-Skala, Waterlow-Skala ergänzend zur differenzierten klinischen Risikoeinschätzung
▷ Screening: Fingertest

- Seit wann hat der Pat. den Dekubitus?
- Begleiterkrankungen?
- Gradeinteilung?
- Wo befindet sich der Dekubitus?

Ursachen

- Beeinträchtigung der Mobilität?
  - Mangelnde Eigenbewegung?
  - Bewegungseinschränkung?
  - Bettlägerigkeit?
  - Immobilität/Lähmungen?
  - Druckbelastung über eine bestimmte Zeit?
  - Scherkräfte?
- Beeinträchtigter Hautzustand bzw. bereits vorhandener Dekubitus?
  - Schmerzempfinden eingeschränkt?
  - Feuchte Haut?
- Störungen der Durchblutung?
  - Hypotonie?
  - Periphere arterielle Verschlusskrankheit (pAVK)?
  - Nikotinabusus?
  - Ödeme?
  - Lungenerkrankungen?
- Verminderte sensorische Wahrnehmung?
  - Polyneuropathien?
  - Schmerzwahrnehmungsfähigkeit?
  - Bewusstseinseinschränkung?
- Allgemeiner Gesundheitszustand/Begleiterkrankungen?
- Beeinträchtigter Ernährungszustand:
  - Mangelernährung?
  - Dehydratation?
  - Gewichtsverlust, Kachexie (Prädeliktionsstellen)?
  - Übergewicht?
  - Eiweißdefizit?
  - Vitamindefizit?
- Beeinträchtigte Kommunikation?

Symptome

- Tiefe?
- Durchmesser? Größe?
- Beschaffenheit?
  - Rötung?
  - Fissuren?

  - Pusteln?
  - Blasen?
  - Fibrinbeläge?
  - Nekrosen? Ausmaß der Nekrose?
  - Sekretion?
  - Wundränder?
- Taschenbildung?
- Osteomyelitis?
- Fieber?
- Schmerzen?
- Bewusstseinslage?
- Orientierung?

Ressourcen
- Pat. kann sich selbstständig im Bett drehen/sich selbstständig bewegen
- Pat. kann Nahrung mit ausreichender Kalorienzahl zu sich nehmen
- Pat. nimmt ausreichend Flüssigkeit zu sich
- Pat. hat keine Schmerzen
- Guter AZ/EZ

Ziele festlegen

- Pat. hat physiologische Wundheilung
- Intakte Hautverhältnisse
- Pat. gibt Schmerzen von höchstens 3/10 analog der numerischen Ratingskala an
- Pat. ist bzgl. des Genesungsprozesses aufgeklärt
- Dekubitus wird vollständig entlastet
- Die Wundränder sind gut durchblutet
- Eigenbewegung des Pat. ist gefördert
- Folgeeinschätzungen und Anpassungen werden vorgenommen (fortführen des Pflegeprozesses)

Maßnahmen planen

- Expertenstandard *Dekubitusprophylaxe in der Pflege* anwenden
- Konsequente Druckentlastung der Wunde
- Beurteilung und Beschreibung der Wunde
- Genaue Beobachtung von Wundveränderungen (Fotodokumentation)
- Wundversorgung nach Anordnung und Standard
- Wundmanager hinzuziehen
- Auf verbale und nonverbale Schmerzäußerungen achten
- Schmerzeinschätzung mittels Skala
- Vollständige Druck- und Scherkraftentlastung stark gefährdeter Körperstellen
- Positionswechsel nach individuellem Bewegungsplan
- Pat. zu Bewegungen anregen
- Weichlagerung oder Wechseldruckmatratze → abwägen gegen das Erschweren von patienteneigenen Bewegungen
- Mikrolagerung
- Ggf. Spezialbett
- Auswahl der Lagerungshilfsmittel nach:
  - Zielen
  - Möglichkeiten der Eigenbewegung
  - Gefährdeten Körperstellen
  - Gewicht
- Auf eiweißreiche Kost achten
- Gabe von Zink, Selen und Vitamine bei einem Mangel
- Medikamente nach Anordnung
- Bei Bettlägerigkeit alle Prophylaxen
- Krümel und Falten im Bett vermeiden
- Angehörige einbeziehen

Ergebnisse prüfen

- Wunddokumentation mit Fotos
- Infektionszeichen
- Vitalzeichen
- Krankheitsverständnis, Compliance

Dekubitusgefahr

Gefahr einer Schädigung der Haut und des darunterliegenden Gewebes; **weiterführende Stichworte:** *Bewusstseinsveränderung/Vigilanzstörung, Dehydratation/Exsikkose, Dehydratationgefahr, Dekubitus/Druckgeschwür, Fraktur/Knochenbruch, Hemiparese/Hemiplegie, Immobilität/Bewegungseinschränkung, Kachexie/Auszehrung, Lähmung, Mangelernährung, Schmerzen, Schwitzen übermäßiges, Sensibilitätsstörungen/Empfindungsstörungen, Spastik*

Informationen sammeln

- ▷ Initialscreening (Ersteinschätzung)
- ▷ Assessment, z. B. mit Braden-Skala, Braden-Q-Skala (geeignet für Kinder bis zum 6. Lebensjahr), Norton-Skala, Waterlow-Skala ergänzend zur differenzierten klinischen Risikoeinschätzung
- ▷ Hautscreening, Fingertest

Risikofaktoren

- Frühgeburtlichkeit, hohes Lebensalter
- Beeinträchtigung der Mobilität?
  - Mangelnde Eigenbewegung?
  - Bewegungseinschränkung?
  - Bettlägerigkeit?
  - Immobilität/Lähmungen?
  - Druckbelastung über eine bestimmte Zeit?
  - Scherkräfte?
- Beeinträchtigter Hautzustand bzw. bereits vorhandener Dekubitus?
  - Schmerzempfinden eingeschränkt?
  - Feuchte Haut?
- Störungen der Durchblutung?
  - Hypotonie?
  - Periphere arterielle Verschlusskrankheit (pAVK)?
  - Nikotinabusus?
  - Ödeme?
  - Lungenerkrankungen?
- Verminderte sensorische Wahrnehmung?
  - Polyneuropathien?
  - Schmerzwahrnehmungsfähigkeit?
  - Bewusstseinseinschränkung?
- Allgemeiner Gesundheitszustand/Begleiterkrankungen?
- Beeinträchtigter Ernährungszustand?
  - Mangelernährung?
  - Dehydratation?
  - Gewichtsverlust, Kachexie (Prädelikationsstellen)?
  - Übergewicht?
  - Eiweißdefizit?
  - Vitamindefizit?
- Beeinträchtigte Kommunikation?

Ressourcen

- Pat. kann sich im Bett selbstständig bewegen
- Haut intakt
- Pat. ist kontinent
- Guter AZ/EZ
- Pat. kann Nahrung mit individuell ausreichender Kalorienzahl und ausreichend Eiweiß zu sich nehmen
- Pat. nimmt ausreichend Flüssigkeit zu sich
- Angehörige sind kooperativ

Ziele festlegen

- Initialscreening zur Dekubitusrisikoeinschätzung wird bei Aufnahme durchgeführt
- Folgeeinschätzungen und Anpassungen werden regelmäßig vorgenommen
- Pat. hat intakte, gut durchblutete Haut
- Eigenbewegung des Pat. ist gefördert
- Gefährdete Körperstellen des Pat. werden vollständig entlastet
- Pat. und Angehörige sind über das Dekubitusrisiko informiert und wenden prophylaktische Maßnahmen an
- Angehörige können Fingertest anwenden
- Pat. hat einen altersentsprechenden BMI
- Pat. trinkt täglich individuell angepasste Trinkmenge nach D-A-CH Referenzwerten für die Nährstoffzufuhr

Maßnahmen planen

- Expertenstandard *Dekubitusprophylaxe in der Pflege* anwenden
- Einschätzung des Dekubitusrisikos anhand spezieller Skalen und Fingertest, bei Pflegebeginn und bei Veränderungen des Risikos
- Vollständige Druck- und Scherkraftentlastung stark gefährdeter Körperstellen:
  - Positionswechsel nach individuellem Bewegungsplan
  - Pat. zu Bewegungen anregen
  - Weichlagerung oder Wechseldruckmatratze → abwägen gegen das Erschweren von patienteneigenen Bewegungen
  - Mikrolagerung
  - Ggf. Spezialbett
- Auswahl der Lagerungshilfsmittel nach:
  - Zielen
  - Möglichkeiten der Eigenbewegung des Pat.
  - Gefährdeten Körperstellen
  - Gewicht des Pat.
- Krümel und Falten im Bett vermeiden
- Bei Bettlägerigkeit alle Prophylaxen
- Feuchtigkeit von der Haut fernhalten
- Bei Inkontinenz Hautpflege mit Hautbarriere-Creme
- Dehydratationsprophylaxe
- Pflegemaßnahmen entsprechend der Grunderkrankung
- Darauf achten, dass Ernährung, Atmung, Ausscheidung und Kommunikation durch die Positionierung nicht behindert werden
- Schulung des Pat. und der Angehörigen bzgl. Prophylaxen
- Alle Bewegungen reibungs- und scherkräftearm ausführen
- Zu trockene Haut rückfetten
- Regelmäßige Hautinspektion:
  - Veränderungen
  - Fingertest: kurzes Eindrücken des Fingers auf gerötete Körperstelle → bleibt Haut rot, anstatt weiß zu werden, liegt eine Hautschädigung vor
- Ausgewogene Ernährung

Ergebnisse prüfen

- Haut
- Feuchtigkeit
- EZ
- Bewegungsfähigkeit
- Risikoeinschätzung
- Krankheitsverständnis, Compliance

Ein sonst fitter Patient kann durch einen Infekt, z. B. Influenza, COVID 19, dekubitusgefährdet sein.

Delir/Durchgangssyndrom

Störung des Bewusstseins, akute im Tagesverlauf fluktuierende Funktionsstörung des Gehirns; **weiterführende Stichworte:** *Abhängigkeit/Abusus, Bewusstseinsveränderung/Vigilanzstörung, Desorientiertheit/Orientierungsstörung, Fieber, Gedächtnisstörungen, Halluzinationen/Trugwahrnehmung, Selbstpflegedefizit/Unfähigkeit zur Körperpflege*

Informationen sammeln

- ▷ Assessment, z. B. mit CAM (Confusion Assessment Method) zum täglichen Delirverlauf
- ▷ Assessment, z. B. mit DMSS (Delirium Motor Subtype Scale)
- Seit wann bestehen die Symptome?
- Sind die Symptome im Tagesverlauf wechselhaft?
- Welche Grunderkrankung hat der Betroffene?
- Gestörter Flüssigkeitshaushalt – Dehydratation?
- Vorbestehender Schlafentzug?

Ursachen

- Neurologische Erkrankungen, z. B. Meningitis, Enzephalitis?
- Schlafentzug?
- Schmerzen?
- Gleichzeitige Verordnung einer Vielzahl von Medikamenten?
- Operationen? Postanästhesie?
- Unfall? Schädel-Hirn-Trauma?
- Infektionen?
- Elektrolytstörungen?
- Unterernährung?
- Alkoholentzug?

Symptome

- Akuter Beginn, Stunden bis Tage?
- Störungen des Bewusstseins?
  - Aufmerksamkeitsstörungen?
- Akute Bewusstseinseintrübung?
- Wahrnehmungsstörung?
  - Gedächtnisstörung?
  - Orientierungsstörung?
  - Gestörter Schlaf-Wach-Rhythmus?
  - Wachsende Ruhelosigkeit?
- Agitiertheit?
  - Beschäftigungsdrang?
  - Nesteln?
  - Sinnlose Bewegungen?
- Vermehrter Redefluss?
- Schreckhaftigkeit?
- Gestörtes Kurzzeitgedächtnis?
- Denkstörung?
- Halluzinationen? Wahnvorstellungen?
- Plötzlicher Stimmungswechsel?
- Rückzug und Misstrauen?
- Apathie?
- Aggressivität?
- Plötzliche Beschimpfungen?
- Wechsel der Symptome im Tagesverlauf?

Ressourcen

- Pat. ist zugänglich, kommuniziert adäquat
- Familie und soziale Kontakte sind vorhanden

- Pat. hört und sieht gut
- Pat. lässt sich verbal beruhigen
- Pat. kann trinken und essen

Ziele festlegen

- Ruhige Atmosphäre schaffen, Reize minimieren (Geräusche, Licht) → Lärmampel soll die Lärmstufe „rot“ nicht erreichen
- Pat. fühlt sich verstanden
- Pat. fühlt sich sicher
- Sicherheit des Patienten ist gewährleistet
- Pat. kennt seine Bezugsperson
- Pat. hat Orientierung über den Tagesverlauf
- Die Angehörigen des Pat. sind in Pflege einbezogen

Maßnahmen planen

- Störende Geräusche minimieren
- Natürliches Licht bevorzugen, nachts nur
- kleines Nachtlicht
- Lärmampel zur Objektivierung der Lautstärke verwenden
- Orientierungshilfen geben, z. B. durch Uhr, Kalender, Fotos von Angehörigen
- Festen Tagesablauf und wiederkehrenden Tagesrhythmus einhalten
- Wiederholte, geduldige Anleitungen (bei Merkfähigkeitsstörung)
- Pflegemaßnahmen bündeln
- Beruhigende Körperwaschung
- Begrenzende Positionsierung
- Geduldiger Umgang, einfache klare Sprache
- Sachlicher Ton, Ruhe bewahren
- Eindeutige Bezugsperson
- Beratung und Information der Angehörigen
- Angehörige fest in die Pflege integrieren, z. B. Getränke und Essen anreichen, wenn möglich
- Schmerzen mit Assessment, z. B. BPS, PAINAD, ermitteln und reduzieren
- Ggf. engmaschige Vitalzeichenkontrolle

Ergebnisse prüfen

- Symptome des Delirs sind rückläufig
- Pat. ist zugänglicher
- Tag-Nacht-Rhythmus ist vorhanden
- Orientierung
- Pat. versorgt sich selbstständig

Demenz

Organisch bedingter, fortschreitender Verlust zuvor vorhandener geistiger Leistungsfähigkeit mit Gedächtnis-, Wahrnehmungs- und Denkstörungen; **weiterführende Stichworte:** *Bewusstseinsveränderung/Vigilanzstörung, Dehydratation/Exsikkose, Dehydratationsgefahr, Desorientiertheit/Orientierungsstörung, Gedächtnisstörungen, Halluzinationen/Trugwahrnehmung, Selbstpflegedefizit/Unfähigkeit zur Körperpflege*

Informationen sammeln

▷ Assessment, z. B. mit Mini-Mental-Status-Test (MMST), DemTect (Demenz-Detektion), Moca-Test (Montreal Cognitive Assessment) zur Einschätzung der kognitiven Funktion

- Seit wann bestehen Symptome?
- Wie oft zeigen sich diese Symptome?
- Plötzlich eintretend?
- Allmähliche Zunahme?

Ursachen

- Alzheimer-Demenz?
- Zustand nach Schlaganfall?
- Schädel-Hirn-Trauma?
- Creutzfeld-Jakob-Erkrankung?
- Normaldruckhydrozephalus?
- Morbus Parkinson?
- Tumor?
- O_2-Mangel?
- Korsakow-Syndrom?
- Depressionen?
- Zustand nach Operation?
- Zustand nach Narkose?
- Alkohol?
- Drogen?
- Arzneimittelnebenwirkungen?
- Dehydratation?
- Vitamim-B_{12}-Mangel?
- Stoffwechselentgleisungen?
- Soziale Ursachen, z. B. Einweisung ins Krankenhaus?

Symptome

- Störungen der Merkfähigkeit?
  - Kurzzeitgedächtnis?
  - Langzeitgedächtnis?
- Gestörte Informationsverarbeitung?
- Nachlassende Urteilskraft ?
- Persönlichkeitsveränderung?
- Findet der Pat. abgelegte Gegenstände nicht wieder?
- Ist der Pat. zeitlich/räumlich orientiert?
- Orientierungsstörung in fremder Umgebung?
- Nicht-Zurechtfinden in gewohnter Umgebung?
- Vergisst der Pat. Namen?
- Nicht-Erkennen vertrauter Personen?
- Zerstreutheit? Konzentrationsstörungen?
- Gestörter Tag-Nacht-Rhythmus?
- Zwanghaftes/Wahnhaftes Verhalten?
- Aggression?
- Enthemmung?
- Sinnestäuschungen, Halluzinationen?

- Unruhe, ruheloses Herumwandern?
- Reduzierter Wortschatz?
- Assoziatives Reden?
- Monotones Summen?
- Antriebsstörungen?
- Depression, Angst?
- Apathie?
- Gefühlsschwankungen?
- Emotional labiles Verhalten?
- Sozialer Rückzug?
- Gehstörungen?
- Apraxie?
- Inkontinenz?
- Schluckstörungen?
- Exsikkose?
- Zunehmender körperlicher Verfall und Gewichtsverlust

Ressourcen

- Pat. reagiert auf Ansprache
- Pat. nimmt Blickkontakt auf
- Pat. antwortet verständlich
- Pat. erkennt persönliche Bekannte
- Pat. hat intaktes Langzeitgedächtnis
- Pat. hat intaktes Kurzzeitgedächtnis
- Pat. ist fähig, sich selbst anzukleiden
- Pat. ist fähig, selbstständig zu essen
- Pat. ist fähig, selbstständig die Toilette aufzusuchen

Ziele festlegen

- Pat. findet sich in neuen Umgebung zurecht
- Pat. hat einen intakten Tages-Nacht-Rhythmus
- Pat. fühlt sich wohl
- Die Fähigkeit des Pat. zur verbalen Kommunikation bleibt erhalten
- Pat. ist ansprechbar und angstfrei
- Pat. setzt vorhandene Fähigkeiten zur Bewältigung der Lebensaktivitäten ein
- Pat. ist zeitlich und örtlich orientiert und erkennt persönliche Bekannte
- Pat. trinkt selbstständig individuell angepasste Trinkmenge nach D-A-CH Referenzwerten für die Nährstoffzufuhr
- Pat. isst selbstständig
- Pat. ist kontinent

Maßnahmen planen

- Pat. nicht überfordern
- Fähigkeiten erkennen und aktivieren
- Konkrete Anweisungen und Anleitungen
- Angemessen Zeit geben zu antworten
- Wichtige Informationen an Satzanfang stellen
- Sichere Umgebung und entspannte Atmosphäre schaffen
- Validation, z. B. nach Naomi Feil
- Neu angekommenen Pat. in die Örtlichkeiten einweisen
- Orientierungshilfen anbringen:
  - Uhren, Kalender
  - Deutliche Kennzeichen an Türen
  - Ggf. Zimmertür und Bett des Pat. individuell kennzeichnen
  - Orientierungstafeln, Wegepläne
  - Fotos von Angehörigen
  - Kleines Licht während der Nacht
  - Räume überschaubar gestalten und gut beleuchten; Spiegel
- Über Jahreszeiten, Wetter und Tageszeiten sprechen
- Tag-Nacht-Rhythmus einhalten
- Wiederkehrende feste Gewohnheiten/Rituale etablieren
- Mahlzeiten regelmäßig, das Abendessen nicht zu früh servieren
- Ggf. Fingerfood anbieten

- Biografie erstellen und gezielte Beschäftigung anbieten
- Kontakt zu Bekannten fördern
- Unterstützung bei allen Aktivitäten
- Ggf. Übungen und Spiele anbieten
- Ggf. Sitzwache
- Ggf. Angehörige über die rechtliche Lage (Betreuung) informieren
- Kontakt zu Selbsthilfegruppen
- Medikamente nach Anordnung
- Ggf. Brille prüfen und reinigen
- Ggf. Hörgerät prüfen
- Weitere Therapien, z. B. Ergotherapie
- Pat. zum trinken anhalten

Ergebnisse prüfen

- Verhalten
- Bewusstsein
- Wahrnehmung
- Orientierung
- Motorik
- Sprache
- Schlaf
- Flüssigkeitsbilanz
- Ernährung
- Wohlbefinden
- Eigeninitiative

Depression

Zustand krankhaft niedergedrückter Stimmung; **weiterführende Stichworte:** *Abhängigkeit/Abusus, Angst, Bauchschmerzen/Abdominalschmerzen, Bewusstseinsveränderung/Vigilanzstörung, Demenz, Obstipation/Verstopfung, Obstipationsgefahr, Reizdarmsyndrom/Colon irritabile, Schmerzen, Selbstpflegedefizit/Unfähigkeit zur Körperpflege*

Informationen sammeln

- ▷ Assessment, z. B. mit Geriatrischer Depressionsskala (GDS)
- ▷ Assessment, z. B. mit Barthel Index zur Einschätzung der Alltagsbewältigung
- ▷ Assessment, z. B. mit NGASR nach Pöldinger (Nurses Global Assessment of Suicid Risk) zur Suizidrisikoeinschätzung
- Diagnose vorhanden?
- Wie zeigt sich die Depression?
- Welche Medikamente nimmt Pat. ein?
- Andere Vorerkrankungen?
- Besondere Lebensereignisse?

Ursachen

- Stress? Belastende Lebensumstände?
- Ungelöste psychische Konflikte?
- Somatische Erkrankung?
- Mangel an Tageslicht?

Symptome

- Gefühl der:
  - Leere und Sinnlosigkeit?
  - Wert- und Nutzlosigkeit?
  - Hoffnungslosigkeit?
  - Hilflosigkeit?
  - Abhängigkeit von anderen Personen?
- Antriebslosigkeit?
- Interesselosigkeit?
- Gleichgültigkeit?
- Leistungsrückgang?
- Pessimistische Zukunftssicht?
- Verarmungsgefühl?
- Schuldgefühle?
- Todeswunsch?
- Suizidalität?
- Suizidversuch in Vorgeschichte?
- Entscheidungsunfähigkeit?
- Konzentrationsstörungen?
- Gedächtnisstörungen?
- Angst?
- Wahn?
- Misstrauen?
- Verdächtigungen?
- Halluzinationen?
- Grübelzwang?
- Denkhemmung?
- Verlangsamte Sprache?
- Verlangsamte Bewegungen? Depressiver Stupor?
- Leidender Gesichtsausdruck?
- Schnelle Ermüdbarkeit?
- Libido- oder Potenzstörungen?
- Appetitlosigkeit?
- Obstipation?
- Schwitzen?
- Druck- und Engegefühl in Brust- und Halsbereich?

- Schlafstörungen (vorzeitiges Erwachen)?
- Gesichtsschmerzen?
- Schwere Glieder?

Ressourcen

- Soziales Umfeld, Freunde
- Verschiedene Interessen
- Pat. interessiert sich für Freizeitaktivitäten
- Die Nahrungsaufnahme ist ausreichend
- Pat. pflegt seinen Körper
- Pat. ist absprachefähig
- Guter AZ

Ziele festlegen

- Ursachen der Depressionen sind erkannt
- Verhindern eines Suizidversuchs
- Pat. ist aktiv
- Pat. führt Körperpflege/Teilkörperpflege selbstständig/unter Anleitung durch
- Pat. hat ein gutes Selbstwertgefühl
- Pat. beschreibt seine Angstgefühle
- Pat. kann selbstständig Medikamente einnehmen
- Pat. trinkt individuell angepasste Trinkmenge nach D-A-CH-Referenzwerttabelle
- Pat. hat einen guten Ernährungszustand

Maßnahmen planen

- Verständnis zeigen
- Suizidgefahr ermitteln
- Ggf. Pflege bei Schlafentzug
- Pat. aktivieren, aber nicht überfordern
- Ansichten und Meinungen des Pat. nicht bewerten
- Gespräche anhand des „kontrollierten Dialoges“ führen
- Fähigkeiten des Pat. hervorheben
- Ggf. Hilfe und Anleitung bei der Körperpflege
- Nahrungs- und Flüssigkeitsaufnahme beobachten
- Mehrere kleine Mahlzeiten und Wunschkost anbieten
- Zum Trinken anhalten
- Angehörige und Seelsorger ansprechen und einbinden
- Therapien, z. B. Schlafentzug, wie angeordnet durchführen
- Weitere Therapien mit Pat./im therapeutischen Team gemeinsam planen, z. B. Ergotherapie
- Medikamente nach Anordnung (Nebenwirkungen wie Tremor, Schwindel, Blutdruckabfall, veränderte Pulsfrequenz beachten)
- Wiederholte Informationen und Aufklärung über Medikation geben
- Ggf. Pflege bei Antidepressiva:
  - Obstipationsprophylaxe
  - Miktionskontrollen
  - Reichliches Trinken, Kaugummi bei Mundtrockenheit
- Ggf. Pflege bei Psychotika-Medikation:
  - Beobachtung auf Nebenwirkungen
  - Regelmäßige Gewichtskontrollen
  - Salbeitropfen bei vermehrte Speichelproduktion
- Ggf. Pflege bei Stimmungsstabilisatoren:
  - Messen des Halsumfangs 1× wöchentlich
  - Auf ausreichend Salzzufuhr achten
  - Pat. Lithiumausweis aushändigen

Ergebnisse prüfen

- Vitalzeichen
- Tremor
- Schwindel
- Verhalten
- Krankheitsverständnis, Compliance

Desorientiertheit/Orientierungsstörung

Störungen der geistigen Leistungsfähigkeit, bei der sich der Betroffene räumlich, zeitlich und zur eigenen Person nicht mehr orientieren kann. Die Desorientiertheit ist die schwerste Form der Orientierungsstörungen; **syn.** *Verwirrtheit;* **weiterführende Stichworte:** *Abhängigkeit/Abusus, Angst, Bewusstseinsveränderung/Vigilanzstörung, Dehydration/Exsikkose, Delir, Gedächtnisstörungen, Halluzinationen/Trugwahrnehmung, Hyperventilation, Hypoglykämie, Selbstpflegedefizit/Unfähigkeit zur Körperpflege*

Informationen sammeln

- Wie zeigt sich die Orientierungsstörung? Örtlich? Zeitlich? Zur Person?
- Vorerkrankungen?
- Welche Medikamente nimmt Pat. ein?

Ursachen

- Liegt z. B. Alzheimer-Krankheit, Morbus Parkinson oder Chorea Huntington vor?
- Somatische Erkrankung?
- Hormonstörung?
- Dehydratation?
- Störungen des Elektrolythaushaltes?
- Sauerstoffmangel des Gehirns?
- Akute Infekte, z. B. Atemwegs- oder Harnwegsinfekt?
- Stoffwechselentgleisungen?
- Nebenwirkungen von Medikamenten?
- Nebenwirkungen von Narkosen?
- Alkoholvergiftung?
- Arzneimittelvergiftung?
- Ortswechsel (z. B. Umzug in ein Altenheim)?
- Demenz?

Symptome

- Unangepasstes, seltsames Verhalten?
- Orientierungsstörung örtlich, zeitlich, zur Person?
  - Pat. weiß nicht, wo er ist, vermutet sich an einem anderen Ort
  - Andere Zeitvorstellung hinsichtlich Tages- und Nachtzeit, Jahreszeit, des Jahres oder Jahrzehnts
- Umherirren, findet Zimmer nicht?
- Pat. zieht sich zurück?
- Depression?
- Apathie?
- Keine Kooperation mit Ärzten oder Pflegepersonen?
- Aggression?
- Gedächtnisstörungen?
- Konzentrationsstörungen?
- Reagiert der Pat. verlangsamt?
- Angst?

Ressourcen

- Pat. ist orientiert
  - welcher Wochentag ist
  - wo er/sie sich befindet
- Pat. kennt sich in gewohnter Umgebung aus
- Pat. erkennt seine Angehörigen
- Pat. verhält sich der Situation entsprechend
- Pat. kann schlussfolgernd denken
- Pat. kann Anweisungen folgen

Ziele festlegen

- Pat. ist orientiert (örtlich, zeitlich, zur Person)
- Pat. findet mit visueller Orientierungshilfe sein Zimmer
- Pat. findet selbstständig das WC und geht zur Toilette
- Pat. nimmt am gesellschaftlichen Leben teil
- Pat. trinkt individuell angepasste Trinkmenge nach D-A-CH Referenzwerten für die Nährstoffzufuhr

Maßnahmen planen

- Pflege entsprechend der Grunderkrankung
- Einweisen der Räumlichkeiten bei neu angekommenen Pat.
- Vorhandene Fähigkeiten erkennen und aktivieren
- Hilfestellung bei tgl. Aktivitäten
- Pat. nicht überfordern:
  - Aktiv zuhören
  - Geborgenheit vermitteln
  - Vertrauen schaffen
  - Negative Kritik vermeiden
- Orientierungsförderung (Desorientierungsprophylaxe)
- Zeitliche Orientierungshilfen:
  - Uhren in ausreichender Zahl und Größe
  - Kalender anbringen
  - Über Jahreszeiten, Wetter und Tageszeiten sprechen
  - Kleines Licht während der Nacht
  - Tag-Nachtrhythmus einhalten
  - Mahlzeiten regelmäßig, das Abendessen nicht zu früh servieren
  - Tagesablauf strukturieren
- Örtliche Orientierungshilfen:
  - Stationen/Wohnbereiche unverwechselbar gestalten
  - Deutliche Kennzeichen an Türen
  - Evtl. Zimmertür und Bett des Pat. individuell kennzeichnen
  - Orientierungstafeln, Wegepläne
  - Räume überschaubar gestalten und gut beleuchten
- Persönliche Orientierungshilfen:
  - Pat. stets mit Namen ansprechen
  - Vor Betreten des Zimmers anklopfen
  - Fotos von Angehörigen
  - Spiegel anbringen
  - Persönliche Kleidung tragen lassen
- Situative Orientierungshilfen:
  - Einfache und klare Aufforderungen
  - Unmissverständliche Anweisungen geben
  - Geselligkeit fördern
  - Privatsphäre achten
  - Basale Stimulation® eingebunden in Körperpflege zur (Selbst-)Wahrnehmung
- Dehydratationsprophylaxe
- Medikamente nach Anordnung
- Brille prüfen und reinigen
- Hörgerät prüfen
- Sichere Umgebung und entspannte Atmosphäre schaffen

Ergebnisse prüfen

- Orientierung: zeitlich, örtlich, zur Person
- Bewusstseinslage
- Vitalzeichen
- Nahrungs- und Flüssigkeitsaufnahme
- Motorik
- Schlaf
- Wohlbefinden
- Krankheitsverständnis, Compliance

Diabetes mellitus/Zuckerkrankheit

Verschiedene Stoffwechselstörung mit chronischer Erhöhung des Blutzuckerspiegels (bei erniedrigter intrazellulärer Blutzuckerverfügbarkeit) durch Insulinmangel und/oder verminderte Insulinempfindlichkeit; **weiterführende Stichworte:** *Adipositas/Übergewicht, Bewusstseinsveränderung/Vigilanzstörung; Hyperglykämie, Hypoglykämie, Infektion lokale, Injektion, Polyurie, Sensibilitätsstörungen/Empfindungsstörungen, Wunde chronische*

Informationen sammeln

▷ Screening zur Ermittlung des Blutzuckerspiegels

- Seit wann ist Diabetes mellitus bekannt?
- Welche Form des Diabetes mellitus liegt vor?
- Metabolisches Syndrom?

Ursachen

- Absoluter Insulinmangel (z. B. Diabetes mellitus Typ 1)?
- Relativer Insulinmangel durch Insulinresistenz (z. B. Diabetes mellitus Typ 2)?

Symptome

- BZ ↑?
- HbA_{1c} ↑ (> 7)?
- Trinkmenge? (Polydipsie)?
- Ketoazidotische Stoffwechselentgleisung mit oder ohne Koma (oft bei Kindern)
- Bewusstseinsstörung?
- Vermehrtes Durstgefühl?
- Dehydratation?
- Polyurie?
- Gewichtsverlust?
- Übelkeit? Erbrechen?
- Bauchschmerzen?
- Schwäche?
- Rasche Ermüdung?
- Kopfschmerzen?
- Heißhunger?
- Tremor?
- Unruhe?
- Kalter Schweiß?
- Schwindel?
- Puls?
- Blutdruck?
- Atmung?
  - Kußmaul-Atmung (vertieft e Atmung)?
  - Azetongeruch?
- Harnwegsinfekt?
- Pilzinfektion?
- Ekzeme?
- Restharnbildung?
- Obstipation?
- Blasenfunktionsstörungen?
- Muskelschmerzen?
- Krampfanfall?
- Verzögerte Wundheilung?
- Sehverschlechterung?
- Herabgesetztes Empfinden für Temperatur, Berührung, Schmerz?
- Liegen bereits Folgeschäden vor?
  - Periphere Polyneuropathie?
  - Periphere arterielle Verschlusskrankheit
  - (pAVK)?
  - Durchblutungsstörungen?
  - Diabetischer Fuß?
  - Nierenschäden?

- Gangrän?
- Retinopathie?
- Glaukom?
- Katarakt?
- Herzrhythmusstörungen?
- Herzinfarkt?
- Apoplex?

Ressourcen

Ernährungsgewohnheiten:

- Pat. verteilt Mahlzeiten 5 × am Tag
- Pat. achtet auf kleine Zwischenmahlzeiten
- Pat. trinkt gerne Wasser

Lebensweise:

- Pat. geht täglich spazieren
- Pat. hat einen geregelten beruflichen Tagesablauf
- Pat. kennt Diät und hält sich daran
- Pat. ist orientiert
- Pat. ist selbstständig und kann Blutzucker (BZ) messen, ggf. Insulin spritzen, versteht die Zusammenhänge
- Pat. nimmt orale Antidiabetika selbstständig ein
- Pat. hat intakte Haut an gefährdeten Hautstellen, z. B. Füße
- Pat. führt Diabetikertagebuch
- Pat. ist mobil
- Familie, Angehörige und Freunde unterstützen den Pat.
- Guter AZ/EZ

Ziele festlegen

- Der Blutzuckerspiegel des Pat. ist ausgeglichen (physiologische Werte)
- Pat. soll einen Nüchtern-BZ von <120 mg/dl haben
- Pat. kann Blutzuckerkontrolle selbst durchführen
- Pat. kann Blutzuckerwerte adäquat einschätzen
- Pat. kennt Medikamente und Insulinarten, kann sie richtig lagern und applizieren
- Pat. ist über Kohlenhydrate, Zucker, Süßstoffe und Zuckeraustauschstoffe informiert
- Pat. kann Nahrung selbstständig zusammenstellen
- Pat. bewahrt bei guter Blutzuckereinstellung größtmögliche Flexibilität der Nahrungsaufnahme
- Pat. kennt die Folgeschäden des Diabetes mellitus
- Pat. kennt die Symptome einer Hypo-/Hyperglykämie
- Pat. hat intakte Haut an gefährdeten Hautstellen z. B. Füße

Maßnahmen planen

- Blutzucker bestimmen (Zeitpunkte und
- Bedarf angeben)
- Insulin nach Anordnung und Blutzuckerspiegel injizieren
- Auf Blutzuckerentgleisungen achten:
  - Unruhe
  - Schwitzen
  - Traubenzucker geben
  - BZ kontrollieren/Arzt rufen, wenn Pat. nicht geweckt werden kann
- Bei Azeton im Urin:
  - Pat. mit erhöhter Trinkmenge versorgen
- Ggf. Flüssigkeitsbilanz
- Tgl. Hautpflege und Kontrolle der Haut, besonders Zehenzwischenräume und Füße
- Zur Fußvisite anleiten
- Fußpflege durch professionelle Fußpflegekraft
- Auf Druckstellen (besonders an den Füßen) achten

- Pat. empfehlen, nicht barfuß zu gehen
- Verletzungen sofort desinfizieren
- Ggf. Gewichtsreduktion
- Tageskostplan erstellen
- Blasentraining bei Restharnbildung
- Bei fieberhaften Infekten auf Stoffwechselentgleisungen achten
- Ausgepackter Traubenzucker in Reichweite des Patienten bzw. der Pflegenden
- Bei Bettlägerigkeit alle Prophylaxen
- Patienten-/Angehörigenschulung und Anleitung zu:
  - Blutzuckerbestimmung
  - Insulininjektion
  - Umgang mit Insulin
  - Selbstständigen Gebrauch von Spritze, Pen oder Pumpe und diesen einüben (besonders Patronenwechsel des Pen)
  - Konventionelle bzw. intensivierte konventionelle Insulintherapie, Lagerung von Insulin
  - Ggf. Umgang mit Insulinpumpe
  - Injektionsstellen
  - Spritz-Ess-Abstand
  - Verhalten auf Reisen oder bei Krankheit
  - Diabetestagebuch
  - Notfallausweis
- Beratungs- und Informationsgespräche für Patient und Angehörige zu:
  - Bereich gesunde Ernährung: Kohlenhydrate innerhalb der Gruppen (Brot, Getreide, Milch- und Milchprodukte, Kartoffeln, Gemüse, Obst) nach Wunsch austauschen; Zusammenhang von Blutzucker, Kohlenhydraten und Insulin der Bauchspeicheldrüse sowie Wirkung von Alkoholkonsum erklären
  - Bereich Fuß- und Körperpflege
  - Bereich ärztliche Kontrollen/Medikamente: über Zeichen von Hypo-/Hyperglykämie aufklären, über Selbsthilfemöglichkeiten informieren
  - Bereich Bewegung: günstige Auswirkungen von Bewegung auf Diabetes, Pat. zu Sport anregen

Ergebnisse prüfen

- BZ-Wert, Laborwerte
- Urinkontrolle
- Verhalten
- Vitalzeichen
- Gewicht
- Krankheitsverständnis, Compliance

Diarrhö/Durchfall

Häufige Darmentleerungen, meistens von flüssig-schleimigem Stuhl; **weiterführende Stichworte:** *Allergie/allergische Reaktion, Bauchschmerzen/Abdominalschmerzen, Blähungen/Meteorismus, Dehydratation/Exsikkose, Dehydratationsgefahr, Erbrechen/Emesis, Ernährungssonden/Sondenernährung, Flüssigkeitsbilanzierung, Haut trockene, Infusion, Reizdarmsyndrom/Colon irritabile, Schmerzen, Stuhlinkontinenz, Sturzgefahr, Teerstuhl/Melaena, Übelkeit/Nausea*

Informationen sammeln

- Seit wann hat der Pat. Diarrhö?
- Wie oft täglich?
- Begleitsymptome (Fieber, Schmerzen, Inappetenz)?
- Farbe?
- Geruch?

Ursachen

- Magen-Darm-Infektion?
- Lebensmittelvergiftung?
- Vergiftungszeichen?
- Nahrungsmittelunverträglichkeit?
- Malabsorption?
- Arzneimitteleinnahme, z. B. Antibiotika?
- Laxanzienabusus?
- Sind Darmerkrankungen bekannt?
  - Morbus Crohn?
  - Colitis ulcerosa?
- Allergien?
- Angst?
- Stress?
- Kältereiz?
- Kalte Getränke?
- Operationen im Bauchraum?

Symptome

- Bauchkrämpfe?
- Darmgeräusche?
- Geblähter Bauch?
- Dehydratation?
- Elektrolytverlust?
- Bewusstseinsstörungen?
- Pulsfrequenz?
- Blutdruck?
- Schwäche?
- Appetitlosigkeit?
- Ggf. Fieber?
- Ggf. Stuhlinkontinenz?
- Gewichtsverlust?
- Mazerierte Haut im Analbereich?
- Stuhl?
  - Häufigkeit?
  - Farbe?
  - Menge?
  - Konsistenz?
  - Beimengungen?
  - Blut?
  - Geruch?

Ressourcen

- Pat. kann Stuhlentleerung kontrollieren
- Pat. kann selbstständig die Toilette aufsuchen
- Pat. kann Schutzvorlagen selbstständig wechseln
- Pat. kann eigenständig Intimpflege durchführen
- Pat. trinkt selbstständig individuell angepasste Trinkmenge
- Guter AZ/EZ

Ziele festlegen

- Pat. hat geformten Stuhl
- Pat. hat breiigen Stuhl
- Pat. hat < 3 Stuhlausscheidungen am Tag
- Pat. kann Stuhlentleerung kontrollieren
- Pat. kann selbstständig die Toilette aufsuchen
- Pat. trinkt selbstständig individuell angepasste Trinkmenge nach D-A-CH-Referenzwerttabelle
- Elektrolythaushalt ist physiologisch
- Flüssigkeitshaushalt ist physiologisch
- Pat. hat intakte Haut in der Analregion
- Pat. ist frei von Begleitsymptomen bzw. diese sind gelindert (z. B. Bauchschmerzen)
- Pat. kennt die Allergene und meidet sie
- Eine Infektionsübertragung ist verhindert

Maßnahmen planen

- Intimsphäre schützen
- Vermehrt Flüssigkeit anbieten (individuell angepasste Trinkmenge nach D-A-CH-Referenzwerttabelle)
- Tgl. Gewichtskontrolle bzw. Flüssigkeitsbilanz
- Ggf. Nahrungskarenz oder leichte Kost
- Für leicht zu öffnende Kleidung sorgen
- Ggf. beim Gang zur Toilette begleiten
- Bei der Intimhygiene unterstützen
- Warme Wickel und Auflagen
- Toilettenstuhl neben das Bett stellen
- Schutzvorlagen anbieten
- Hautpflege/Hautschutz in Analregion
- Diät nach Anordnung
- Hygienevorgaben beachten
- Medikamente nach Anordnung
- Ggf. Isolierung und Schutzkleidung

Ergebnisse prüfen

- Stuhl
- Flüssigkeitsbilanz
- Gewicht
- Hautzustand
- Vitalzeichen
- Wohlbefinden
- Schmerzen

Drainage

Ableitung von vermehrter oder krankhafter Körperflüssigkeit; Arten: Wunddrainagen, Pleuradrainagen; **weiterführende Stichworte:** *Flüssigkeitsbilanzierung, Immobilität/Bewegungseinschränkung, Pneumoniegefahr, Schlafstörungen, Schmerzen, Selbstpflegedefizit/Unfähigkeit zur Körperpflege, Thrombosegefahr, Wunde chronische*

Informationen sammeln

- Seit wann hat der Pat. die Drainage?
- Welche Art von Drainage liegt vor?
- Wunddrainage?
  - Silikonkurzdrainage?
  - Gummilasche?
  - Penrose-Drainage?
  - Easy-Flow-Drainage?
  - Robinson-Drainage?
  - Redonsaugdrainage?
  - T-Drainage?
- Thorax-Saugdrainage?
- Spül-Saug-Drainage?
- V. A. C. Therapie?
- Wie viele Drainagen hat der Pat.?
- Wo liegt oder liegen die Drainage(n)?

Ursachen

- Warum hat der Pat. die Drainage?
- Sekretart und Fördermenge?

Symptome

- Schmerzen?
- Bewegungseinschränkungen?
- Schlafstörungen?
- Infektionszeichen der Drainagen-Einstichstelle?
- Stehendes Sekret in der Drainage?
- Blut in der Drainage?
- Sekretverlust neben der Drainagen-Einstichstelle?
- Atmung?
- Puls? Blutdruck?
- Temperatur?
- Bewusstseinszustand?

Ressourcen

- Pat. ist orientiert und versteht die Bedeutung der Drainagen
- Pat. ist mobil
- Pat. akzeptiert liegende Drainagen
- Pat. hat keine Schmerzen

Ziele festlegen

- Pat. ist informiert und akzeptiert die Drainagen
- Pat. ist mit liegender Drainage mobil
- Pat. gibt Schmerzen von höchstens 3/10 analog der numerischen Ratingskala an
- Versehentliches Entfernen der Drainage ist vermieden
- Patient zeigt keine Infektionszeichen

Maßnahmen planen

- Schmerzen mittels Assessment erheben täglich und bei Bedarf, z. B. mit NRS
- Bei Schmerzen schmerzentlastende Positionierung
- Bei Bettlägerigkeit alle Prophylaxen
- Medikamente nach Anordnung
- Wenn mehrere Drainagen liegen, Drainagen markieren, Beschriftung prüfen
- Drainage vor ungewolltem Entfernen sichern
- System auf Durchgängigkeit prüfen
- Beobachten des Sekretabflusses: Menge, Farbe, Konsistenz, Beimengungen
- Aseptischer Verbandwechsel:
  - Steril nach Standard
  - Tgl. und zusätzlich nach Bedarf
  - Wunde inspizieren
  - Auf Entzündungszeichen achten
  - Auf Lage und richtige Befestigung der Drainage achten und ggf. Arzt rufen, wenn eine Korrektur nötig ist
  - Bei Gummilasche, Silikonkurzdrainage, Penrose-Drainage, Easy-Flow-Drainage, T-Drainage auf Menge, Beschaffenheit und Geruch des Sekrets achten
  - Dokumentation des Wechsels des Drainageauffangbehältnisses und Wundbeschreibung der Eintrittsstelle
- Entleeren des Beutels bei Robinson-Drainage:
  - Auf Menge, Beschaffenheit und Geruch des Sekrets achten
  - Schlauch nicht abknicken oder durchhängen lassen
  - Beutel unter Wundniveau hängen
  - Dokumentation des Wechsels und des Sekrets (Menge, Beschaffenheit)
- Flaschenwechsel bei Redon-Drainage, wenn die Flasche voll oder das Vakuum erschöpft ist → Achtung:
  - Schlauch nie abknicken
  - Flasche sicher am Bett befestigen
  - Festigkeit der Steckverbindung prüfen
  - Klemmen müssen offen sein
  - Sogstärke prüfen
  - Dokumentation des Wechsels und des Sekrets (Menge, Beschaffenheit)
- Wenn Drainage kein Sekret fördert, Arzt informieren
- Schlauch nie in die Wunde hineinschieben
- Drainage nie ausspülen (außer auf ausdrückliche Anordnung)
- Bei versehentlichem Herausziehen der:
  - Wunddrainage → sofort Druckverband anlegen
  - Pleuradrainage → Wunde mit Folie oder Pflasterstreifen luftdicht verschließen, sofort Arzt informieren
- Bei geplantem Entfernen der Drainage:
  - Ggf. zuvor Schmerzmittel nach Anordnung verabreichen
  - Ziehen Redon-Drainage: mit Sog, ohne Sog?
  - Bei Verdacht auf Wundinfektion Drainagenspitze zur Untersuchung unter sterilen Bedingungen ins Labor schicken
- Unterstützung bei der Körperpflege, solange die Drainage liegt
- Bei liegender Pleuradrainage:
  - Leichte Oberkörperhochlagerung
  - Sog der Drainage kontrollieren
  - Schmerzmittel nach Anordnung
  - Auf Nachblutungen achten
  - Atemunterstützende Maßnahmen
  - Atemübungen
  - Frühmobilisation
  - Absaugsystem immer unter Patientenniveau befestigen
- Desinfektion der Ablasspunkte

Ergebnisse prüfen

- Vitalzeichen, Atmung
- Schmerzen
- Durchgängigkeit des Drainagesystems
- Sekret
- Sogstärke (Redon- und Pleuradrainage)
- Wasserstand im Wasserschloss bei Pleuradrainage
- Infektionszeichen

Durchblutungsstörungen, periphere arterielle (pAVK)

Chronische Verengung bzw. Verschluss der Extremitätenarterien und daraus folgende Minderdurchblutung der betroffenen Extremität; **weiterführende Stichworte:** *Angst, Diabetes mellitus/Zuckerkrankheit, Hypercholesterinämie, Immobilität/Bewegungseinschränkung, Infektion lokale, Schmerzen, Selbstpflegedefizit/Unfähigkeit zur Körperpflege, Sensibilitätsstörungen/Empfindungsstörungen, Wunde chronische*

Informationen sammeln

- Seit wann sind die Durchblutungsstörungen bekannt?
- Wie zeigen sie sich?
- In welchem Stadium sind die Durchblutungsstörungen?

Ursachen

- Arteriosklerose?
- Rauchen?
- Embolie?
- Hypertonie?
- Diabetes mellitus?
- Fettstoffwechselstörung?
- Adipositas?
- Bewegungsmangel?
- Gefäßentzündungen?

Symptome

- Claudicatio intermittens (Leitsymptom)?
- Belastungsunabhängige Schmerzen?
- Schmerzen in Waden bei Belastung?
- Kann Pat. nur begrenzte Strecke gehen?
- Bleibt Pat. schon nach wenigen Schritten stehen?
- Hinken?
- Schwäche in den Beinen bei Belastung?
- Haut an den Extremitäten kühl bis kalt?
- Haut an den Extremitäten blass?
- Hautveränderungen (Farbe, trocken-schuppig, rissig, starke Verhornung der Fußsohlen)?
- Gefühlsstörungen?
- Ruheschmerz?
- Lähmung?
- Schlecht heilende Wunden, z. B. am Fuß (Nekrosen, Gangrän)?
- Puls an den Extremitäten fühlbar?

Ressourcen

- Pat. hat fühlbaren Puls
- Pat. kann eine schmerzfreie Gehstrecke von 500 m gehen
- Pat. kann eine schmerzfreie Gehstrecke von 200 m gehen
- Pat. hat keine Ruheschmerzen
- Pat. hat eine intakte Haut an Unterschenkeln und Füßen
- Familienangehörige und Freunde unterstützen den Pat.
- BMI des Pat. ist im Normbereich

Ziele festlegen

- Pat. hat fühlbaren Puls an Extremitäten
- Pat. kann eine schmerzfreie Gehstrecke von über 200 m gehen
- Beschwerdefreie Gehstrecke ist verlängert

- Lebensqualität des Pat. ist gesteigert
- Pat. hat eine intakte Haut an Unterschenkeln und Füßen
- Pat. hat keine Ruheschmerzen
- Pat. kann Maßnahmen zur Verbesserung der Durchblutung selbstständig durchführen
- Pat. kann Maßnahmen zur Verbesserung der Durchblutung unter Anleitung durchführen, z. B. Gefäßtraining
- Pat. hat eine gesteigerte Durchblutung z. B. gut tastbarer peripherer Puls, warme/trockene Haut, Vitalzeichen im Normbereich
- Pat. zeigt kreislaufsteigernde Verhaltensweisen und Veränderungen seiner Lebensgewohnheiten z. B. Raucherentwöhnung, adäquate Übungen, Ernährungsumstellung
- BMI des Pat. ist im Normbereich
- Pat. kann Gewicht reduzieren
- Blutdruck ist im Normbereich
- Blutzuckerspiegel ist im Normbereich

Maßnahmen planen

- Bei Übergewicht Reduktionskost
- Bei erhöhten Blutfettwerten fettarme Diät
- Bei Diabetikern angepasste Ernährung
- Individuell angepasstes Ausdauertraining (z. B. Schwimmen, Radfahren, Walken)
- Pat. betreibt Gehstrecken- und Gefäßtraining, wenn möglich Ausdauersport
- Übungen zum Gefäßtraining anleiten
- Bequeme, gutsitzende Schuhe
- Zu durchblutungsfördernden Übungen anleiten
- Spaziergänge/Bewegung empfehlen
- Spaziergänge begleiten, z. B. über den Flur
- Ggf. Gehhilfen
- Beine flach/tief positionieren, keine Hochpositionierung!
- Bei Ruheschmerz Wechsellagerung: Beine für 10–15 Min. flach positionieren, anschließend für kurze Zeit warm-eingepackt auf niedrigen Hocker lagern ggf. wiederholen
- Warmhalten der Extremitäten aber keine lokalen Wärmeanwendungen
- Keine abschnürenden Kniestrümpfe, Socken, Kompressionsstrümpfe oder -verbände
- Leichte Bettdecke (ggf. Bettbogen)
- Individuell angepasste Hautpflege
- Überwachung der betroffenen Körperregion auf pDMS (Durchblutung, Motorik, Sensibilität)
- Kontrolle der Vitalwerte
- Schmerzen erfragen anhand der NRS
- Vorsicht z. B. beim Nägelschneiden wegen Verletzungsgefahr
- Nicht barfuß gehen wegen Verletzungsgefahr
- Zur Fußvisite anleiten
- Nikotinkarenz
- Wundversorgung bei Nekrosen oder Gangrän
- Dekubitusprophylaxe besonders im Bereich der Ferse und Zehen
- Medikamente nach Anordnung
- Blutzuckerkontrolle bei Diabetes
- Kontakt zu Selbsthilfegruppen herstellen
- Bei Bettlägerigkeit alle Prophylaxen
- Angehörige einbeziehen

Ergebnisse prüfen

- Haut
- Vitalwerte
- Schmerzfreie Gehstrecke
- Krankheitsverständnis, Compliance

Durchblutungsstörungen, periphere venöse

Eingeschränkter Abfluss des venösen Blutes aus den Extremitäten; **weiterführende Stichworte:** *Ödem, Schmerzen, Ulcus cruris/offenes Bein, Wunde chronische*

Informationen sammeln

- Seit wann sind die Durchblutungsstörungen bekannt?
- In welchem Stadium sind die Durchblutungsstörungen?

Ursachen

- Phlebothrombose?
- Chronisch venöse Insuffizienz?
- Bindegewebsschwäche, z. B. Varikosis?
- Immobilität?
- Mechanische Kompression, z. B. Tumor, Hämatom?

Symptome

- Blaurote Hautfarbe?
- Haut an den Extremitäten erwärmt?
- Gefühl schwerer Beine?
- Spannungsgefühl?
- Schwellung der Beine?
- Sichtbar gestaute Venen?
- Belastungsabhängiger Fußsohlen- oder Wadenschmerz?
- Ödeme, Knöchelödem?
- Glänzende Haut?
- Nächtliche Muskelkrämpfe?
- Schmerzen?
- Schmerzhafte Venenstränge und -knoten?
- Ulcus cruris?

Ressourcen

- Pat. hat intakte Haut an Extremitäten
- Pat. positioniert Beine selbstständig hoch
- Pat. kennt Methoden der Schmerzlinderung und wendet diese bei Bedarf an
- Pat. ist motiviert, seine Kompressionsstrümpfe regelmäßig zu tragen

Ziele festlegen

- Venöser Rückstrom des Pat. ist gesteigert durch Liegen oder Laufen
- Pat. trinkt selbstständig individuell angepasste Trinkmenge nach D-A-CH-Referenzwerttabelle
- Unterschenkelumfang des Pat. ist reduziert (bei Ödemen)
- Pat. hat intakte Haut an betroffener Extremität
- Pat. kennt die Ursachen der Durchblutungsstörung
- Pat. kennt Maßnahmen zur Durchblutungsförderung
- Pat. kann Maßnahmen zur Durchblutungsförderung selbstständig anwenden

Maßnahmen planen

- Beim Liegen oder Sitzen Beine leicht erhöht positionieren
- Tgl. Kompressionsverband
- Tgl. Kompressionsstrümpfe
- Zum Gehen und zu Bewegung anhalten
- Zu aktiven Bewegungsübungen anleiten
- Alternativ passive Bewegungsübungen
- Auf Emboliezeichen achten
- Hilfestellung bei tgl. Aktivitäten
- Zu Atemübungen anleiten, z. B. tiefe Bauchatmung
- Auf ballaststoffreiche, fett- und salzarme Ernährung achten
- Vermehrt Flüssigkeit anbieten (individuell angepasste Trinkmenge nach D-A-CH-Referenzwerttabelle)
- Obstipationsprophylaxe
- Medikamente nach Anordnung
- Vorsicht z. B. beim Nägelschneiden wegen Verletzungsgefahr
- Nicht barfuß gehen wegen Verletzungsgefahr
- Ggf. moderne Wundversorgung nach Standard mit Wundauflagen
- Anleitung zu Wechselduschen
- Bettlägerigkeit alle Prophylaxen
- Kontakt zu Selbsthilfegruppen herstellen
- Angehörige einbeziehen

Ergebnisse prüfen

- Haut
- Ödeme
- Schmerzen
- Wundprotokoll
- Krankheitsverständnis, Compliance

Dysphagie/Schluckstörung

Störung der am Schluckakt beteiligten Strukturen; **weiterführende Stichworte:** *Aspirationsgefahr, Dehydratation/Exsikkose, Dehydratationsgefahr, Fieber, Grippe/Influenza/Corona, Ernährungssonden/Sondenernährung, Hemiparese/Hemiplegie, Multiple Sklerose/Encephalomyelitis disseminata, Parkinsonsyndrom, Schmerzen, Selbstpflegedefizit/Unfähigkeit zur Körperpflege, Tracheostoma*

Informationen sammeln

- ▷ Aspirationsscreening, z. B. mit Wasser-Schluck-Tests und Mehr-Konsistenzen-Tests
- ▷ Assessment, z. B. der Bogenhausener Dysphagiescore (BODS), Mann Assessment of Swallowing Ability (MASA)
- Seit wann bestehen die Symptome?
- War der Pat. bereits in ärztlicher Behandlung?
- Wie sind die Ernährungsgewohnheiten des Pat.? Was kann er schlucken?
  - Flüssiges?
  - Breiförmiges?
- Wie wirken sich die Schluckstörungen aus?
  - Verschluckt der Pat. sich?
  - Kann der Pat. nicht hinunterschlucken?
- Wie ist der EZ des Pat.?
- Ist die Ursache bekannt?

Ursachen

- Sitz der Zahnprothese?
- Bewusstseinseintrübung?
- Kurzatmigkeit?
- Fazialisparese (Mundschlussstörung)?
- Eingeschränkte oder fehlende Zungenbeweglichkeit?
- Gaumensegellähmung?
- Verzögerter oder fehlender Schluss des Kehlkopfdeckels?
- Mangelnde Beweglichkeit des Kehlkopfes?
- Mangelnde Beweglichkeit des Ösophagus?
- Obstruktionen des Ösophagus?
- Ösophagusatresie?
- Erkrankungen/Verletzungen/Operation im Mund- und Rachenbereich?
- Zustand nach maschineller Beatmung?
- Neurologische Erkrankungen, wie MS?
- Psychogene Ursachen?

Symptome

- Aspiration?
- Häufiges Verschlucken, Räuspern und Husten beim Essen?
- Ausbleiben von Husten- und Würgereflex?
- Ansammlung von Speiseresten im Mund?
- Heisere, belegte Stimme nach dem Essen?
- Fremdkörpergefühl im Rachen?
- Rezidivierende Pneumonien?
- Nahrungsverweigerung aus Angst, sich zu verschlucken?
- Schmerzen?
- Appetitlosigkeit?
- Unkontrollierter Speichelfluss?
- Bisswunden in den Wangen?
- Gewichtsverlust?
- Dehydratation?

Ressourcen
- Pat. kann Nahrungsmittel breiiger Konsistenz problemlos schlucken
- Pat. hat Husten- und Würgereflex
- Guter AZ/EZ
- Ernährung ist durch therapeutische Maßnahmen sichergestellt, z. B. PEG-Sonde
- Pat. ist orientiert

Ziele festlegen

- Pat. kann beschwerdefrei schlucken
- Pat. akzeptiert die erforderliche Unterstützung
- Pat. kann weiterhin oral Nahrung zu sich nehmen
- Pat. nimmt ca. … ml Flüssigkeit pro Tag zu sich: oral und/oder parenteral
- Pat. nimmt ausreichend Nahrung auf/wird ausreichend ernährt

Maßnahmen planen

- Gemeinsam mit Logopädie, Physiotherapie, Ergotherapie, Ärzten und anderen Therapeuten einen Pflege-, Bewegungs- und Therapieplan aufstellen, gemeinsam Ziele setzen
- Pflege entsprechend der Grunderkrankung
- Vor dem Essen Schluck- und Hustenreflex prüfen
- Hilfsmittel einsetzen, z. B. Trinkhilfen
- Sitz der Zahnprothese prüfen, ggf. anpassen lassen
- Schlucktraining im Sitzen
- Trinktraining im Sitzen
- Keine milchigen Speisen
- Krümeliges und Flüssigkeiten können meist schlechter geschluckt werden
- Feste und flüssige Nahrung nicht mischen, z. B. Suppe mit Einlage
- Durch deutlich warme oder kalte Speisen wird der Schluckreflex leichter ausgelöst
- Bei Nahrungsreichung nur wenig auf den Löffel nehmen
- Ggf. Flüssigkeit ebenfalls mit einem Löffel anreichen
- Genügend Zeit lassen
- Pat. nach dem Essen mind. 30–60 Minuten aufrecht sitzen lassen
- Aspirationsprophylaxe
- Dehydratationsprophylaxe
- Flüssigkeit nach Anordnung andicken
- Kostaufbau durch Logopädie
- Nahrungsaufnahme in aufrechter Sitzposition
- Magensonde nach Anordnung legen
- Wahrnehmungsförderung, z. B. durch Basale Stimulation®
- Facio-orale Trakt-Therapie nach dem Bobath®-Konzept
- Nahrungsprotokoll führen
- Flüssigkeitsbilanzierung führen
- Ggf. Kontakt zu Selbsthilfegruppen herstellen

Ergebnisse prüfen

- Mund- und Rachenraum
- Schluckakt
- Atmung
- Sprache
- Temperatur
- Gewicht
- Bewusstseinslage
- Flüssigkeitsbilanz/Nahrungsprotokoll
- Wohlbefinden
- Krankheitsverständnis, Compliance

Dyspnoe/Atemnot

Subjektiv unangenehme, erschwerte Atmung einhergehend mit Atemnot und sichtbar verstärkter Atemarbeit; **weiterführende Stichworte:** *Allergie/allergische Reaktion, Angst, Asthma bronchiale, Atemstörung/Ventilationsstörung, Bronchitis, chronisch obstruktive Lungenerkrankung (COPD), Drainage, Grippe/Influenza/Corona, Herzinsuffizienz/Herzmuskelschwäche, Husten/Tussis, Ödem, Pneumonie/Lungenentzündung, Pneumoniegefahr, Schlafstörungen, Selbstpflegedefizit/Unfähigkeit zur Körperpflege, Tracheostoma*

Informationen sammeln

▷ Assessment, z. B. mit Modifizierter Borg-Skala, Pediatric Dyspnoe Scale (PDS) zur Einschätzung der Atemnot in Ruhe und/oder unter Belastung

- Wann besteht Dyspnoe?
  - Bei Ruhe?
  - Bei geringer Belastung?
  - Bei mäßiger Belastung?
  - Bei starker Belastung?
  - Sprechdyspnoe?
- Wie oft tritt Dyspnoe auf?
- Wie geht Pat. mit Dyspnoe um?
- Wie schätzt der Pat. die Dyspnoe selbst ein?
- Welche Begleitsymptome treten auf?
- Welche Aktivitäten führen zur Dyspnoe?

Ursachen

- Lungenerkrankung?
  - Asthma bronchiale?
  - Pneumonie?
  - Lungenembolie?
  - Tuberkulose?
  - Pleuraerguss?
- Herzerkrankung?
  - (Links-)Herzinsuffizienz?
- Tumoren im Gehirn oder der Lunge?
- Verletzungen im Thorax- oder Bauchraum?
- Stoffwechselkrankheiten?
- Psychische Probleme/Erkrankungen?
- Anämie?
- Adipositas?

Symptome

- Erschwerte Ausatmung?
- Kurzatmigkeit?
- Tachypnoe?
- Einsatz der Atemhilfsmuskulatur? Auxilaratmung?
- Husten?
- Sputum?
- Atemgeräusche (z. B. Stridor)?
- Zyanose?
- Pulsfrequenz?
- Stechender Thoraxschmerz?
- Thorakale Einziehungen?
- Angst (Gesichtsausdruck)? Todesangst?
- Erschöpfungszeichen?
- Beklemmungsgefühl?
- Unruhe? Panik?

- Schlaflosigkeit?
- Schläft nur in aufrechter Position?
- Schwitzen?
- pO_2-Sättigung?

Ressourcen

- Pat. beherrscht atemunterstützende Atemtechniken
- Pat. kann mit O_2-Zufuhr umgehen
- Pat. kennt Strategien gegen Atemnot
- Pat. ist mobil
- Familienangehörige/Freunde unterstützen den Pat.

Ziele festlegen

- Pat. hat in Ruhe eine physiologische Atmung
- Pat. ist ruhig und angstfrei
- Pat. kennt und beherrscht atemunterstützende Körperhaltungen
- Pat. kann atemerleichternde Atemtechniken im Notfall anwenden
- Pat. kann Sputum selbstständig abhusten

Maßnahmen planen

- Oberkörperhochpositionierung
- Atemerleichternde Positionierung zur Unterstützung der Atemhilfsmuskulatur
- Anleitung zum Kutschersitz
- Zur ökonomischen Atmung anleiten, z. B. dosierte Lippenbremse
- Kleidung lockern, beengende Kleidung entfernen
- Angst abbauen, im Zimmer anwesend bleiben
- Für frische Luft sorgen
- Blickkontakt und Berührung, wenn der Pat. nicht sprechen kann
- Medikamente nach Anordnung
- O_2-Gabe nach Anordnung
- Bei Beklemmung durch O_2-Maske Wechsel zu O_2-Brille
- Zu produktivem Husten anleiten
- Inhalationen nach Anordnung zur Sekretverflüssigung, z. B. 3 × tgl.
- Bronchialsekret nach Anordnung absaugen
- Regelmäßige Kontrolle der Vitalzeichen
- Regelmäßige Kontrolle der pO_2-Sättigung

Ergebnisse prüfen

- Atmung
- Hautfarbe
- Vitalzeichen
- pO_2-Sättigung
- Bewusstseinslage
- Krankheitsverständnis, Compliance

Dysurie

Erschwertes Wasserlassen, meist verbunden mit Schmerzen oder Brennen; **weiterführende Stichworte:** *Bauchschmerzen/Abdominalschmerzen, Blasenkatheter, Fieber, Flüssigkeitsbilanzierung, Hämaturie, Harnverhalt/Harnretention, Harnwegsinfektion, Schmerzen, Zystitisgefahr*

Informationen sammeln

- Seit wann besteht Dysurie?
- Wie häufig tritt Dysurie auf?
- Tritt diese zum ersten Mal auf?
- Wann treten die Schmerzen auf?

Ursachen

- Abflusshindernisse?
  - Stenosen?
  - Tumoren?
  - Strikturen?
  - Steine?
- Nieren- und Harnwegsinfektionen?
- Verletzungen im Urogenitaltrakt?
- Entzündung/Vergrößerung der Prostata?
- Neurogene Störungen?

Symptome

- Erschwertes Wasserlassen?
- Schmerzen beim Wasserlassen?
  - Wie sind die Schmerzen beschaffen?
  - Wie stark sind die Schmerzen?
  - Wie lange dauern die Schmerzen an?
- Menge des Urins?
- Pat. meidet Toilettengänge aus Angst vor Schmerzen?
- Häufige kleine Mengen (Pollakisurie)?
- Vermehrtes nächtliches Wasserlassen (Nykturie)?
- Farbe des Urins?
  - Blut im Urin?
  - Eiter im Urin?
  - Ist der Urin klar?
  - Sediment, Steine im Urin?
- Restharn?
- Allgemeine Infektzeichen?
- Atmung?
- Fieber?
- Puls?
- Blutdruck?

Ressourcen

- Pat. kann selbstständig zur Toilette
- Pat. kann selbstständig trinken
- Pat. hat keine weiteren Entzündungen

Ziele festlegen

- Pat. gibt Schmerzen von nicht mehr als 3/10 analog der numerischen Ratingskala an
- Pat. hat eine physiologische Miktionsfrequenz
- Urin kann ungehindert abfließen
- Pat. kennt den Zusammenhang von Hygienemaßnahmen und Infektionen
- Pat. kennt und führt angemessene und hygienisch korrekte Intimhygiene durch (z. B. Reinigungsrichtung)
- Pat. trinkt individuell angepasste Trinkmenge nach D-A-CH-Referenzwerttabelle

Maßnahmen planen

- Miktionsprotokoll anlegen
- Vermehrt Getränke anbieten
- Lokale Wärme
- Auf abgehende Steine achten z. B. Urin sieben
- Patientenberatung zur Intimhygiene
- Schmerzmittel nach Anordnung
- Medikamente nach Anordnung

Ergebnisse prüfen

- Vitalzeichen
- Schmerzen
- Urin
- Häufigkeit des Wasserlassens
- Miktionsprotokoll

Ekzem/Kontaktdermatitis

Sammelbezeichnung für verschiedene entzündliche, in der Regel juckende Hauterkrankungen; **syn.** *Juckflechte;* **weiterführende Stichworte:** *Allergie/allergische Reaktion, Haut trockene, Intertrigo/Wundsein, Juckreiz/Pruritus, Neurodermitis, Schmerzen, Wunde akute, Wunde chronische*

Informationen sammeln

▷ Assessment, z. B. mit Eppendorfer Juckreizfragebogen (EJF) oder Analogskala zur Erhebung der Juckreizintensität

- Seit wann treten Symptome auf?
- Hat Pat. zum ersten Mal ein Ekzem?
- Ist Pat. in dermatologischer Behandlung?

Ursachen

- Allergisch?
- Toxisch?
- Chronisch?
- Multifaktoriell?
- Genetische Prädisposition, z. B. Neurodermitis?

Symptome

- Lokalisation?
- Schubförmiger Verlauf?
- Ausprägung?
  - Rötung?
  - Schwellung?
  - Bläschen?
  - Krustenbildung?
  - Schuppenbildung?
  - Rhagaden?
  - Juckreiz?
  - Brennen?
  - Nässen der Haut?
  - Vergröberte Hautfalten?
- Superinfektion?

Ressourcen

- Pat. kann Kontakt mit Allergen vermeiden
- Pat. kann selbstständig seine Haut pflegen
- Pat. hat ansonsten gute Hautverhältnisse

Ziele festlegen

- Ursachen sind geklärt
- Pat. kennt Allergen
- Pat. kennt Maßnahmen zur Wiederherstellung einer intakten Haut und führt diese selbstständig aus
- Pat. gibt Juckreiz von maximal 3/10 analog der numerischen Ratingskala an

Maßnahmen planen

- Sorgfältige Hautpflege nach Hauttyp
- Kühlende Umschläge
- Feuchte Kompressen bei nässenden Läsionen
- Ölbäder (Vorsicht Rutsch- und Sturzgefahr)
- Für Ruhe und Entspannung sorgen
- Beratung zur Hautpflege und zur subjektiven Befindlichkeit

- Ekzemauslösender Stoffe (Allergenkarenz) meiden
- Wärme vermeiden
- Kontakt zu Selbsthilfegruppen vermitteln
- Kontakt zur Ernährungsberatung herstellen
- Medikamente nach Anordnung
- Ggf. Desensibilisierung
- Nagelpflege, Fingernägel kurzhalten

Ergebnisse prüfen

- Hautinspektion
- Juckreiz
- Befinden des Pat.
- Krankheitsverständnis, Compliance

Enterostoma/künstlicher Darmausgang

Operativ angelegte Öffnung im Magen-Darm-Trakt; **weiterführende Stichworte:** *Angst, Bauchschmerzen/Abdominalschmerzen, Blähungen/Meteorismus, Dehydratation/Exsikkose, Dehydratationsgefahr, Diarrhö/Durchfall, Ekzem/Kontaktdermatitis, Obstipation/Verstopfung, Obstipationsgefahr, Schmerzen*

Informationen sammeln

- Seit wann hat der Pat. ein Stoma?
- Stomaart (Kolostoma, Ileostoma)?
- Versorgungssystem (einteilig, zweiteilig …)?
- Hilfsmittel (Säuberungslotion, Haltegurt …)?
- Versorgt der Pat. das Stoma selbstständig?
- Spricht er unbefangen über das Stoma oder ist es ihm unangenehm?
- Irrigiert der Pat.?

Ursachen

- Welche Grunderkrankung liegt vor?

Symptome

- Frische Stomaanlage?
  - Exsikkose?
  - Stuhlgang: Häufigkeit, Beschaffenheit, Menge?
  - Parastomale Haut: Entzündungszeichen, Allergie, Abszess, Mykose?
  - Stoma: Durchblutung, Stomaödem?
  - Postoperative Überwachung: Puls? Blutdruck? Temperatur? Bewusstsein? Wohlbefinden? Atmung?
- Schon länger bestehendes Stoma?
  - Parastomale Haut?
  - Hernie?
  - Darmprolaps?
  - Stenose?
  - Retraktion?
  - Nekrose?
  - Entzündung?
  - Fistel?
  - Blutung?
- Akzeptanz/Ablehnung?
- Bedeutung für den Pat.?
  - Ekelgefühle?
  - Sexualität?
  - Soziale Kontakte?
  - Berufstätigkeit?
  - Finanzielle Situation?

Ressourcen

- Pat. ist orientiert
- Pat. ist mobil und selbstständig
- Pat. akzeptiert das Stoma
- Pat. versorgt das Stoma selbst
- Pat. ist mit Hilfsmitteln versorgt, die er anwenden kann
- Angehörige sind informiert/involviert
- Intaktes soziales Umfeld

Ziele festlegen

- Pat. akzeptiert das Stoma
- Pat. kann das Stoma selbstständig versorgen
- Parastomale Haut ist intakt und unauffällig
- Stoma ist frei von Komplikationen
- Pat. nimmt am gesellschaftlichen Leben teil

Maßnahmen planen

- Psychische Begleitung durch Gesprächsbereitschaft, akzeptierende und empathische Haltung
- Stomatherapeuten benachrichtigen
- Beutelwechsel durchführen
- Reinigen des Stomas
- Haut trocken halten
- Beobachtung (Stoma, Stomaumgebung)
- Haut bei Bedarf rasieren
- Haut mit geeigneten Mitteln pflegen:
  - Keine Öle, Salben, Hautlotion
  - Kein Benzin zur Reinigung
  - Keine Schwämme oder Mehrfachverwendung von Waschlappen
- Optimales Stomaversorgungssystem verwenden
- Pat./Angehörige zur selbstständigen Versorgung anleiten
- Pat./Angehörige über Hilfsmittel informieren:
  - Haltegurt
  - Klammern
  - Beutelüberzug
  - Geruchshemmende Mittel
- Angepasste Ernährung:
  - Liste verträglicher Lebensmittel anlegen
  - Blähende Speisen meiden
  - Abführende oder stopfende Nahrungsmittel nach Bedarf
  - Ausreichende Flüssigkeitszufuhr
  - Regelmäßig kleine Mahlzeiten
- Ggf. Dehydratationsprophylaxe
- Hygieneregeln beachten (Einmalhandschuhe)
- Ggf. Kontakt zu Selbsthilfegruppen ermöglichen
- Häusliche Beratung durch Stomatherapeut (Ernährung, Sport, berufliche Rehabilitation …)

Ergebnisse prüfen

- Haut
- Ausscheidungen
- Wohlbefinden
- Vitalzeichen
- Verständnis, Compliance

Epilepsie/Krampfleiden

Spontanes wiederholtes Auftreten zerebraler Krampfanfälle; **syn.** *Fallsucht;* **weiterführende Stichworte:** *Abhängigkeit/Abusus, Angst, Atemstörung/Ventilationsstörung, Bewusstseinsveränderung/Vigilanzstörung, Desorientiertheit/Orientierungsstörung, Halluzinationen/Trugwahrnehmung, Harninkontinenz/Urininkontinenz, Selbstpflegedefizit/Unfähigkeit zur Körperpflege, Stuhlinkontinenz*

Informationen sammeln

- Seit wann ist die Erkrankung bekannt?
- Wie zeigt sich die Epilepsie?
- Aura?
- Nimmt Pat. regelmäßig Medikamente ein? Wenn ja, welche?
- Liegt Stress vor?

Ursachen

- Ohne erkennbare Ursache?
- Meningitis?
- Hirntumore?
- Schlaganfall?
- Stoffwechselerkrankungen?
- Alkohol?
- Vergiftungen?
- Schädel-Hirn-Trauma?
- Schlafentzug?
- Genetische Prädisposition?

Symptome

- Macht sich der Anfall vorher bemerkbar?
  - Vorausgehende Aura, Missempfindungen?
  - Synkopen?
  - Hyperventilation?
- Unwillkürliche Bewegungen, Zittern, Muskelzuckungen, Verkrampfungen der Extremitäten?
- Bewusstseinsstörungen, von einfachen Aufmerksamkeitsstörungen bis zur Bewusstlosigkeit?
- Tonusverlust, Stürze?
- Zungenbiss?
- Einnässen?
- Wie oft treten Anfälle auf?
- Wie lange dauert ein Anfall?
- Welche Anfälle treten auf?
  - Grand-mal?
  - Absencen?
  - Klonische Zuckungen?
  - Pelziges Gefühl an einer Extremität?
  - Jackson-Anfälle?
  - Psychomotorische Anfälle?
- Blutdruck?
- Pulsfrequenz?
- Blutzucker?
- Temperatur?

Ressourcen

- Pat. kennt Krankheit und anfallauslösende Faktoren
- Pat. kann Aura adäquat einschätzen
- Pat. nimmt regelmäßig Medikamente
- Keine zusätzlichen Erkrankungen bekannt
- Familienangehörige/Freunde unterstützen den Pat.
- Pat. hat einen Hund, der ausgebildet ist

Ziele festlegen

- Pat. weiß über Krankheit und begünstigende Faktoren Bescheid
- Pat. kennt anfallsbegünstigende Faktoren
- Pat. erkennt Frühzeichen eines Anfalls rechtzeitig und kann sich schützen
- Sicherheit des Pat. ist gewährleistet
- Pat. kennt Wirkungen, Nebenwirkungen und richtige Einnahme der Medikamente und kann sicher damit umgehen
- Pat. nimmt selbstständig und adäquat Medikamente ein
- Pat. nimmt an Schulungsprogramm, z. B. modularen Schulungsprogramm Epilepsie, teil
- Pat. ist anfallsfrei
- Pat. führt ein selbstbestimmtes „normales" Leben:
  - Kann weiter Auto fahren
  - Ist weiterhin in einem Arbeitsverhältnis
  - Nimmt am gesellschaftlichen Leben teil
  - Hat sein Leben so umgestellt, dass krankheitsbegünstigende Faktoren minimiert sind
  - Lebensqualität des Pat. bleibt erhalten
  - Hat einen regelmäßigen Tagesablauf

Maßnahmen planen

- Beratung von Pat. und Angehörigen über:
  - Schonende Lebensführung
  - Bedeutung der und Vorgehen bei der Medikamenteneinnahme
  - Wirkungen und Nebenwirkungen der Medikamente
  - Führen eines Anfall-Kalenders
  - Mitführen eines Notfallausweises
  - Arztkonsultation vor Einnahme nicht verordneter Medikamente, z. B. Schmerzmittel
- Verhalten während des Anfalls
- Regelmäßiger Tagesablauf und individuell ausreichender Schlaf
- Für nicht zu lange Schlafzeiten sorgen
- Zu Entspannungsübungen anleiten
- Keine flackernden Lichtreize, kein Alkohol
- Pat. dazu raten, ein Merkblatt mit Erste-Hilfe-Maßnahmen bei sich zu führen
- Kontakt zu Selbsthilfegruppen herstellen
- Pat. zum Ausdauersport raten
- Medikamente nach Anordnung
- Gitterbett bei Säuglingen/Kindern mit Polstern sichern
- Epilepsieschutzhelm bei Sturzanfällen ggf. anpassen lassen (oft bei Kindern)
- Pflege im/nach Anfall:
  - Umgebung vor verletzenden Gegenständen sichern
  - Benachrichtigung des Arztes
  - Medikamente nach Anordnung
  - Stabile Seitenlage nach dem Anfall (Aspirationsprophylaxe)
  - Körperpflege und Mundpflege nach dem Anfall
  - Kontrolle auf Zungen- und Wangenbisse
  - Dokumentation des Anfallstyps und -verlauf

Ergebnisse prüfen

- Vitalzeichen
- Anfall-Tagebuch
- Wohlbefinden
- Krankheitsverständnis, Compliance

Erbrechen/Emesis

Schutzreflex, schwallartiges Entleeren von Magen- oder Darminhalt entgegen der normalen Peristaltik; **syn.** *Vomitus;* **weiterführende Stichworte:** *Angst, Anorexia nervosa/Magersucht, Aspirationsgefahr, Bauchschmerzen/Abdominalschmerzen, Dehydratation/Exsikkose, Dehydratationsgefahr, Flüssigkeitsbilanzierung, Hämatemesis/Bluterbrechen, Haut trockene, Hypoglykämie, Hypotonie, Infusion, Kachexie/Auszehrung, Mangelernährung, Übelkeit/Nausea*

Informationen sammeln

- Seit wann besteht das Erbrechen?
- Wie häufig und wann zuletzt?
- Wie zeigt sich das Erbrechen (Begleitsymptome)?

Ursachen

- Nahrungsaufnahme?
- Medikamenteneinnahme?
- Bei Krebstherapie?
- Vergiftungszeichen?
  - Verdorbene Lebensmittel?
  - Giftstoffe?
  - Alkohol?
- Allergien?
- Erkrankung der Bauchorgane?
  - Magenschleimhautentzündung?
  - Pylorusstenose?
  - Gallensteinleiden?
- Herzerkrankung?
- Gehirnerkrankung?
  - Hirntumore?
  - Meningitis?
  - Migräne?
  - Gehirnerschütterung?
- Drehschwindel oder Mittelohrentzündung?
- Reaktion auf:
  - Große Angst?
  - Ekel?
  - Schmerzen?
- Schwangerschaft?
- Bulimie?

Symptome

- Wann?
  - Nach Nahrungsaufnahme?
  - Nach Medikamenteneinnahme?
  - Nüchtern?
- Farbe?
- Geruch?
- Beschaffenheit?
- Beimengungen?
  - Schleim?
  - Blut?
  - Nahrung?
- Menge?
- Bauchschmerzen?
- Schwindel?
- Lähmungen?
- Kopfschmerzen?
- Nackensteifigkeit?
- Diarrhö?
- Obstipation (Ileus)?
- Darmgeräusche?
- Schmerzen?
- Pulsfrequenz?
- Blutdruck?

- Temperatur?
- Bewusstseinsstörungen?

Ressourcen

- Pat. kennt Ursache
- Pat. kann bei Brechreiz selbstständig die Toilette aufsuchen und/oder eine Nierenschale benutzen
- Pat. kann selbstständig Flüssigkeit aufnehmen
- Pat. ist mobil und selbstständig

Ziele festlegen

- Flüssigkeitshaushalt ist aufrechterhalten, Pat. trinkt individuell angepasste Trinkmenge nach D-A-CH-Referenzwerttabelle
- Lebensqualität des Pat. wird verbessert/wiederhergestellt
- Pat. fühlt sich wohl
- Pat. sitzt beim Erbrechen aufrecht/wird auf Seite positioniert
- Pat. hat keine Schmerzen
- Pat. hat gesteigerte Energiezufuhr nach D-A-CH-Referenzwerttabelle

Maßnahmen planen

- Pat. aufrecht sitzen lassen/wird auf Seite positioniert
- Ggf. beim Erbrechen den Kopf halten
- Erbrochenes sofort aus dem Zimmer bringen
- Erbrochenes evtl. für toxikologische Untersuchung aufheben
- Auf Operationswunden beim Erbrechen leichten Gegendruck ausüben
- Bauchdeckenentspannende Positionierung
- Zahnprothese herausnehmen (lassen)
- Mundpflege anbieten
- Vermehrt Flüssigkeit anbieten
- Beruhigenden Tee anbieten
- Gesicht waschen (lassen)
- Frische Kleidung bereitlegen
- Nahrungskarenz, Vorsicht bei Diabetikern (BZ-Kontrollen!)
- Medikamente nach Anordnung
- Flüssigkeitsbilanz
- Zellstoff, Nierenschale bereitstellen

Ergebnisse prüfen

- Erbrechen
- Darmausscheidung
- Flüssigkeitsbilanz
- Vitalzeichen
- Hautturgor
- Nahrungsbilanz
- Schmerzen

Ernährungssonde/Sondenernährung

Dünner Schlauch, der zur enteralen Ernährung in den Magen oder den Dünndarm eingeführt wird; **weiterführende Stichworte:** *Anorexia nervosa/Magersucht, Aspirationsgefahr, Bauchschmerzen/Abdominalschmerzen, Diarrhö/Durchfall, Dysphagie/Schluckstörung, Erbrechen/Emesis, Flüssigkeitsbilanzierung, Mangelernährung, Mykose/Pilzerkrankung, Soor- und Parotitisgefahr*

Informationen sammeln

- Wie lange liegt die Sonde?
- Was für eine Sonde hat der Pat.?
  - Orogastrale Sonde?
  - Nasogastral?
  - Nasojejunal?
  - Nasobiliär?
  - PEG (perkutan endoskopische Gastrostomie)?
  - PEJ (perkutan endoskopische Jejunostomie)?
  - FKJ (Feinnadel-Katheter-Osteotomie)?
  - JPEG (jejunale perkutane endoskopische Gastrostomie)?
  - Einlumig, zweilumig, dreilumig?
- Sonde temporär oder dauerhaft angelegt?
- Wozu dient die Sonde?
  - Ernährung?
  - Ablaufen von Sekret?
- Welche Nahrung wird verabreicht?
  - Hochmolekular?
  - Niedermolekular?
  - Muttermilch?
- Verabreichung der Nahrung mittels:
  - Schwerkraft?
  - Spritze?
  - Dauerapplikation mit Spritzenpumpe?

Ursachen

- Unfähigkeit, Nahrung und Flüssigkeit aufzunehmen?
- Frühgeburtlichkeit?
- Schluckstörungen?
- Tumor?
- Abflusshindernis im Bereich der Gallengänge?
- Ableiten oder Absaugen von Magensaft oder Blut zur Entlastung?
- Postoperativ?

Symptome

- Akzeptanz der Sonde?
- Vitalzeichen?
- Bewusstseinslage?
- Gewichtsverlust?
- Übelkeit? Erbrechen?
- Würgereflex?
- Aspiration?
- Reflux?
- Sondendurchgängigkeit?
- Materialveränderungen an der Sonde?
- Fieber?
- Schmerzen?
- Diarrhö?
- Obstipation?
- Haut?
  - Hautzustand um Einstichstelle/Nasenloch
  - Ulzera an/in der Nase?
  - Infektion bei PEG, PEJ?

Ressourcen

- Pat. ist orientiert und versteht, warum die Sonde indiziert ist
- Pat. darf trinken
- Sonde soll nicht dauerhaft belassen werden
- Pat. verträgt die Sondenkost
- Sonde ist durchgängig
- Intakte Haut an Nase

Ziele festlegen

- Pat. hat physiologische Atmung
- Pat. ist informiert und akzeptiert die Sonde
- Pat. nimmt täglich individuell angepasste Flüssigkeit zu sich nach D-A-CH-Referenzwerttabelle
- Pat. nimmt täglich individuell errechnete kcal/kg/KG zu sich
- Pat. hat intakte Haut an gefährdeten Hautstellen (Nase/Einstichstelle)
- Pat. hat intakte Mundschleimhaut
- Pat. hat physiologische Verdauung

Maßnahmen planen

- Bei Nasensonde Fixationsstelle tgl. wechseln, ggf. mehrmals täglich
- Bei Nasensonde Nasenlöcher tgl. säubern und mit geeigneten Hautpflegemitteln pflegen
- Nach Anordnung/Rücksprache Nasensonde wechseln oder neu legen
- Verbandwechsel bei PEG- oder PEJ-Sonde nach Standard
- Mobilisation der PEG, damit sie nicht einwächst
- Sondennahrung und Menge nach Anordnung
- Kontrolle der Sondennahrung (Farbe, Aussehen, Geruch, Temperatur)
- Oberkörper zur Verabreichung mindestens 30° erhöht positionieren
- Nach Nahrungszufuhr Sonde mit abgekochtem Wasser oder stillem Wasser durchspülen
- Lagekontrolle vor Nahrungs- und Medikamentengabe
- Pause vor und nach Medikamentengabe, jedes Medikament einzeln auflösen, ausreichend mit Flüssigkeit nachspülen
- Überleitungssysteme mindestens alle 24 Std. wechseln
- Angebrochene Sondennahrung innerhalb von 8 Std. verabreichen
- Bei Sekretabsaugung auf Menge, Farbe, Geruch und Beimengungen achten
- Bei Entleerungssonden Beutel unter Magenniveau aufhängen
- Refluxmenge vor erneuter Gabe der Ernährung prüfen
- Ausreichend Mundpflege und Soorprophylaxe
- Bei Schonatmung Pneumonieprophylaxe
- Aspirationsprophylaxe
- Menge der Sondennahrung wird an die Trinkmenge des Kindes angepasst
- Während Verabreichung der Sondenkost kann Säugling die Brust oder Flasche bekommen

Ergebnisse prüfen

- Vitalzeichen
- Schmerzen
- Haut, Schleimhaut
- Sondenlage
- Gewicht
- Flüssigkeitsbilanz
- Sekret
- Verständnis

Fieber

Erhöhung der Körperkerntemperatur auf über 38,0 °C; **syn.** *Pyrexie;* **weiterführende Stichworte:** *Angst, Atemstörung/Ventilationsstörung, Bronchitis, Dehydratation/Exsikkose, Dehydratationsgefahr, Dekubitusgefahr, Delir, Drainage, Flüssigkeitsbilanzierung, Grippe/Influenza/Corona, Haut trockene, Husten/Tussis, Infektion lokale, Intertrigogefahr, Kopfschmerzen, MRSA/Krankenhauskeim, Mykose/Pilzerkrankung, Pneumonie/Lungenentzündung, Pneumoniegefahr, Schmerzen, Selbstpflegedefizit/Unfähigkeit zur Körperpflege, Sepsis/Blutvergiftung, Sinusitis/Nasennebenhöhlenentzündung, Soor- und Parotitisgefahr, Wunde akute, Wunde chronische*

Informationen sammeln

▷ Temperaturscreening, z. B. im Ohr, rektal, sublingual, axillar
- Seit wann hat der Pat. Fieber?
- Wie hoch ist das Fieber?
- Wie ist der Fieberverlauf (gleichmäßig oder in Schüben)?
- Wie wird es behandelt? Hilft die Therapie?

Ursachen

- Entzündungen, Infekte?
- Dehydration?
- Postoperative Phase?
- Große Hämatome?
- Meningitis oder Enzephalopatie?
- Schädel-Hirn-Trauma?
- Rheumatologische Erkrankungen?
- Erkrankungen des Nervensystems?
- Schilddrüsenüberfunktion?
- Intoxikationen, Arzneimittel?
- Impfung?
- Bluttransfusion?
- Maligner Tumore?
- Allergie?

Symptome

- Temperatur? > 38,0 °C?
- Mattigkeit? Abgeschlagenheit?
- Schläfrigkeit?
- Krankheitsgefühl?
- Kopfschmerzen?
- Gliederschmerzen?
- Überempfindlichkeit?
- Im Fieberanstieg: Muskelzittern, frösteln bis Schüttelfrost?
- Hautfarbe?
  - Blass?
  - Gerötet?
- Kalte Extremitäten, heißer Körperstamm?
- Im Fieberabfall: Schwitzen?
- Fieberbläschen?
- Durstgefühl?
- Puls?
- Blutdruck?
- Atmung?
- Alter?
- Appetitlosigkeit?
- Bei hohem Fieber: motorische Unruhe, ängstliche Erregung, Unruhe, Halluzinationen, Orientierung, Delir?
- Obstipation?

Ressourcen

- Pat. trinkt selbstständig und ausreichend
- Pat. kann Angaben über Temperaturempfinden machen
- Pat. ist orientiert und ansprechbar
- Schlaf des Pat. ist ruhig
- Ursache bekannt

Ziele festlegen

- Pat. hat eine Körpertemperatur zwischen 36,3 und 37,4 °C
- Pat. fühlt sich wohl
- Pat. ist kreislaufstabil
- Pat. hat intakte Haut
- Flüssigkeitshaushalt ist reguliert
- Pat. trinkt individuell angepasste Trinkmenge

Maßnahmen planen

- Temperaturmessung (Ort)
- Bettruhe
- Pflege im Fieberanstieg
  - Bei Fieberanstieg (Pat. friert) warme Decken
  - Bei Schüttelfrost warme Decken (ggf. warmes Getränk) und Arzt informieren
- Pat. trocken halten:
  - Feuchte Kleider ausziehen
  - Häufiger Bettwäschewechsel
- Bei hoher Temperatur häufige Waschungen zur Erfrischung
- Kühlen Waschlappen auf Stirn legen
- Fiebersenkende Maßnahmen (Wadenwickel) nur bei > 39 °C
- Fiebersenkende Maßnahmen bei Herzinsuffizienz > 38,5 °C
- Medikamente nach Anordnung
- Wunschkost
- Unterstützung (Begleitung) bei der Mobilisation
- Auf Dehydratationszeichen achten
- Flüssigkeitsverlust ausgleichen:
  - Getränke nach Wunsch anbieten
  - Häufig kleine Mengen zum Trinken anbieten
  - Kühle Getränke
- Ggf. alle Prophylaxen
- Obstipationsprophylaxe
- Vitalzeichenkontrolle

Ergebnisse prüfen

- Temperatur (Ort der Messung dokumentieren: Ohr, rektal, sublingual, axillar)
- Vitalzeichen
- Flüssigkeitsbilanzierung
- Stuhlgang
- Hautbeschaffenheit
- Bewusstseinszustand
- Wohlbefinden

Flüssigkeitsbilanzierung

Erfassen der zugeführten und der abgeführten Mengen an Flüssigkeit in einem bestimmten Zeitraum; **syn.** *Bilanz;* **weiterführende Stichworte:** *Anurie, Blasenkatheter, Dehydratation/Exsikkose, Dehydratationsgefahr, Diarrhö/Durchfall, Erbrechen/Emesis, Ernährungssonden/Sondenernährung, Fieber, Herzinsuffizienz/Herzmuskelschwäche, Infusion, Ödem*

Informationen sammeln

- ▷ Assessment, z. B. mit PEMU – Flüssigkeitsmangel
- ▷ Assessment, z. B. nach D-A-CH-Referenzwerten für die Nährstoffzufuhr, zur Errechnung des individuellen Flüssigkeitsbedarfs

Ursachen

- Herzerkrankung?
  - Ödeme?
- Nierenerkrankung?
- Lebererkrankung?
- Demenzielle Erkrankungen?
- Dehydratation? Exsikkose?
- Enterale und parenterale Ernährung?
- Große operative Eingriffe?
- Verbrennungen?
- Infektionen, Sepsis?

Symptome

- Was nimmt Pat. an Flüssigkeit auf?
  - Per Ernährungssonde?
  - Getränke?
  - Suppen?
  - Speisen?
  - Infusionsflüssigkeit?
  - Medikamente, z. B. Tropfen, Lösungen?
- Was scheidet Pat. aus?
  - Urin?
  - Stuhl?
  - Diarrhö?
  - Erbrochenes?
  - Schweiß?
  - Atemluft?
  - Wundsekret?
  - Abfluss über Drainagen?
  - Abfluss über Sonden?
  - Punktate?
  - Blutungen?
- Vitalzeichen?
- Fieber?
- Gewicht? Ab- oder -zunahme in kurzer Zeitspanne?
- Trockene Haut, reduzierte Hautspannung?
- Ödeme?
- Dyspnoe?
- Bewusstseinsstörungen?

Ressourcen

- Pat. kann Trinkmenge selbst aufschreiben
- Pat. kann Urinmenge selbst aufschreiben bzw. Urin sammeln
- Pat. ist orientiert
- Pat. ist mobil
- Familienangehörige/Freunde unterstützen den Pat.

Ziele festlegen

- Pat. kann Flüssigkeitsbilanzierung selbstständig durchführen
- Vollständige Übersicht über tgl. Flüssigkeitsein- und -ausfuhr
- Pat. hat einen ausgeglichenen Flüssigkeitshaushalt
- Pat. lagert keine Flüssigkeit ein
- Pat. und ggf. Angehörige sind über Wichtigkeit und Durchführung der Bilanzierung informiert und arbeiten mit

Maßnahmen planen

- Pat. und Angehörige zur Bilanzierung anleiten
- Ggf. Übernahme der Bilanzierung
- Pat., Angehörige und alle Mitarbeiter informieren
- Zu Beginn der Bilanzierung Blase entleeren lassen
- Zu Beginn der Bilanzierung Drainageflüssigkeit verwerfen
- Ein- und Ausfuhr in ml auf Bilanzblatt notieren, Stundenangabe
- Am Ende der Bilanzierung Blase entleeren lassen und mit berechnen
- Zusätzliche Angaben gewinnen durch:
  - Gewichtskontrolle
  - Hautturgor
  - Beobachtung der Schleimhäute
  - Ggf. Fieber berücksichtigen
  - Ggf. Stuhlgangmenge bei Diarrhoe

Ergebnisse prüfen

- Krankheitsverständnis, Compliance
- Bewusstseinslage, Orientierung, Befinden
- Hautbeschaffenheit
- Gewicht
- Vitalwerte

Fraktur/Knochenbruch

Kontinuitätsunterbrechung eines Knochens unter Bildung von mindestens zwei Fragmenten, die durch einen Bruchspalt voneinander getrennt werden; **weiterführende Stichworte:** *Immobilität/Bewegungseinschränkung, Dekubitusgefahr, Infektion lokale, Intertrigogefahr, Lähmung, Obstipationsgefahr, Osteoporose/Knochenschwund, Schmerzen, Selbstpflegedefizit/Unfähigkeit zur Körperpflege, Sturzgefahr*

Informationssammlung

- Seit wann besteht die Fraktur?
- Bestand bereits eine Fraktur?
- Welche Vorerkrankungen hat der Pat.?
- Muskelschwäche?
- Immobilität
- Welche Medikamente nimmt der Pat. ein?
- Welcher Art ist die Fraktur (Ort, offen/geschlossen, Anzahl der Fragmente, pathologisch/spontan)?
- Gibt es Begleitverletzungen (Weichteil, Gefäße)?
- Schmerzen?

Ursachen

- Traumatisch (direkte/indirekte Gewalteinwirkung)?
- Pathologische Fraktur (Osteoporose/Metastasen etc.)?

Symptome

- Schmerzen?
- Bewegungseinschränkung?
- Begleitsymptome?
- Puls?
- Blutdruck?
- Blutung?
- Schwellung?
- Sturzgefahr?
- Neuropathien?
- Lokale Infektionszeichen?
- Bewusstseinsstörung?
- Ausscheidung?

Ressourcen

- Pat. kann Schmerzen einordnen
- Pat. versteht Therapiemaßnahmen
- Guter AZ/EZ

Ziele festlegen

- Pat. hat einen physiologischen Heilungsprozess
- Pat. erhält Selbstständigkeit
- Pat. ist motiviert, an therapeutischen Maßnahmen kooperativ teilzunehmen
- Patient kennt Ursachen und Komplikationen
- Patient kennt Hilfsmittel zur Bewältigung der körperlichen Einschränkung und wendet diese an
- Pat. gibt Schmerzen in Ruhe von höchstens 3/10 analog der numerischen Ratingskala an
- Pat. gibt Schmerzen bei Belastung von höchstens 5/10 analog der numerischen Ratingskala an

- Pat. kann sich mit Unterarmgehstützen sicher mobilisieren
- Pat./Angehörige kann Schiene/Ruhigstellungsverband selbstständig anlegen

Maßnahmen planen

- Gemeinsam mit Physiotherapeuten, Ärzten und anderen Therapeuten Pflege-, Bewegungs- und Therapieplan erstellen und umsetzen
- Information des Pat. über Therapieart, z. B. Gipsverband, und daraus resultierende Beobachtungsschwerpunkte
- Schmerzeinschätzung und Therapie
- Tgl. Kontrolle von Durchblutung, Motorik und Sensibilität (DMS)
- Pat. kann physiologisch tief durchatmen
- Alle Prophylaxen nach Bedarf
- Pflege entsprechend der Grunderkrankung
- Positionierung nach Wohlbefinden und Therapieprinzip
- Pat./Angehörige zum Anlegen einer Schiene/Ruhigstellungsverband anleiten
- Medikamente nach Anordnung

Ergebnisse prüfen

- Schmerzen
- Durchblutung
- Motorik
- Sensibilität
- Entzündungszeichen
- Haut
- Krankheitsverständnis, Compliance

Gastritis/Magenschleimhautentzündung

Akute oder chronische Entzündung der Magenschleimhaut; **syn.** *Magenverstimmung;* **weiterführende Stichworte:** *Anämie/Blutarmut, Bauchschmerzen/Abdominalschmerzen, Erbrechen/Emesis, Hämatemesis/Bluterbrechen, Schmerzen, Teerstuhl/Melaena, Übelkeit/Nausea*

Informationen sammeln

- Seit wann liegen Beschwerden vor?
- Wird Pat. bereits wegen Gastritis behandelt?
- Tritt die Gastritis akut auf oder besteht sie bereits chronisch?

Ursachen

- Autoimmun?
- Infektionen? Bakteriell?
- Stress?
- Übermäßiger Alkoholkonsum?
- Übermäßiger Nikotingenuss?
- Strahlentherapie?
- Einnahme von nicht-steroidalen Antirheumatika?

Symptome

- Druckgefühl im Oberbauch?
- Appetitlosigkeit?
- Übelkeit? Erbrechen?
- Schmerzen?
- Ulkuszeichen?
  - Hämatemesis?
  - Teerstuhl?
- Blutdruck?
- Puls?
- Temperatur?

Ressourcen

- Pat. kennt Erkrankung und weiß, was ihm gegen Schmerzen hilft
- Pat. kennt lindernde Maßnahmen
- Pat. ist mobil und selbstständig
- Es liegen keine weiteren Erkrankungen vor
- Gesunde Lebensführung

Ziele festlegen

- Pat. ist beschwerdefrei
- Pat. gibt Schmerzen in Ruhe von höchstens 3/10 analog der numerischen Ratingskala an
- Pat. kennt die Ursache
- Pat. entwickelt keine Folgeerkrankungen, z. B. Ulkus
- Pat. weiß über Komplikationen Bescheid und meldet sich sofort, z. B. bei Blutung
- Pat. kennt Diät und hält sich daran
- Pat. stellt sein Leben so um, dass krankheitsbegünstigende Faktoren minimiert sind
- Pat. kann Maßnahmen zur Stressbewältigung anwenden

Maßnahmen planen

- Nahrungskarenz bei akuten Beschwerden
- Medikamente nach Anordnung
- Leichte Kost; ggf. Wunschkost
- Viele kleine Mahlzeiten
- Viel Zeit zum Essen lassen
- Keine einschnürende Kleidung

- Kein Kaffee, Alkohol, Nikotin, säurehaltige Teesorten
- Milde, beruhigende Tees anbieten
- Entspannungstechniken einüben lassen
- Entbehrliche Medikamente vom Arzt absetzen lassen
- Gesundheitsberatung bezüglich Lebensweise und Ernährung
- Flüssigkeitsbilanz
- Körperliche Schonung

Ergebnisse prüfen

- Wohlbefinden
- Gewicht
- Vitalzeichen
- Schmerzen
- Krankheitsverständnis, Compliance

Gedächtnisstörungen

Beeinträchtigung der Fähigkeit, sich Wahrnehmungen und Empfindungen zu merken und sich später daran zu erinnern; **weiterführende Stichworte:** *Abhängigkeit/Abusus, Dehydratation/Exsikkose, Delir, Demenz, Desorientiertheit/Orientierungsstörung, Depression, Halluzinationen/Trugwahrnehmung, Parkinsonsyndrom, Selbstpflegedefizit/Unfähigkeit zur Körperpflege*

Informationen sammeln

▷ Assessment, z. B. mit Mini-Mental-Status-Test (MMST)

- Gedächtnisstörungen der Merkfähigkeit?
  - Kurzzeitgedächtnis?
  - Langzeitgedächtnis?
- Seit wann bestehen Symptome?
- Wie oft zeigen sich diese Symptome?
- Plötzlich eintretend?
- Allmähliche Zunahme?
- Wird Pat. bereits wegen Gedächtnisstörungen behandelt?

Ursachen

- Amnesie?
- Alter?
- Alkoholabhängigkeit?
- Anämie?
- Hypoxämie?
- Gehirnerkrankungen?
- Schädel-Hirn-Trauma?
- Neurologische Erkrankungen?
- Verminderte Herzauswurfleistung?
- Störungen des Flüssigkeits- und Elektrolythaushalts?
- Massive Störungen durch die Umwelt?

Symptome

- Was vergisst der Pat.?
  - Namen generell?
  - Namen besonders nahestehender Personen?
  - Orte?
  - Fakten?
  - Ereignisse?
  - (Begonnene) Handlungen?
  - Termine?
  - Medikamenteneinnahme?
  - Grundbedürfnisse, z. B. Essen, Trinken, Schlafen, auf Toilette gehen?
- Kann keine neuen Informationen behalten? Wie lange?
- Verlust von erlernten Fähigkeiten?

Ressourcen

- Pat. erinnert sich an lange Zurückliegendes
- Pat. erinnert sich an vor kurzem Geschehenes
- Pat. kann früher beherrschte Handlungen ausführen
- Pat. sind die Gedächtnisstörungen bewusst, nimmt sie an
- Intaktes soziales Umfeld

Ziele festlegen

- Pat. nutzt Gedächtnishilfen selbstständig
- Pat. kann sich mitteilen
- Pat. findet Verständnis und individuelle Unterstützung
- Bei Möglichkeit der Beseitigung der Ursache: gute Gedächtnisleistung
- Pat. trainiert sein Gedächtnis

Maßnahmen planen

- Gedächtnishilfen anbieten
- Orientierungshilfen anbieten:
  - Uhren, Kalender
  - Deutliche Kennzeichen an Türen
  - Ggf. Zimmertür und Bett des Pat. individuell kennzeichnen
  - Orientierungstafeln, Wegepläne
  - Fotos von Angehörigen
  - Kleines Licht während der Nacht
  - Räume überschaubar gestalten und gut beleuchten; Spiegel
- Beobachtung der Gedächtnisleistung, insbesondere ob:
  - Termine eingehalten werden
  - Medikamente eingenommen werden
- Beobachtung der Orientiertheit, z. B. zeitlich, örtlich, zur Person
- Geduldige, verständnisvolle Haltung dem Pat. gegenüber
- Medikamente nach Anordnung
- Medikamentenwecker
- Gedächtnistraining anbieten
- Fähigkeiten des Pat. hervorheben
- Ggf. Hilfe bei der Körperpflege
- Nahrungs- und Flüssigkeitsaufnahme beobachten und sicherstellen
- Schulung der Angehörigen

Ergebnisse prüfen

- Orientierung
- Gedächtnis
- Nahrungs- und Flüssigkeitsaufnahme

Gicht/Urikopathie

Klinische Manifestation der Hyperurikämie; **weiterführende Stichworte:** *Flüssigkeitsbilanzierung, Immobilität/Bewegungseinschränkung, Hypercholesterinämie, Schmerzen*

Informationen sammeln

▷ Assessment, z. B. mit NRS zur Schmerzerfassung
- Seit wann ist Gicht bekannt?
- Wird der Pat. gegen Gicht behandelt?
- Welche Gelenke sind betroffen?
- Wie stark?
- Verwendet der Pat. Hilfsmittel?

Ursachen

- Stoffwechselerkrankung?
- Überernährung mit viel Fleischverzehr?
- Adipositas?
- Vermehrter Alkoholkonsum?
- Nierenfunktionsstörung?
- Gesteigerter Zelluntergang, z. B. durch Chemotherapie?

Symptome

- Haltung?
- Gangbild?
- Beweglichkeit?
- Schmerzen?
- Entzündungszeichen an Gelenken (besonders am Großzehengelenk)?
- Druckempfindlichkeit an den Gelenken?
- Gelenkveränderungen?
- Gichtknoten?
  - In der Nähe von Gelenkkapseln?
  - Am Rand des Ohrknorpels?
- Gichtanfall?
  - Wie oft?
  - Nach Alkoholgenuss?
  - Nach Festessen?
  - Zu welcher Tageszeit?
  - Nach körperlicher Anstrengung?
- Nierensteine?
- Niereninfekt?
- Harnwegsinfekt?
- Temperatur?
- Kopfschmerzen?
- Erbrechen?
- Vitalzeichen, Hypertonie?

Ressourcen

- Pat. ist über die Krankheit informiert und kennt mögliche Ursachen, z. B. purinreiche Kost, Alkohol, Diäten
- Pat. kennt Sofortmaßnahmen bei einem akuten Gichtanfall (Kühlung und Ruhigstellung)
- Keine Begleiterkrankungen

Ziele festlegen

- Pat. gibt Schmerzen in Ruhe von höchstens 3/10 analog der numerischen Ratingskala an
- Pat. kennt die Ursachen und den Zusammenhang zwischen purinreicher Ernährung, Alkohol und Gichtanfällen
- Pat. hält purinarme Diät ein
- Pat. hat einen BMI < 25
- Pat. hat eine Urinmenge von tgl. 2 l

Maßnahmen planen

- Gelenk bei akutem Anfall ruhigstellen
- Kalte Umschläge
- Leichte Decke, evtl. Bettbogen
- Pat. trinkt individuell angepasste Trinkmenge (kein Alkohol, auch kein alkoholfreies Bier)
- Zu Bewegungsübungen anleiten
- Schmerzen mittels Assessment erheben
- Purinarme Ernährung, d. h. nahezu vegetarische Diät, keine Hülsenfrüchte, kein Alkohol!
- Aushändigen von „Purintabellen" (= Übersicht über Puringehalt einzelner Lebensmittel)
- Übergewicht langsam reduzieren, keine Fastenkuren
- Ernährungsberatung anbieten
- Kontakt zu Selbsthilfegruppen ermöglichen
- Urinmenge kontrollieren
- Ggf. Ausfuhrprotokoll anlegen
- Ggf. Urinkontrolle mittels Indikatorpapier

Ergebnisse prüfen

- Beweglichkeit
- Schmerzen
- Laborwerte
- Anfälle
- Gewicht
- Ernährungsprotokoll
- Krankheitsverständnis, Compliance

Glaukom/Grüner Star

Erhöhung des Augeninnendrucks; **weiterführende Stichworte:** *Erbrechen/Emesis, Katarakt/Grauer Star, Sehstörungen, Sturzgefahr, Übelkeit/Nausea*

Informationen sammeln

- Seit wann liegen Symptome vor?
- Wird das Glaukom bereits behandelt?
- Welche Form des Glaukoms liegt vor?

Ursachen

- Augenerkrankungen?
- Augenverletzungen?
- Gefäßneubildung bei Diabetes mellitus?
- Zustand nach Narkose?
- Entzündungen?

Symptome

- Sehverlust?
- Gesichtsfeldverengung?
- Sieht Pat. Regenbogen um Lichtquellen?
- Nebelsehen?
- Schmerzen im Auge?
- Auge gerötet?
- Pupille?
  - Lichtstarr?
  - Erweitert?
- Tränenfluss?
- Kopfschmerzen?
- Übelkeit?
- Erbrechen?
- Angst vor Erblindung?

Ressourcen

- Pat. ist mobil, findet sich zurecht
- Pat. kann sich selbstständig Augentropfen verabreichen
- Pat. ist orientiert
- Familienangehörige/Freunde unterstützen den Pat.

Ziele festlegen

- Pat. nimmt die Augentropfen regelmäßig
- Pat. kennt den Umgang mit Augentropfen
- Pat. kann sich selbstständig Augentropfen verabreichen
- Pat. kann über seine Angst vor Erblindung sprechen
- Pat. kennt und vermeidet Tätigkeiten, die den Augeninnendruck erhöhen
- Pat. ist über Warnzeichen einer akuten Druckerhöhung, die eine sofortige Augenarztvorstellung erforderlich machen, informiert
- Pat. kann ein selbstständiges Leben führen:
  - Findet sich in Umgebung zurecht
  - Hat soziale Kontakte
  - Nimmt am gesellschaftlichen Leben teil

Maßnahmen planen

- Regelmäßig Augentropfen nach Anordnung
- Zur Augentropfen-Verabreichung anleiten
- Bei plötzlich vermindertem Sehvermögen sofort den Arzt rufen
- Zuversichtliche Haltung dem Pat. gegenüber einnehmen
- Für Sicherheit sorgen, z. B. Sturzprophylaxe
- Ggf. Orientierungstraining
- Ggf. Mobilisationstraining
- Zu regelmäßigen Augenarztbesuchen raten
- Zum Führen eines Glaukom-Passes anleiten
- Kontakt zu Selbsthilfegruppen ermöglichen

Ergebnisse prüfen

- Sehvermögen
- Wohlbefinden
- Schmerzen
- Glaukom-Pass
- Krankheitsverständnis

Grippe/Influenza/COVID

Akute Infektion der Atemwege, typischerweise mit hohem Fieber und starkem Krankheitsgefühl; **syn.** *echte Grippe, Virusgrippe, Corona;* **weiterführende Stichworte:** *Atemstörung/Ventilationsstörung, Bronchitis, Dysphagie/Schluckstörung, Dyspnoe/Atemnot, Fieber, Flüssigkeitsbilanzierung, Husten/Tussis, Immobilität/Bewegungseinschränkung, Kopfschmerzen, Pneumonie/Lungenentzündung, Pneumoniegefahr, Schwitzen übermäßiges, Selbstpflegedefizit/Unfähigkeit zur Körperpflege*

Informationen sammeln

- Seit wann bestehen Symptome?
- Wie zeigt sich die Erkrankung?
- Nimmt Pat. Medikamente ein?
- Hat Pat. häufiger Grippe?

Ursachen

- Jahreszeit?
- Massenansammlungen von Menschen?

Symptome

- Plötzliches Fieber >38,5 °C?
- Gliederschmerzen?
- Rückenschmerzen?
- Schwindel?
- Schweißausbrüche?
- Trockener Husten?
- Dyspnoe?
- Schnupfen?
- Sputum?
  - Farbe?
  - Menge?
  - Beschaffenheit?
- Heiserkeit?
- Halsschmerzen?
- Kopfschmerzen?
- Appetitlosigkeit?
- Pulsfrequenz?
- Blutdruck?
- Leistungsminderung?

Ressourcen

- Pat. kann sich selbstständig versorgen
- Pat. ist orientiert
- Pat. hat physiologische Atmung
- Pat. ist geimpft
- Pat. isst und trinkt
- Guter AZ/EZ
- Pat. kann sich sicher mobilisieren
- Keine weiteren Erkrankungen bekannt

Ziele festlegen

- Pat. ist fieberfrei
- Pat. kann physiologisch abhusten
- Pat. hat physiologische Atmung
- Pat. trinkt individuell angepasste Trinkmenge
- Angehörige bleiben gesund

Maßnahmen planen

- Regelmäßige Temperaturkontrolle
- Fiebersenkende Maßnahmen

- Gesundheitsberatung von Angehörigen bzgl. Hygieneregeln
- Ggf. Bettruhe
- Ausreichend Ruhe
- Körperliche Schonung
- Unterstützung bei der Körperpflege
- Bei Bettlägerigkeit alle Prophylaxen
- Leichte Kost, Salzhaltiges wie z. B. Brühe
- Gesteigerte Flüssigkeitszufuhr
- Flüssigkeitsbilanz
- Medikamente nach Anordnung
- Hustenstillende Maßnahmen
- Atemerleichternde Positionierung
- Inhalationen nach Anordnung
- Einhalten von Hygieneregeln, ggf. Mundschutz

Ergebnisse prüfen

- Vitalzeichen
- Wohlbefinden
- Krankheitsverständnis, Compliance

Hämatemesis/Bluterbrechen

Bluterbrechen infolge oberer Gastrointestinalblutung mit Blutungsquellen in Ösophagus, Magen oder Duodenum; **weiterführende Stichworte:** *Anämie/Blutarmut, Angst, Bauchschmerzen/Abdominalschmerzen, Bewusstseinsveränderung/Vigilanzstörung, Erbrechen/Emesis, Flüssigkeitsbilanzierung, Gastritis/Magenschleimhautentzündung, Hypotonie, Infusion, Schmerzen, Teerstuhl/Melaena, Übelkeit/Nausea*

Informationen sammeln

- Seit wann erbricht Pat. Blut?
- Wie oft?
- Das erste Mal?
- Farbe des Erbrochenen?

Ursachen

- Magenulkus?
- Ösophagusvarizen?
- Mallory-Weiss-Syndrom?
- Störungen der Blutgerinnung?

Symptome

- Farbe des Erbrochenen?
  - Schwarz?
  - Rot?
- Kaffeesatzartig?
- Schaumig, blutig?
- Ist der pH-Wert < oder > 7?
- Blässe?
- Kaltschweißigkeit?
- Schockzeichen?
- Bewusstseinslage?
- Puls?
- Blutdruck?
- Atmung?
- Orientierung?
- Teerstuhl?
- Übelkeit?
- Mundschleimhaut?
- Angst, Unruhe?

Ressourcen

- Pat. ist orientiert
- Pat. ist kreislaufstabil
- Pat. kann selbstständig Nierenschale halten oder Toilette aufsuchen
- Pat. bewahrt Ruhe während Bluterbrechens

Ziele festlegen

- Pat. ist kreislaufstabil
- Pat. kann Maßnahmen zur Stressbewältigung anwenden
- Pat. gibt Schmerzen von höchstens 3/10 analog der numerischen Ratingskala an
- Pat. fühlt sich sicher und ernstgenommen
- Pat. akzeptiert Nahrungs- und Flüssigkeitskarenz

Maßnahmen planen

- Aufrechte Sitzposition
- Ggf. Seitenlage
- Vitalzeichenkontrolle in regelmäßigen kurzen Abständen
- Nahrungs- und Flüssigkeitskarenz
- Flüssigkeitsbilanzierung

- Bettruhe nach Anordnung
- Bauchdeckenentspannende Positionierung
- Zahnprothese herausnehmen (lassen)
- Mundpflege anbieten
- Bei Ösophagusvarizen:
  - Ggf. passierte Kost
  - Starkes Husten vermeiden
  - Bei liegender Sonde Atmung beobachten
- Medikamente nach Anordnung
- Ernährungsberatung anbieten
- Sichern von Venenverweilkanülen

Ergebnisse prüfen

- Erbrechen
- Vitalzeichen
- Ausscheidung
- Bewusstseinslage
- Orientierung
- Wohlbefinden

Hämaturie

Krankhafte Ausscheidung von roten Blutkörperchen mit dem Urin; **weiterführende Stichworte:** *Anämie/Blutarmut, Angst, Bauchschmerzen/Abdominalschmerzen, Dysurie, Flüssigkeitsbilanzierung, untere Harnwegsinfektion, Hypotonie, Schmerzen, Zystitisgefahr*

Informationen sammeln

- Seit wann bestehen Symptome?
- Sichtbares Blut im Urin?

Ursachen

- Tumoren in Nieren und ableitenden Harnwegen?
- Nierensteinleiden?
- Entzündungen in Nieren und ableitenden Harnwegen, z. B. Zystitis, Glomerulonephritis?
- Blutungsneigung?
- Urinkatheter? Welche Art? Seit wann?
- Gynäkologische Blutungen?
- Nahrungsmittel?
- Medikamente?

Symptome

- Urin?
  - Mikrohämaturie?
  - Makrohämaturie?
  - Schmerzen bei der Miktion?
  - Trübung?
- Übelkeit?
- Gefühl von Schwäche?
- Ödeme?
- Schmerzen?
  - Rückenschmerzen?
  - Kopfschmerzen?
  - Bauchkrämpfe?
- Pulsfrequenz?
- Blutdruck?
- Temperatur?
- Atmung?
- Angst?

Ressourcen

- Ursache ist bekannt
- Pat. kann selbstständig die Toilette aufsuchen
- Pat. hat keine Schmerzen
- Pat. gibt Schmerzen von höchstens 3/10 analog der numerischen Ratingskala an
- Urin ist leicht blutig

Ziele festlegen

- Pat. ist über die Bedeutung des Symptoms informiert
- Pat. ist in seiner Intimsphäre bei allen Maßnahmen geschützt
- Pat. hat physiologische Urinausscheidung
- Pat. hat physiologischen Urin

- Pat. gibt Schmerzen von höchstens 3/10 analog der numerischen Ratingskala an
- Pat. trinkt selbstständig individuelle Trinkmenge

Maßnahmen planen

- Vermehrt Getränke anbieten
- Flüssigkeitsbilanzierung
- Blasenspülung nach Anordnung
- Schmerzen erfragen
- Vitalzeichen häufig kontrollieren
- Gewicht kontrollieren
- Diät:
  - Kochsalzarm
  - Eiweißarm
- Unterstützen bei der Körperpflege
- Bei Bettlägerigkeit alle Prophylaxen
- Medikamente nach Anordnung
- Labor-Kontrollen nach Anordnung

Ergebnisse prüfen

- Vitalzeichen
- Urin
- Wohlbefinden

Hämorrhoiden

Krampfaderähnliche, knotige Erweiterungen des submukösen arteriovenösen Gefäßpolsters im Analkanal; **weiterführende Stichworte:** *Adipositas/Übergewicht, Juckreiz/Pruritus, Obstipation/Verstopfung, Obstipationsgefahr, Schmerzen*

Informationen sammeln

- Seit wann liegen Symptome vor?
- Welches Stadium haben die Hämorrhoiden?
- Spricht Pat. unbefangen von ihnen oder ist es ihm peinlich?

Ursachen

- Übergewicht?
- Familiäre Disposition?
- Vorwiegend sitzende Tätigkeiten?
- Schwangerschaft? Geburt?
- Neigung zur Obstipation?
- Harter Stuhlgang?
- Ausreichende Flüssigkeitszufuhr?
- Ballaststoffarme Ernährung?

Symptome

- Hellrote Blutauflagerung auf dem Stuhl?
- Perianaler Juckreiz?
- Brennen am After?
- Schmerzen im Analbereich?
- Schmerzen beim Stuhlgang?
- Ödematöse Schwellung?
- Entzündungen?
- Größere Knoten (Prolaps mit spontaner Reposition)?
- Nässen?
- Schleimabsonderung?
- Hitzegefühl?
- Infektionen?
- Inkarzerierte Knoten?
- Blutungen?
- Ulzeration?
- Nekrosen?
- Thrombenbildung?

Ressourcen

- Pat. kann Hautpflege im Analbereich selbstständig durchführen
- Pat. hat Hämorrhoiden im Stadium 1
- Pat. hat keine Schmerzen
- Pat. hat alle drei Tage weichen Stuhlgang
- Es liegen keine Entzündungen vor

Ziele festlegen

- Pat. hat physiologische Stuhlausscheidung
- Pat. führt die Analreinigung selbstständig nach jedem Stuhlgang durch
- Pat. wendet selbstständig lokal wirkende Arzneimittel an
- Pat. bewegt sich vermehrt
- Pat. trinkt individuell angepasste Trinkmenge nach D-A-CH-Referenzwerttabelle und isst ballaststoffreich
- Pat. hat alle drei Tage weichen Stuhlgang
- Pat hat weichen Stuhlgang
- Pat. verwendet Toilettenhocker
- Pat. kennt Maßnahmen zur Obstipationsprophylaxe

Maßnahmen planen

- Beratung:
  - Reduktion von Übergewicht
  - Langes Sitzen vermeiden
  - Ausreichend Flüssigkeit und ballaststoffreiche Ernährung
  - Obstipationsprophylaxe
- Maßnahmen zur Obstipationsprophylaxe
- Ballaststoffreiche Kost
- Vermehrt Getränke anbieten (individuell angepasste Trinkmenge z. B. nach D-A-CH-Referenzwerttabelle)
- Flüssigkeitsprotokoll
- Anleitung zur sorgfältigen Analreinigung nach jedem Stuhlgang, Verwendung von Einmalwaschlappen
- Kalte Umschläge/Duschen
- Zur Kolonmassage anleiten
- Schmerzen erfragen
- Medikamente nach Anordnung
- Ernährungsberatung anbieten

Ergebnisse prüfen

- Beschwerden
- Wohlbefinden
- Hygieneverhalten

Halluzinationen/Trugwahrnehmung

Wahrnehmungserlebnis ohne reales Objekt und ohne Reizquelle in der Außenwelt, das der Kranke aber für einen wirklichen Sinneseindruck hält; **weiterführende Stichworte:** *Abhängigkeit/Abusus, Angst, Bewusstseinsveränderung/Vigilanzstörung, Dehydratation/Exsikkose, Delir, Demenz, Desorientierung/Orientierungsstörung, Epilepsie/Krampfleiden, Fieber, Gedächtnisstörungen, Hyperventilation, Schlafstörungen*

Informationen sammeln

- Seit wann sind Halluzinationen bekannt?
- Wie zeigen sich die Halluzinationen?
  - Akustisch?
  - Optisch?
  - Am Körper?
  - Olfaktorisch oder gustatorisch?
- Treten sie das erste Mal in Erscheinung?
- Erhält Pat. Medikamente?
- Liegen somatische Ursachen vor?

Ursachen

- Schizophrenie?
- Delir?
- Psychose?
- Epileptischer Anfall?
- Migräneanfall?
- Dehydratation?
- Schädel-Hirn-Trauma?
- Einnahme von Halluzinogenen (psychotrope Substanzen)
- Schlafmangel, Schlafentzug?

Symptome

- Hört Pat. nicht vorhandene Stimmen oder Geräusche?
- Erteilen die Stimmen Befehle?
- Sieht Pat. nicht vorhandene Personen, Tiere oder Gegenstände?
- Nimmt Pat. Berührung, Druck, Schmerzen ohne vorhandenen Grund wahr?
- Nimmt Pat. nicht vorhandene Gerüche oder Geschmack wahr?
- Fühlt sich Pat. durch die Halluzinationen bedroht?

Ressourcen

- Pat. ist seine Krankheit bekannt
- Er kann mit den Halluzinationen, soweit möglich, umgehen
- Pat. teilt Halluzination vertrauter Person an
- Soziales Umfeld (Familie, Freunde) ist intakt und informiert, kann auf den Pat. eingehen
- Pat. wird medikamentös behandelt und ist gut eingestellt

Ziele festlegen

- Somatische Ursachen bekannt und behoben
- Pat. hat Rückzugmöglichkeit
- Pat fühlt sich sicher
- Pat. hat soziale Kontakte
- Pat. hat Bezugsperson und teilt sich dieser mit

- Pat. kann sich mitteilen
- Pat. ist medikamentös eingestellt kennt Zweck der Medikamente und nimmt diese selbstständig ein
- Pat. weiß und akzeptiert, dass er Dinge wahrnimmt, die andere nicht wahrnehmen

Maßnahmen planen

- Sicherheit vermitteln, Realität widerspiegeln
- Kurze Gespräche führen
- Ängste aussprechen lassen
- Stressursachen ermitteln
- Patientengerechte Rückzugmöglichkeit schaffen
- Pat. nicht überfordern oder beängstigen
- Über unverfängliche Dinge sprechen
- Fragen, was die Stimmen sagen
- Pat. nicht berühren
- Verhindern, dass Angst entsteht
- Bei entstehender Angst beim Pat. bleiben
- Medikamente nach Anordnung
- Familie und Freunde einbeziehen und beraten
- Verständnis vermitteln, deutlich machen, dass man selbst die Halluzination nicht wahrnimmt
- Unterstützung und Anleitung bei der Körperpflege

Ergebnisse prüfen

- Verhalten
- Krankheitsverständnis, Compliance der Angehörigen
- Wohlbefinden

Harninkontinenz/Urininkontinenz

Unwillkürlicher Urinabgang zu ungeeigneter Zeit an einem ungeeigneten Ort aufgrund nachweisbarer organischer Störungen; **syn.** *Inkontinenz;* **weiterführende Stichworte:** *Bewusstseinsveränderung/Vigilanzstörung, Blasenkatheter, Dehydratation/Exsikkose, Dehydratationsgefahr, Epilepsie/Krampfleiden, Flüssigkeitsbilanzierung, untere Harnwegsinfektion, Immobilität/Bewegungseinschränkung, Infusion, Lähmung, Multiple Sklerose/Encephalomyelitis disseminata, Polyurie, Schmerzen, Stuhlinkontinenz, Sturzgefahr*

Informationen sammeln

- ▷ Kontinenzprofil erheben
- ▷ Ggf. Screening mit Vorlagentest
- ▷ Miktionsprotokoll
- Seit wann liegt Harninkontinenz vor?
- Wie zeigt sich die Inkontinenz?
- Welche Inkontinenzform liegt vor?
  - Belastungsinkontinenz?
  - Dranginkontinenz?
  - Mischinkontinenz?
  - Extraurethrale Inkontinenz?
  - Inkontinenz bei chronischer Harninkontinenz?
  - Unkategorisierbare Inkontinenz?
- Verwendet Pat. Hilfsmittel? Wenn ja, welche?
- Helfen diese oder ist die Inkontinenz bemerkbar, z. B. Geruch?
- Ist dem Pat. das Problem unangenehm oder spricht er offen darüber?

Ursachen

- Stressinkontinenz:
  - Urinverlust bei körperlicher Belastung (abdominaler Druckerhöhung, z. B. bei Husten, Lachen)?
  - Geschlecht? Östrogenmangel, z. B. Menopause?
  - Alter?
  - Schwangerschaften, Geburten?
  - Prostatektomie?
- Dranginkontinenz:
  - Urinverlust durch plötzlich auftretenden, zwanghaften Harndrang?
  - Neurologische Erkrankung? Multiple Sklerose?
  - Blasenentzündung?
  - Steinleiden?
- Mischinkontinenz:
  - Urinverlust sowohl durch Harndrang als auch unter körperlicher Belastung?
- Extraurethrale Inkontinenz:
  - Ständiger Urinverlust über andere Wege als die Harnröhre, z. B. über Blasenscheidenfistel?
- Inkontinenz bei chronischer Harnretention:
  - Unvollständige Blasenentleerung (Restharnbildung) mit und ohne Urinverlust?
- Unkategorisierbare Inkontinenz (nicht eindeutig zuzuordnen)?

- Blasenerkrankungen?
  - Entzündungen?
  - Steine?
  - Tumoren?
- Übergewicht?
- Querschnittslähmung?
- Neurologische Erkrankungen?
- Multiple Sklerose?
- Demenz?
- Frühere OP an Uterus, Blase, Prostata?
- Prostatahypertrophie?
- Menopause?
- Einnahme von Medikamenten, z. B. Anticholinergika, Diuretika?
- Schwangerschaft?
- Geburten?
- Alter?
- Genetische Disposition?
- Sehbehinderung?
- Umgebungsfaktoren?
  - Ist der Weg zur Toilette zu lang?
  - Ungewohnte Umgebung?
- Weiterer Informationsbedarf:
  - Orientierung des Pat.?
  - Koffein, Alkohol?
  - Mobilität?

Symptome

- Unfreiwilliger Urinverlust?
  - Kleine Mengen ohne Harndrang?
  - Bei körperlicher Belastung z. B. Husten, Niesen, Pressen, Heben?
  - Beim Stehen, Bewegen, Aufstehen?
  - Im Liegen?
  - Tröpfeln nach dem Wasserlassen?
- Ständiger Urinabgang?
- Starker Harndrang?
- Pressen beim Wasserlassen?
- Zwanghafter Harndrang?
- Häufiger Harndrang?
- Verzögerter Beginn der Miktion?
- Unruhe?
- Wahrnehmung des Füllungszustands der Blase?
- Schmerzen, Brennen beim Wasserlassen?
- Blasenspasmen?
- Nykturie?
- Übergewicht?
- Restharn?
- Scham?
- Psychische Belastung?
- Verlust von Lebensqualität?
- Sozialer Rückzug?

Ressourcen

- Offenheit des Pat. gegenüber dem Problem
- Art der Inkontinenz ist bekannt
- Empfinden für Blasenfüllung ist vorhanden
- Pat. kann Hilfsmittel selbstständig anwenden
- Pat. kann selbstständig zur Toilette gehen
- Pat. ist orientiert
- Pat. kann seine Kleidung selbstständig an- und ablegen
- Pat. spürt Harndrang
- Normalgewicht

Ziele festlegen

- Pat. hat physiologische Urinausscheidung
- Ist- und Ziel-Stufe im Kontinenzprofil ist individuell festgelegt:
  - Bsp.: Pat. erreicht abhängig erreichte Kontinenz
- Pat. kennt für ihn geeignete Hilfsmittel und kann sie selbstständig anwenden
- Pat. kennt für ihn geeignete allgemeine und spezielle Maßnahmen zur Kontinenzförderung und kann sie selbstständig/mit Unterstützung anwenden

- Pat. kennt Ursachen für Inkontinenz und arbeitet an deren Bewältigung mit
- Pat. nimmt seine Urinausscheidung bewusst wahr
- Urinausscheidung ist beschwerdefrei
- Gefestigter Beckenboden
- Pat. hat intakte Haut im Intimbereich
- Pat. hat einen gefestigten Beckenboden
- Pat. trinkt täglich individuell angepasste Trinkmenge nach D-A-CH-Referenzwerten für die Nährstoffzufuhr
- Pat. hat soziale Kontakte und nimmt am gesellschaftlichen Leben teil

Maßnahmen planen

- Expertenstandard *Förderung der Harnkontinenz in der Pflege* anwenden
- Miktionsprotokoll anlegen bzw. Pat. im Ausfüllen desselben unterweisen
- Ggf. Vorlagengewichtstest über 24 Std.
- Kontinenzprofil des Pat. bestimmen
- Zugewandte, offene Haltung dem Pat. gegenüber
- Ggf. Gewichtsreduktion
- Hilfestellung für den Weg zur Toilette
- Auswahl geeigneter Hilfsmittel
- Information über die Anwendung von Hilfsmitteln
- Hilfsmittel zur Probe anbieten, Kontrolle, mit welcher der Pat. am besten zurechtkommt
- Anleitung und Information über geeignete spezielle Maßnahmen, z. B.:
  - Varianten des Toiletten- und Blasentrainings
  - Beckenbodentraining mit und ohne technische Hilfsmittel
  - Triggertechniken
- Informieren über:
  - Geeignete Kleidung
  - Ableitende und/oder aufsaugende Inkontinenzhilfsmittel
  - Selbsthilfegruppen
- Unterstützung bei Bedarf:
  - Wechseln von Inkontinenzhilfsmitteln
  - Intimpflege durchführen
  - Hautpflege
- Umgebung kontinenzfördernd gestalten (mobile Toilettenhilfe)
- Nächtliche Toilettengänge anbieten
- Individuelle Trinkmenge anbieten
- Wunschgetränke anbieten
- Ggf. Anleitung zur Selbstkatherisierung
- Bei Überlaufblase:
  - Einmalkatetherisieren nach Anordnung
  - Medikamente nach Anordnung

Ergebnisse prüfen

- Miktionsprotokoll
- Kontinenzprofil
- Haut im Genital- und Gesäßbereich
- Gewicht
- Wohlbefinden, Verhalten
- Anwenden von Hilfsmitteln
- Problemverständnis, Compliance

Harnverhalt/Harnretention

Unfähigkeit, die gefüllte Blase zu leeren; **weiterführende Stichworte:** *Angst, Anurie, Bauchschmerzen/Abdominalschmerzen, Blasenkatheter, Diabetes mellitus/Zuckerkrankheit, Dysurie, Fieber, Obstipation/Verstopfung, Schmerzen*

Informationen sammeln

- Seit wann liegt ein Harnverhalt vor?
- Bei Patienten schon öfter aufgetreten?

Ursachen

- Vergrößerte Prostata?
- Blasen- und Harnröhrentumoren?
- Bandscheibenvorfall?
- Polyneuropathie (Diabetes)?
- Gynäkologische Erkrankung?
- Zustand nach Operation?
- Zustand nach Schlaganfall?
- Chronische Obstipation?
- Harnröhre durchgängig?
- Nebenwirkungen von Medikamenten?
- Schmerzen?
- Scham (Bettpfanne)?

Symptome

- Urinausscheidung?
  - Häufige, geringe Mengen?
  - Keine?
  - Inkontinenz durch Überlaufblase?
  - Harnträufeln?
  - Dysurie?
- Unruhe?
- Unterbauchschmerzen?
- Verhärtung im Unterbauch?
- Hoher Blutdruck?
- Hoher Puls?
- Temperatur?
- Schmerzen?

Ressourcen

- Pat. ist orientiert und bei Bewusstsein
- Pat. kann kommunizieren
- Pat. ist kreislaufstabil
- Ursache ist bekannt

Ziele festlegen

- Pat. hat physiologische Miktion
- Pat. gibt Schmerzen von höchstens 3/10 analog der numerischen Ratingskala an
- Pat. hat entleerte Blase

Maßnahmen planen

- Bei Bettruhe Pat. im Bett aufrichten (Kopfteil hochstellen)
- Intimsphäre wahren
- Toilettenstuhl oder Gang zur Toilette, wenn Aufstehen erlaubt und möglich ist
- Triggertechniken anwenden (z. B. Wasserhahn am Waschbecken aufdrehen, Blase beklopfen)
- Medikamente und Katheterisieren nach Anordnung
- Schmerzen mittels Assessment erheben

Ergebnisse prüfen

- Urinausscheidung
- Entspannter Bauch
- Puls
- Urinmenge
- Schmerzfrei
- Bewusstseinszustand

Harnwegsinfektion, untere

Entzündung der ableitenden Harnwege; **weiterführende Stichworte:** *Bauchschmerzen/Abdominalschmerzen, Blasenkatheter, Dysurie, Fieber, Hämaturie, Harninkontinenz/Urininkontinenz, Infusion, Nykturie, Polyurie, Schlafstörungen, Schmerzen, Zystitisgefahr*

Informationen sammeln

- Seit wann liegt eine Infektion vor?
- Ist es die erste Infektion? Wenn nein, wie wurden die anderen behandelt?

Ursachen

- Falsche Intimpflege bei Frauen?
- Mangelnde Intimhygiene?
- Harninkontinenz?
- Diabetes mellitus?
- Abflusshindernisse?
- Dauerkatheter? Seit wann?
- Kälte, Nässe?
- Stress?
- Immunsuppressiva?

Symptome

- Häufiger Harndrang?
- Häufige kleine Mengen Urin (Pollakisurie)?
- Brennen und Schmerzen beim Wasserlassen?
- Krampfartige Schmerzen oberhalb des Schambeins?
- Druckschmerz über der Blasenregion?
- Hämaturie?
- Anstieg der Körpertemperatur? Fieber?
- Rückenschmerzen?
- Müdigkeit und Abgeschlagenheit?

Ressourcen

- Pat. trinkt selbstständig individuelle Trinkmenge
- Pat. kennt Strategien zur Infektionsverhütung
- Pat. kann Intimpflege selbstständig durchführen
- Pat. kann Toilette selbstständig aufsuchen
- Keine weiteren Erkrankungen

Ziele festlegen

- Körpertemperatur ist im Normbereich
- Pat. hat physiologische Miktion
- Pat. kennt Infektionsursachen und kann Maßnamen zur Prävention selbstständig anwenden
- Pat. kann Intimpflege korrekt durchführen
- Pat. trinkt selbstständig individuell angepasste Trinkmenge
- Pat. gibt Schmerzen von höchstens 3/10 analog der numerischen Ratingskala an

Maßnahmen planen

- Beobachtung der Miktionsfrequenz ggf. Miktionsprotokoll
- Beobachtung der Urinmenge sowie des Urins auf Farbe, Geruch, Beimengungen
- Schmerzen mittels Assessment erheben

- Vermehrt zu trinken anbieten (individuell angepasste Trinkmenge z. B. nach D-A-CH-Referenzwerttabelle), z. B. Tee, Wasser
- Flüssigkeitsbilanzierung
- Bei Harndrang sofort die Blase vollständig entleeren (lassen)
- Regelmäßige Temperaturkontrolle
- Ggf. Bettruhe
- Intimhygiene 2 × tgl., mit Einmalwaschlappen und täglichen Handtuchwechsel
- Informationsgespräch über Rezidivprophylaxe, z. B. Vorgehen bei der Intimhygiene, wärmere Kleidung, Trinken, Toilettengänge, Geschlechtsverkehr
- Medikamente/Antibiose nach Anordnung

Ergebnisse prüfen

- Temperatur
- Harndrang
- Miktion
- Beschwerden beim Wasserlassen
- Schmerzen
- Krankheitsverständnis, Compliance
- Hygieneverhalten

Haut, trockene

Störung des Feuchtigkeitsgehalts der Haut; **syn.** *sebostatische Haut;* **weiterführende Stichworte:** *Dehydratation/Exsikkose, Dehydratationsgefahr, Diarrhö/Durchfall, Erbrechen/Emesis, Fieber, Flüssigkeitsbilanzierung, Infusion, Juckreiz/Pruritus, Selbstpflegedefizit/Unfähigkeit zur Körperpflege*

Informationen sammeln

- Seit wann liegt sehr trockene Haut vor?
- Wie behandelt der Pat. diese? Welche Hautpflegemittel werden verwendet?

Ursachen

- Krankheit?
  - Psoriasis?
  - Ekzeme?
  - Bestrahlung bei Krebserkrankung?
- Gewohnheiten bei der Körperpflege, z. B. häufiges, langes, heißes Baden und Duschen?
- Verminderte Flüssigkeitszufuhr?
- Altershaut?

Symptome

- An welchen Körperstellen ist die Haut trocken?
- Haut:
  - Schuppig?
  - Gerötet?
  - Pergamentartig?
- Verspürt der Pat.:
  - Juckreiz?
  - Brennen?

Ressourcen

- Pat. wählt und benutzt geeignete Hautpflegemittel
- Pat. trinkt ausreichend und selbstständig
- Pat. hat keinen Juckreiz

Ziele festlegen

- Pat. kennt verursachende Faktoren und meidet diese
- Pat. hat geschmeidige Haut
- Pat. hat intakte Haut
- Pat. ist über geeignete Hautpflege informiert und kann diese bei sich anwenden
- Pat. trinkt selbstständig individuelle angepasste Trinkmenge nach D-A-CH-Referenzwerten für die Nährstoffzufuhr
- Pat. gibt Juckreiz von höchstens 3/10 analog der numerischen Ratingskala an

Maßnahmen planen

- Auf individuell angepasste Flüssigkeitszufuhr achten
- Dehydratationsprophylaxe
- Eher Duschen als Baden
- Wassertemperatur nicht zu heiß (wichtig! Absprache mit Pat., ideal: 2 Grad unter Körpertemperatur)
- Seife oder Syndets pH-neutral
- Ggf. auf Waschzusatz verzichten
- Auf alkoholische Hautpflegemittel verzichten

- Haut vorsichtig abtrocknen
- Intertrigoprophylaxe
- Ölbad
- Haut rückfetten: Wasser-in-Öl-Präparate sind besser als Öl-in-Wasser-Präparate
- Ggf. Hautpflege mit feuchtigkeitserhaltenden Stoffen wie z. B. Urea
- Assessment zu Juckreiz, z. B. mit Eppendorfer Juckreizfragebogen (EJF) oder Analogskala zur Erhebung der Juckreizintensität
- Beratungsgespräch über:
  - Hautpflegemittel und deren Wirkung und Anwendung
  - Grundsätze des Hautschutzes

Ergebnisse prüfen

- Haut
- Wohlbefinden
- Flüssigkeitsbilanz
- Juckreiz
- Krankheitsverständnis, Compliance

Hemiparese/Hemiplegie

Unvollständige bzw. vollständige Lähmung einer Körperhälfte; **syn.** *Halbseitenlähmung;* **weiterführende Stichworte:** *Angst, Aspirationsgefahr, Dekubitusgefahr, Dysphagie/Schluckstörung, Immobilität/Bewegungseinschränkung, Intertrigogefahr, Kontrakturengefahr, Lähmung, Mykose/Pilzerkrankung, Obstipationsgefahr, Pneumoniegefahr, Schmerzen, Selbstpflegedefizit/Unfähigkeit zur Körperpflege, Soor- und Parotitisgefahr, Spastik, Spitzfußgefahr, Thrombosegefahr*

Informationen sammeln

- Seit wann besteht die Hemiparese/Hemiplegie?
- Welche Körperbereiche sind betroffen?

Ursachen

- Neurologische Erkrankungen?
- Apoplex?
- Meningitis? Enzephalitis?
- Schädel-Hirn-Trauma?

Symptome

- Welche Seite ist gelähmt?
- Schlaffe Lähmung?
- Spastische Lähmung?
- Schmerzhafte Schulter?
- Subluxierte Schulter?
- Schulter-Hand-Syndrom?
- Pusher-Syndrom?
- Fazialisparese?
- Sehstörungen?
- Schluckstörungen?
- Sprechstörungen?
- Wahrnehmungsstörungen?
- Sensibilitätsstörungen?
- Inkontinenz?
- Pulsfrequenz? Blutdruck?
- Gleichgewichtsstörung?
- Gangstörungen?
- Rumpfinstabilität?
- Sturzgefahr?
- Aspirationsgefahr?

Ressourcen

- Pat. kann die stärker betroffene Körperhälfte gezielt (und vermehrt) einsetzen
- Pat. kennt Strategien und Mobilisationstechniken
- Pat. ist orientiert
- Pat. ist motiviert
- Intaktes soziales Umfeld
- Patient hat Muskeltonus auf betroffener Seite

Ziele festlegen

- Spastizität wird verhindert bzw. frühzeitig erkannt
- Pat. erlernt verloren gegangene Funktionen neu
- Pat. nimmt seine betroffene Körperhälfte verstärkt wahr
- Pat. hat intakte Haut

- Pat. kann physiologische Bewegungsabläufe (mit Unterstützung) durchführen
- Pat. gibt Schmerzen durch erhöhten Muskeltonus von höchstens 3/10 analog der numerischen Ratingskala an
- Pat. soll so wenig wie möglich liegen (z. B. nur zum Schlafen am Mittag und zur Nacht)
- Pat. kann sich verbal und mit Mimik auszudrücken

Maßnahmen planen

- Expertenstandard *Sturzprophylaxe in der Pflege* anwenden
- Gemeinsam mit Pat. und Physiotherapie, Ergotherapie, Angehörigen, Ärzten und anderen Therapeuten einen Pflege-, Bewegungs- und Therapieplan aufstellen
- Bewegung und Frühmobilisation nach dem Bobath®-Konzept
- Schmerzen mittels Assessment ermitteln und ggf. reduzieren
- Alle Prophylaxen, besonders Kontrakturenprophylaxe
- Konzepte zur Wahrnehmungsförderung einsetzen, z. B. Basale Stimulation®, neurophysiologische Waschung
- Klare taktile Reize setzen, großflächiger Kontakt mit flacher Hand auf der Haut
- Bei Schluckstörungen Logopädie und geeignete Kost anbieten
- Aspirationsprophylaxe
- Ggf. Mundpflege nach dem Essen
- Ggf. Maßnahmen zur Förderung der Kontinenz
- Ggf. Anleitung und Unterstützung bei Inkontinenzhilfsmitteln
- Patientenbezogene Gesprächsführung:
  - Ggf. langsam, in kurzen Sätzen sprechen
  - Pat. zum Verstehen und Antworten Zeit lassen
  - Sprechübungen zur Unterstützung der logopädischen Therapie
  - Auf nonverbale Signale achten
  - Verständnis zeigen
  - Pat. ermuntern und Mut machen
- Möbel und Gebrauchsgegenstände so aufstellen, dass sie nur über die stärker betroffene Seite (gelähmte Seite) sichtbar und erreichbar sind
- Normalisierung des Muskeltonus (= Bobath®)
- Spastikhemmende Positionierung (= Bobath®)
- Förderung der normalen Bewegung (= Bobath®)
- Aktive und passive Bewegungsübungen
- Beratungsgespräche (Informationen zu den Therapieverfahren: Aphasie, Schluckstörungen, Inkontinenz, Bewegung nach dem Bobath®-Konzept für den Pat. und seine Angehörigen)
- Informationsmaterial empfehlen
- Kontakt zu Selbsthilfegruppen
- Angehörige, wenn gewünscht, anleiten und in die Pflege einbeziehen

Ergebnisse prüfen

- Beweglichkeit
- Muskeltonus
- Spastik
- Haltung
- Gleichgewicht
- Reaktionsfähigkeit
- Haut
- Sprache
- Wahrnehmungsfähigkeit
- Bewusstsein
- Motivation
- Krankheitsverständnis, Compliance

Hepatitis/Leberentzündung

Akute oder chronische Entzündung der Leber; **weiterführende Stichworte:** *Abhängigkeit/Abusus, Bauchschmerzen/Abdominalschmerzen, Diarrhö/Durchfall, Erbrechen/Emesis, Fieber, Haut trockene, Ikterus/Gelbsucht, Juckreiz/Pruritus, Leberzirrhose, Schmerzen, Selbstpflegedefizit/Unfähigkeit zur Körperpflege, Übelkeit/Nausea*

Informationen sammeln

▷ Assessment, z. B. mit Eppendorfer Juckreizfragebogen (EJF) oder Analogskala zur Erhebung der Juckreizintensität

- Seit wann liegt Hepatitis vor?
- Welcher Typ liegt vor?
  - akut?
  - chronisch?
- War Pat. auf Fernreisen?
- Hatte Pat. bereits früher eine Leberentzündung?
- Wie zeigt sich die Hepatitis, welche Krankheitsphase?
  - Prodromalphase?
  - Krankheitsphase?
  - Rekonvaleszenzphase?

Ursachen

- Vieren, z. B. Epstein-Barr-Virus
- Bakterien, z. B. Salmonellen
- Nicht-infektiöse Hepatitis, z. B. durch Alkoholabusus, Lebererkrankungen, Medikamente

Symptome

- Prodromalphase:
  - Grippeähnliche Allgemeinsymptome?
  - Appetitlosigkeit?
  - Müdigkeit?
  - Übelkeit?
  - Brechreiz?
  - Diarrhö?
  - Gelenk- und Muskelschmerzen?
- Krankheitsphase:
  - Ikterus von Haut/Skleren?
  - Graugelber Stuhl?
  - Brauner Urin?
  - Druckschmerzhafte Leber?
  - Juckreiz?
- Rekonvaleszenzphase:
  - Uncharakteristische Beschwerden?
- Pulsfrequenz?
- Blutdruck?
- Temperatur?
- Schmerzen?
- Gewicht?
- Aszites?

Ressourcen

- Ursache ist bekannt
- Pat./Angehörige kennen Übertragungswege
- Pat. nimmt Medikamente selbstständig ein
- Pat. empfindet keinen Juckreiz
- Guter AZ/EZ

Ziele festlegen

- Pat. ist über seine Erkrankung und die notwendigen Maßnahmen informiert
- Pat. verhält sich den hygienischen und gesundheitlichen Erfordernissen entsprechend
- Pat. kann ausreichend Nahrung aufnehmen
- Pat. gibt Schmerzen (im Oberbauch) von höchstens 3/10 analog der numerischen Ratingskala an
- Pat. gibt Juckreiz von höchstens 3/10 analog der numerischen Ratingskala an
- Pat. hat rückläufigen Ikterus
- Pat. nimmt am gesellschaftlichen Leben teil

Maßnahmen planen

- Körperliche Schonung
- Warme Wickel bei Oberbauchschmerzen
- Sorgfältige Hautpflege
- Gesundheitsberatung bezüglich Lebensweise und Ernährung
- Kost: fettarm, keine blähenden Speisen
- Alkoholkarenz
- Separate Toilette
- Juckreiz lindern:
  - Juckreiz erfragen
  - Ganzkörperwaschung oder Duschen
  - Abtupfen der Haut mit stark verdünntem Essigwasser
  - Ggf. Salzbad bei Juckreiz
  - Kratzalternative finden
- Hygieneartikel des Pat. beschriften und gesondert aufbewahren
- Medikamente nach Anordnung; keine leberschädigenden Medikamente
- Ggf. Einzelzimmer
- Anleitung der Angehörigen zum Schutz vor Ansteckung
- Einmalhandschuhe und Schutzkittel bei Kontakt mit Blut und Ausscheidungen tragen

Ergebnisse prüfen

- Vitalzeichen
- Gewicht
- Haut
- Skleren
- Wohlbefinden
- Krankheitsverständnis, Compliance

Bei Hepatitis C anikterischer Verlauf

Herzinsuffizienz/Herzmuskelschwäche

Unvermögen des Herzens, das zur Versorgung des Körpers erforderliche Blutvolumen zu fördern; **weiterführende Stichworte:** *Angst, Atemstörung/Ventilationsstörung, Dyspnoe/Atemnot, Flüssigkeitsbilanzierung, Herzrhythmusstörungen, koronare Herzkrankheit (KHK), Nykturie, Ödem, Schlafstörungen, Selbstpflegedefizit/Unfähigkeit zur Körperpflege*

Informationen sammeln

▷ Assessment z. B. mit modifizierter Borg-Skala, Pediatric Dyspnoe Skala
- Seit wann hat Pat. Beschwerden?
- Befindet er sich in ärztlicher Behandlung?
- Welches Stadium, welche Form der Herzinsuffizienz liegen vor?
- Welche Medikamente nimmt Pat. ein?
- Flüssigkeitsbilanz?

Ursachen

- Koronare Herzkrankheit (KHK)?
- Hypertonie?
- Zustand nach Herzinfarkt?
- Angeborene Herzfehler?
  - Herzklappenfehler?
- Herzrhythmusstörungen?
- Entzündliche Herzerkrankung?
- Herzmuskelerkrankungen?
- Erkrankungen von Lunge, Leber, Niere?
- Medikamente (Nebenwirkungen)?
- Linksherzinsuffizienz?

Symptome

Linksherzinsuffizienz
- Belastungsdyspnoe?
- Ruhedyspnoe?
- Orthopnoe?
  - Unruhe?
  - Angst?
- Zyanose?
- Beschwerden bei normaler Belastung?
- Einsatz der Atemhilfsmuskulatur?
- Lungenödem?
- Rasselgeräusch beim Atmen?
- Hustenreiz?
- Schaumig-rotes Sputum?

Rechtsherzinsuffizienz
- Halsvenenstau?
- Beinödeme?
- Lagerungsbedingte Ödeme?
- Aszites?
- Gewicht?
- Leber-, Milzvergrößerung?
- Magenbeschwerden?
- Appetitlosigkeit?

Gemeinsame Symptome
- Pleuraerguss?
- Obstipation?
- Erhebliche Leistungsminderung?
- Schwäche?
- Müdigkeit?
- Nykturie?
- Herzrhythmusstörungen?
- Pulsfrequenz?

- Pulsqualität?
- Blutdruck?
- Verwirrtheit?
- Benommenheit?

Ressourcen

- Pat. ist mobil, kann sich selbstständig bewegen
- Pat. hat physiologische Atmung in Ruhe
- Pat. ist orientiert, bei Bewusstsein
- Pat. hat Krankheitsverständnis
- Pat. ist Nichtraucher
- Pat. toleriert O_2-Sonden
- Pat. ist schmerzfrei
- Pat. hat Vertrauen in das therapeutische Team
- Pat. war vor der Erkrankung sportlich, hat gesund gelebt

Ziele festlegen

- Pat. ist kreislaufstabil
- Pat. schätzt eigene Situation und momentane Fähigkeiten realistisch ein
- Pat. ändert Lebensstil (Ernährung, Bewegung, Vermeidung von Risikofaktoren und Prognose verschlechternden Einflüssen)
- Pat. hat physiologische Atmung
- Pat. toleriert O_2-Sonden
- Pat. kann mit O_2-Sonde umgehen
- Pat. hat rückläufige Unterschenkelödeme (Umfang)
- Pat. hält sich an Trinkmengenbeschränkung
- Pat. führt Flüssigkeitsbilanzierung selbstständig durch
- Pat. kann durchschlafen
- Pat. kann abhusten

Maßnahmen planen

- Unterstützung bei den Lebensaktivitäten
- Unterstützung bei der Sekretentleerung
- Bei Bettlägerigkeit alle Prophylaxen
- Hautpflege bei Ödemen
- Oberkörperhochpositionierung, Herzbettposition
- Individuelle Schlafbedingungen schaffen
- Unterstützung der Atemhilfsmuskulatur
- Medikamente nach Anordnung
- Ggf. Bettruhe nach Anordnung
- O_2-Gabe nach Anordnung
- Trinkmengenbeschränkung nach Anordnung
- Flüssigkeitsbilanzierung
- Gewichtkontrollen
- Ernährung:
  - Wunschkost bei Appetitlosigkeit
  - Viele kleine Mahlzeiten, kochsalzarm
  - Keine blähenden, fettreichen Speisen
  - Bei Übergewicht Gewichtsreduktion
  - Erlaubte Trinkmenge gleichmäßig über den Tag verteilen
- Bei starkem Durst und trockener Mundschleimhaut Maßnahmen zum Anfeuchten der Mundschleimhaut, z. B. gefrorenes Eis oder Früchte lutschen lassen
- Darmtätigkeit anregen, z. B. durch Bewegung, Kolonmassage, Achtung: keine Weizenkleie, da Trinkmenge eingeschränkt!
- Gesundheitsberatung:
  - Körperliche Schonung
  - Bequeme Kleidung
  - Frische Luft
  - Kälte vermeiden
  - Ruhe vermitteln
  - Nikotinkonsum vermeiden
  - Reduktion von Übergewicht
  - Bei kompensierter Herzinsuffizienz regelmäßiges Ausdauertraining
  - Ernährung und Flüssigkeitszufuhr

  - Tgl. Gewichtskontrollen
  - Grippeschutzimpfungen zur Vermeidung von Infektionen
- Entspannungstechniken empfehlen
- Kontakt zu Selbsthilfegruppen herstellen
- Angehörige einbeziehen

Ergebnisse prüfen

- Gewicht
- Vitalzeichen
- Flüssigkeitsbilanzierung
- Bewusstseinslage
- Sputum
- Ödeme
- Haut
- Wohlbefinden
- Schmerzen
- Krankheitsverständnis

Herzrhythmusstörungen

Veränderung der Herzfrequenz und/oder der Regelmäßigkeit des Herzschlages; **weiterführende Stichworte:** *Anämie/Blutarmut, Angst, Atemstörung/Ventilationsstörung, Antikoagulanzieneinnahme mit erhöhter Blutungsneigung, Herzinsuffizienz/Herzmuskelschwäche, Schwindel/Vertigo, Sturzgefahr*

Informationen sammeln

- Seit wann liegen Herzrhythmusstörungen vor?
- Welche Form von Herzrhythmusstörung liegt vor?
- Wie zeigen sich die Herzrhythmusstörungen?
- Ist der Pat. in ärztlicher Behandlung?
- Werden die Rhythmusstörungen medikamentös behandelt?
- Nimmt der Pat. Medikamente selbstständig ein?
- Weitere Vorerkrankungen?

Ursachen

- Herzerkrankung?
  - Herzinsuffizienz?
  - Herzklappenfehler?
  - Koronare Herzkrankheit?
  - Herzinfarkt?
  - Myokarditis?
- Fieber?
- Funktionsstörung der Schilddrüse?
- Medikamente (Nebenwirkungen)?
- Elektrolytverschiebungen im Blut?
- Anämie?
- Blutverlust?
- Angina-Pectoris-Anfälle?
- Lebensweise des Pat.?

Symptome

- Klagt Pat. über:
  - Herzklopfen?
  - Herzstolpern?
  - Herzjagen?
- Plötzliche Anfälle von Herzrasen?
- Pulsfrequenz?
- Pulsqualität?
  - Weich/hart?
  - Gefüllt/fadenförmig?
- Blutdruck?
- Aufregung?
- Angst?
- Schwindel?
- Benommenheit?
- Leistungsminderung?
- Synkopen?
- Dyspnoe?
- Vorübergehende Sprachstörungen?
- Vorübergehende Sehstörungen?
- Gefahr einer Thrombose/Embolie?

Ressourcen

- Pat. kann sich selbstständig versorgen
- Pat. hat keine zusätzlichen Erkrankungen
- Pat. ist medikamentös gut eingestellt
- Guter AZ/EZ

Ziele festlegen

- Pat. kann atemerleichternde Maßnahmen anwenden
- Pat. kennt Maßnahmen, die die Belastung des Herzens verringern
- Pat. kann eigene Angst äußern und kennt Strategien für den Umgang mit der Angst
- Pat. ist über gesunde Lebensführung aufgeklärt

Maßnahmen planen

- Ggf. Monitorüberwachung
- Vermehrte Beobachtung der Vitalparameter (Puls 1 Minute auszählen!)
- Sicherheit und Ruhe vermitteln
- Ggf. Bettruhe
- Unterstützung bei atemerleichternden Positionierungen
- Anleitung zu atemerleichternden Maßnahmen
- Bei Bettlägerigkeit alle Prophylaxen
- Minimal Handling bei Säuglingen, begrenzende Positionierung
- Ängste aussprechen lassen
- Beratungsgespräche über:
  - Vermeiden körperlicher Belastungen
  - Vermeiden seelischer Belastungen
  - Gesunde, ausgeglichene Lebensführung
  - Schrittmacher- oder AICD-(Automatischer implantierbarer Kardioverter-Defibrillator-)Implantation
- Anleitung von Entspannungstechniken
- Medikamente nach Anordnung
- Kontakt zu Selbsthilfegruppen ermöglichen
- Angehörige einbeziehen

Ergebnisse prüfen

- Vitalzeichen
- Wohlbefinden
- Bewusstsein
- Appetit
- Krankheitsverständnis, Compliance

HIV-Infektion

Infektion mit dem HI-Virus (humanes Immundefizienz-Virus); Vollbild einer HIV-Infektion: AIDS (acquired immune deficiency syndrom); **weiterführende Stichworte:** *Abhängigkeit/Abusus, Anämie/Blutarmut, Angst, Dehydratation/Exsikkose, Diarrhö/Durchfall, Ekzem/Kontaktdermatitis, Fieber, Grippe/Influenza/COVID, Husten/Tussis, Immundefekt/Abwehrschwäche, Infektion lokale, Juckreiz/Pruritus, Kachexie/Auszehrung, Mykose/Pilzerkrankung, Pneumonie/Lungenentzündung, Pneumoniegefahr, Schmerzen, Selbstpflegedefizit/Unfähigkeit zur Körperpflege*

Informationen sammeln

- Seit wann ist Infektion bekannt?
- Nimmt Pat. Medikamente ein?
- Ist sein Umfeld informiert?
- Krankheitsverständnis der Infektion?
- Ist bereits AIDS ausgebrochen, akut oder vor längerer Zeit?

Ursachen

- HI-Viren: HIV-1 und HIV-2
- Nadelstichverletzungen?
- Ungeschützter Geschlechtsverkehr?
- Mutter-Kind-Übertragung?
- Nadelstichverletzungen?
- Transfusion, Organtransplantation?

Symptome (variieren je nach Stadium)

- Schwäche? Appetitverlust?
- Dermatitis?
- Kopfschmerzen?
- Lichtempfindlichkeit?
- Gelenkschmerzen?
- Nachtschweiß?
- Enzephalopathie?
- Thrombozytopenie?
- Anämie?
- Leukopenie?
- Liegen Sekundärinfektionen vor?
  - Lymphknotenschwellung?
  - Pilzbefall?
  - Hautinfektionen?
  - Herpesinfektionen?
  - Lungeninfektionen?
  - Husten?
  - Darminfektionen?
  - Pneumonie?
- Diarrhö?
- Pulsfrequenz?
- Blutdruck?
- Temperatur?
- Gewicht?
- Gesellschaftliche Isolation?
- AIDS-Symptome?
- Angst?

Ressourcen

- AIDS ist nicht ausgebrochen
- Pat. hat Krankheitsverständnis und kennt Zusammenhänge
- Pat./Angehörige kennen Übertragungswege
- Soziales Umfeld informiert und einbezogen
- Pat. nimmt Medikamente selbstständig und konsequent ein, hohe Compliance
- Guter AZ/EZ

Ziele festlegen

- Pat. ist über seine Erkrankung und die notwendigen Maßnahmen informiert
- Pat. erhält psychische Unterstützung
- Pat. nimmt Medikamente selbstständig und konsequent ein
- AIDS bricht nicht aus
- Pat. nimmt am gesellschaftlichen Leben teil
- Pat. ist medikamentös gut eingestellt
- Pat. verhält sich den hygienischen und gesundheitlichen Erfordernissen entsprechend
- Pat. kann über seine Angst sprechen, teilt sich im Gespräch mit
- Pat. gibt Juckreiz von höchstens 3/10 analog der numerischen Ratingskala an

Maßnahmen planen

- Über gesunde Lebensführung informieren (Ernährung und Bewegung, Verzicht auf Nikotin und Alkohol)
- Über Ansteckungsmöglichkeiten informieren, ggf. auch Partner/Angehörige
- Hinweispflicht gegenüber Behandlungsteam
- Infektionsprophylaxe:
  - Einmalhandschuhe beim Waschen, beim Umgang mit Sekret, Ausscheidungen und beim Verbandwechsel tragen, evtl. zusätzlich Schutzkittel (z. B. bei Diarrhö), Mundschutz und Schutzbrille (bei Aerosol)
  - Vermeiden von Verletzungen des Pat.
  - Einmalmaterial verwenden
  - Kontaminiertes Material getrennt entsorgen (Kennzeichnung als „infektiös“)
  - Laborproben besonders kennzeichnen
  - Regelmäßige Händehautpflege mit geeigneten Pflegemitteln, um rissiger Haut vorzubeugen, ggf. bei Verletzungen an den Händen gut schließenden, wasserdurchlässigen Verband anlegen
- Gespräche zur Angstbewältigung anbieten (auch Sozialdienst)
- Haut- und Schleimhautbeobachtung zur Früherkennung von Verletzungen und Infektionen
- Obstipations- und Diarrhöprophylaxe
- Vermeiden von Verletzungen bei der Körperpflege, etwa durch Zahnbürsten oder Rasierklingen
- Regelmäßige Temperaturkontrolle
- Regelmäßige Gewichtskontrollen
- Ausreichende Flüssigkeits- und Elektrolytzufuhr gewährleisten
- Motivation zur Einhaltung eines regelm. Tagesablaufs und ausreichender Schlafzeiten
- Beobachtung auf Zeichen HIV-typischer Erkrankungen
- Kontakt zu Selbsthilfegruppen herstellen

Zusätzlich bei Ausbruch von AIDS

- Toilettenstuhl bei Diarrhö
- Hautpflege
- Mundpflege
- Ggf. Gespräche über die Situation und evtl. das Lebensende
- Ggf. Mundschutz
- Einzelzimmer und strenge Hygienemaßnahmen bei Sekundärinfektionen
- In der letzten Lebensphase Sterbebegleitung, evtl. Kontakte herstellen zu einem Hospiz, zur Seelsorge

Ergebnisse prüfen

- Grunderkrankung
- Sekundärinfektionen
- Haut
- Gewicht
- Vitalzeichen
- Wohlbefinden
- Krankheitsverständnis, Compliance

Husten/Tussis

Heftige Ausatmung, um Sekret oder Fremdkörper aus den Atemwegen zu entfernen; **weiterführende Stichworte:** *Allergie/allergische Reaktion, Aspirationsgefahr, Asthma bronchiale, Atemstörung/Ventilationsstörung, Bronchitis, chronisch obstruktive Lungenerkrankung (COPD), Dyspnoe/Atemnot, Fieber, Grippe/Influenza/COVID, MRSA/Krankenhauskeim, Pneumonie/Lungenentzündung, Pneumoniegefahr, Dysphagie/Schluckstörung, Tracheostoma*

Informationen sammeln

- Seit wann hustet der Pat.?
- Wie oft hustet der Pat.?
- Wie zeigt sich der Husten?
  - Akut?
  - Subakut?
  - Chronisch?
  - Produktiv?
  - Unproduktiv?

Ursachen

- Erkältung/Influenza?
- Bronchitis?
- COPD?
- Allergie?
- Asthma bronchiale?
- Pneumonie?
- Chronische Nasennebenhöhlenentzündung?
- Reflux?
- Linksherzinsuffizienz?
- Bronchialkarzinom?
- Tuberkulose?
- Keuchhusten?
- Nebenwirkung von Medikamenten? Z. B. ACE-Hemmern?

Symptome

- Schmerzen?
- Dyspnoe?
- Sputum?
  - Farbe?
  - Geruch?
  - Beschaffenheit?
  - Menge?
  - Beimengungen?
- Puls?
- Blutdruck?
- Temperatur? Fieber?
- Begleiterscheinungen, -symptome?

Ressourcen

- Pat. hat produktiven Husten
- Pat. kennt Strategien, z. B. Inhalation oder Tees, zur Linderung des Hustens und setzt diese gezielt ein
- Pat. kann nachts schlafen
- Pat. trinkt individuell angepasste Trinkmenge
- Guter AZ/EZ

Ziele festlegen

- Pat. kann Bronchialsekret selbstständig abhusten
- Pat. hat gemilderten Hustenreiz
- Pat. kennt Strategien, z. B. Inhalation oder Tees, zur Linderung des Hustens und setzt diese gezielt ein
- Pat. kann nachts schlafen

- Pat. trinkt individuell angepasste Trinkmenge nach D-A-CH-Referenzwerttabelle
- Pat. gibt Schmerzen von höchstens 3/10 analog der numerischen Ratingskala an

Maßnahmen planen

- Ggf. Flüssigkeitsbilanz
- Bei Verschleimung vermehrt Flüssigkeit zum Trinken anbieten
- Pat. beim Sekret abhusten unterstützen
- Anleitung zum produktiven Husten
- Atemunterstützende Positionierung, z. B. Oberkörperhochpositionierung
- Beim Umgang mit Sputum Einmalhandschuhe tragen
- Papiertücher und Abwurf in Reichweite des Pat. bringen
- Sekretlösende Maßnahmen, z. B. Brustwickel, warmer Tee
- Medikamente nach Anordnung
- Atemstimulierende Einreibung
- Ggf. Anleitung zum Handling der Dosieraerosle
- Ggf. Anleitung zum Handliing der Inhalationshilfe
- Inhalationen nach Anordnung

Ergebnisse prüfen

- Husten
- Sputum
- Vitalzeichen
- Schmerzen
- Wohlbefinden

Hypercholesterinämie

Erhöhte Cholesterinwerte im Blut; **weiterführende Stichworte:** *Adipositas/Übergewicht, Diabetes mellitus/Zuckerkrankheit, Hyperglykämie*

Informationen sammeln

- Seit wann liegen Anzeichen von Hypercholesterinämie vor?
- Wird der Pat. bereits behandelt?
- Welche Medikamente nimmt Pat. ein und wie sind diese wirksam?

Ursachen

- Diabetes mellitus, metabolisches Syndrom?
- Ernährung? Adipositas?
- Genetische Disposition?
- Schilddrüsenunterfunktion?
- Nierenerkrankungen?
- Medikamente, z. B. Östrogene, Thiaziddiuretika?

Symptome

- Zeichen von Arteriosklerose?
  - Herzinfarkt?
  - Apoplex?
- Gelbliche Fettablagerung im Bereich der Augenlider?
- Ringförmige, weiße Hornhauttrübung?
- Blutfettwerte?
- Gewicht?
- Ernährungsverhalten?
  - Vorzugsweise fettreiche Ernährung?
  - Wie viel Alkohol trinkt der Pat.?
- Lebensweise? Bewegung?

Ressourcen

- Pat. ernährt sich gesund bzw. ist bereit, sich gesund zu ernähren
- Pat. ist normalgewichtig (BMI von ...)
- Pat. bewegt sich ausreichend
- Pat. strebt Gewichtsabnahme an
- Es liegen keine weiteren Erkrankungen vor

Ziele festlegen

- Folgeerkrankungen wie die koronare Herzkrankheit (KHK) sind vermieden bzw. werden frühzeitig erkannt
- Pat. stellt Ernährungs- und Lebensgewohnheiten dauerhaft um
- Pat. ist über Ernährungsumstellung informiert
- Pat. ernährt sich ausgewogen, fett- und cholesterinarm sowie ballaststoffreich
- Pat. integriert Bewegungen in Alltag
- Pat. steigert körperliche Aktivitäten
- Pat. verzichtet auf Alkohol
- Partner/Angehörige sind in Ernährungsumstellung/neue Lebensweise eingebunden

Maßnahmen planen

- Beratung des Pat. zur Umstellung seines Lebensstils:
  - Gesundheitsberatung
  - Diät: fett- und cholesterinarm, wenig Zucker, ballaststoffreich
  - Alkoholkarenz
  - Pat. zu lebenslanger Ernährungsumstellung motivieren
  - Ernährungsberatung anbieten
  - Zu Bewegung anregen
- Kontakt zu Selbsthilfegruppen herstellen
- Medikamente nach Anordnung

Ergebnisse prüfen

- Laborwerte
- Gewicht
- Vitalzeichen

Hyperglykämie

Erhöhter Blutzuckerspiegel im Blut; **syn.** *Blutzuckererhöhung;* **weiterführende Stichworte:** *Adipositas/Übergewicht, Bauchschmerzen/Abdominalschmerzen, Bewusstseinsveränderung/Vigilanzstörung, Diabetes mellitus/Zuckerkrankheit, Erbrechen/Emesis, Hypercholesterinämie, Schwindel/Vertigo, Sturzgefahr, Übelkeit/Nausea*

Informationen sammeln

▷ Screening zur Ermittlung des Blutzuckerspiegels
- Wie und seit wann zeigt sich die Hyperglykämie?
- Ist Diabetes bekannt?
- Diabetisches Koma?

Ursachen

- Diabetes mellitus? Welche Form?
- Therapie mit Cortison?
- Akuter Stress/Trauma/Sturz?
- Infekte?
- Alkoholkonsum?
- Dosierungsfehler von Insulin-Injektion?

Symptome

- Wie hoch ist der Blutzucker?
- Begleitsymptome?
  - Starker Durst (Polydipsie)?
  - Urinmenge?
  - Polyurie?
  - Oligurie/Anurie?
  - Urinfarbe?
  - Dehydratation?
  - Appetitlosigkeit?
  - Übelkeit?
  - Erbrechen?
  - Bauchschmerzen?
  - Schwäche?
  - Haut? Trocken, heiß?
  - Kußmaul-Atmung?
  - Azetongeruch der Atmung?
  - Schlaffe Muskulatur?
  - Krämpfe?
  - Bewusstseinszustand?
- Orientierung?
- Pulsfrequenz? Tachykardie?
- Blutdruck? Hypotonie?
- Verlangsamte Reflexe?
- Hypotone Muskulatur?
- Schock?
- Bewusstseinsstörung?

Ressourcen

- Pat. kennt Ursache der Hyperglykämie
- Pat. kann BZ-Werte selbst kontrollieren
- Pat. kann selbst Insulin spritzen
- Pat. führt ein Diabetikertagebuch
- Pat. ist orientiert
- Guter AZ des Pat.

Ziele festlegen

- Blutzuckerspiegel des Pat. wird konstant langsam gesenkt max. 50 mg/dl in einer Stunde bei BZ-Werten von <250 mg/dl
- Pat. hat einen Blutzuckerspiegel im Normbereich ($HbA_{1c} < 7$)
- Pat. kennt Möglichkeiten der Stoffwechselselbstkontrolle und wendet diese selbstständig an (BZ-Kontrolle, Diabetiker-Tagebuch, etc.)
- Pat. kennt die Blutzuckerwirksamkeit der Nahrungsmittel und passt seine Ernährung an den Blutzuckerspiegel an
- Pat. kennt die Therapie und kann eigenständig Korrekturen der Behandlung vornehmen
- Pat. setzt blutzuckersenkende Medikamente regelmäßig und kontrolliert ein
- Pat. kennt den Einfluss von körperlicher Bewegung auf den Blutzuckerspiegel und kann eigenständig Anpassungen vornehmen
- Pat. kennt Frühzeichen einer Hyperglykämie

Maßnahmen planen

- Bei Bewusstseinsstörung Notfallmaßnahmen
- Aspirationsprophylaxe
- Vermehrte Vitalzeichenkontrolle
- Ggf. alle notwendigen Prophylaxen
- Vermehrte BZ-Kontrollen (oft stündlich)
- Ggf. Flüssigkeitsbilanzierung
- Beratung/Schulung des Pat. und ggf. seiner Angehörigen (Diabetesschulung):
  - Ursachen und Verlauf der Erkrankung
  - Komplikationen
  - Medikamentöse Therapie
  - Blutzuckertagebuch
  - Ernährungsberatung
  - Haut- und Fußpflege
  - Notfallmaßnahmen
  - Bewegung
- Anleitung zur/zum:
  - Blutzuckerermittlung durch einen Glukosesensor
  - Blutzuckerschnelltest
  - Richtigen Gebrauch von Insulin und entsprechenden Applikationshilfen
- Vermehrt Getränke anbieten
- Angehörige und Umfeld, z. B. Schule, in Notfallmaßnahmen einweisen
- Kontakt zu Selbsthilfegruppen herstellen
- Ggf. Neueinstellung der Medikamenten- oder Insulinmenge nach Anordnung

Ergebnisse prüfen

- Laborwerte
- Flüssigkeitsbilanzierung
- Vitalzeichen
- Bewusstseinslage
- Krankheitsverständnis, Compliance

Hypertonie/Bluthochdruck

Dauerhafte, nicht situationsabhängige Erhöhung des arteriellen Blutdrucks auf über 140/90 mmHg beim Erwachsenen; **syn.** *Blutdruckerhöhung;* **weiterführende Stichworte:** *Atemstörung/Ventilationsstörung, Erbrechen/Emesis, Gedächtnisstörungen, koronare Herzkrankheit (KHK), Kopfschmerzen, Nasenbluten/Epistaxis, Schwindel/Vertigo, Sehstörungen, Sprachstörungen, Übelkeit/Nausea*

Informationen sammeln

▷ Blutdruck-Screening RR > 140/90 mmHg

- Hypertensive Krise: RR > 220/120 mmHg?
- Ist Hypertonie bekannt?
- Wenn ja, seit wann?
- Nimmt der Pat. Medikamente ein?
- Gewicht?

Ursachen

- Nierenerkrankungen?
- Gefäßerkrankungen?
- Herz- oder Kreislauferkrankungen?
- Hormonelle Erkrankungen?
- Medikamente (Nebenwirkungen)?
- Stress?
- Nervosität?
- Schwangerschaft?
- Drogenmissbrauch (Kokain)?
- Genetische Disposition?
- Falsche Ernährung?
- Bewegungsarmer Lebensstil?

Symptome

- Blutdruck? Puls?
- Symptomfreiheit?
- Nasenbluten?
- Gedächtnisstörungen?
- Schlafstörungen?
- Hypertensive Krise: RR > 220/120 (oft ohne Symptome)?
- Warnzeichen?
  - Kopfschmerzen?
  - Sehstörungen?
  - Ohrensausen?
  - Herzklopfen?
  - Unruhe?
  - Dyspnoe?
  - Schwindel?
  - Schweißausbrüche?
  - Übelkeit?
  - Sprachstörungen?
  - Angina-Pectoris-Anfall?
  - Ernährung?
  - Lebensstil?
- Spätkomplikationen?
  - Blutgefäße?
  - Auge?
  - Herz?
  - Niere?
  - Gehirn?

Ressourcen

- Ursachen sind bekannt
- Pat. spürt Blutdruckanstieg
- Pat. kann Blutdruck selbst messen
- Pat. hat hohe Compliance
- Pat. ist medikamentös eingestellt

Ziele festlegen

- Pat. kann Blutdruck-Werte adäquat einschätzen und gezielt Maßnahmen anwenden
- Pat. nimmt Medikamente selbstständig und konsequent ein
- Blutdruck des Pat. ist im Normbereich, z. B. < 140/90 mmHg beim Erwachsenen
- Pat. kennt die Bedeutung einer Gewichtsreduktion
- Pat. ernährt sich ausgewogen und dem Kalorienbedarf entsprechend
- Pat. erlernt Entspannungstechniken und kann diese adäquat einsetzen

Maßnahmen planen

- Regelmäßige Blutdruckkontrolle (zur gleichen Tageszeit)
- Pat. zur Blutdruckselbstkontrolle anleiten
- Ggf. Gewichtsreduktion
- Natriumarme Diät
- Beratung des Patienten:
  - Umgang mit Medikamenten und Bedeutung der regelmäßigen Medikamenteneinnahme
  - Vermeidung von Folgekrankheiten
  - Akzeptanz der Therapie
  - Blutdruckselbstkontrolle und Führen eines Blutdrucktagebuches
  - Maßvoller Genussmittelkonsum (Alkohol, Nikotin)
  - Ernährungsberatung
  - Stressabbau bzw. Erlernen von Stressbewältigungsstrategien (Entspannungstechniken)
  - Angepasstes körperliches Training (Ausdauertraining)
  - Integration von Bewegungen in Alltag
  - Regelmäßige Arztbesuche zur Frühdiagnose von Risikofaktoren und Spätkomplikationen
- Medikamente nach Anordnung
- Strukturierte Behandlungsprogramme, Selbsthilfe- und Sportgruppen anregen bzw. vermitteln
- Individuell angepasste Größe der Blutdruckmanschette wählen
- Bei Kleinkindern unter ca. 3 Jahren Blutdruck elektronisch ermitteln
- Angehörige einbeziehen

Ergebnisse prüfen

- Blutdruck
- Gewicht
- Lebensgewohnheiten
- Krankheitsverständnis, Compliance

> Blutdruckwerte sind in Abhängigkeit vom Lebensalter unterschiedlich zu bewerten.

Hyperventilation

Gesteigertes Atemminutenvolumen über die Stoffwechselbedürfnisse hinaus; **weiterführende Stichworte:** *Abhängigkeit/Abusus, Angst, Atemstörung/Ventilationsstörung, Bewusstseinsstörung/Bewusstlosigkeit, Dyspnoe/Atemnot, Kopfschmerzen, Schmerzen, Schwindel/Vertigo*

Informationen sammeln

- Seit wann tritt die Hyperventilation auf?
- In welchen Situationen kommt es zur Hyperventilation?
- Wie oft hyperventiliert der Pat.?
- Dauer und Schwere der Hyperventilation?
- Psychische Probleme/Erkrankungen?

Ursachen

- Psychogene Hyperventilation (Angst, Stress, Aufregung)?
- Akut oder chronisch?
- Stoffwechselbedingt?
  - Azidose?
- Schädigung des ZNS?
- Kompensatorisch als Reaktion auf einen O_2-Mangel?
  - Lungenerkrankung?
  - Herz-Kreislauf-Erkrankung?
- Medikamente, Drogen?

Symptome

- Intensität?
- Schwindel?
- Benommenheit?
- Bewusstseinsstörungen?
- Pfötchenstellung der Hände (Hyperventilationstetanie)?
- Bewusstlosigkeit?
- Gefühllosigkeit, Kribbeln und Zittern an Extremitäten?
- Kribbeln und Taubheitsgefühl in der Mundregion?
- Druck und Engegefühl über dem Thorax?
- Gefühl, nicht richtig durchatmen zu können?
- Dyspnoe?
- Schwitzen?
- Übelkeit?
- Herzklopfen?
- Tachypnoe?
- Erstickungsangst?
- Muskelschmerzen?
- Kopfschmerzen?

Ressourcen

- Pat. kennt auslösende Faktoren
- Pat. versteht den Entstehungsmechanismus der Symptome
- Pat. ist bereit, ggf. psychotherapeutische Hilfe anzunehmen
- Pat. kennt Möglichkeiten zur Selbsthilfe bei Hyperventilation

Ziele festlegen

- Pat. atmet ruhig, gleichmäßig und beschwerdefrei
- Atemminutenvolumen liegt im Normalbereich
- Pat. kennt Zusammenhänge, die zur Hyperventilation führen

- Pat. beherrscht Strategien zur Vermeidung eines Anfalls
- Pat. kennt und beherrscht Möglichkeiten zur Selbsthilfe bei Hyperventilation

Maßnahmen planen

- Ruhe und Sicherheit vermitteln
- Oberkörperhochpositionierung
- Angst abbauen, z. B. durch Anwesenheit, ruhige Ansprachen, Hautkontakt (über die Hände)
- Bei psychogener Störung:
  - Im Anfall: Beruhigen und Rückatmung in eine vorgehaltene Plastetüte oder gewölbte Hand
  - Ggf. Plastiktüte in Reichweite legen
  - Medikamentöse Sedierung nach Anordnung
  - Anleitung zur Selbsthilfe, z. B. Atemschulung, Beratung über Entspannungsverfahren
  - Psychotherapeutische Beratung empfehlen
- Bei organischer Ursache Pflege der Grunderkrankung

Ergebnisse prüfen

- Atmung
- Bewusstseinslage
- Vitalzeichen
- Wohlbefinden
- Strategien
- Verständnis, Compliance

Hypoglykämie

Erniedrigung des Blutzuckerspiegels auf unter 50 mg/dl (2,8 mmol/l); **syn.** *Blutzuckersenkung;* **weiterführende Stichworte:** *Abhängigkeit/Abusus, Angst, Anorexia nervosa/Magersucht, Bewusstseinsveränderung/Vigilanzstörung, Diabetes mellitus/Zuckerkrankheit, Diarrhö/Durchfall, Erbrechen/Emesis, Injektion, Infusion, Mangelernährung, Schwindel/Vertigo, Schwitzen übermäßiges, Übelkeit/Nausea*

Informationen sammeln

▷ Screening zur Ermittlung des Blutzuckerspiegels
- Wie und seit wann zeigt sich die Hypoglykämie?
- Ist Diabetes bekannt?
- Wenn ja, seit wann, welche Form?
- Hat der Pat. gegessen?
- Wann hat der Pat. zuletzt gegessen?
- Nimmt der Pat. regelmäßig Medikamente ein?

Ursachen

- Ungewöhnliche körperliche Anstrengung bei Diabetes mellitus?
- Einnahme-, Injektionsfehler: Überdosierung oraler Antidiabetika oder von Insulin?
- Nahrungsverlust durch Erbrechen?
- Zu späte oder zu geringe Aufnahme von Nahrung, insbesondere Kohlenhydrate, z. B. bei Inappetenz?
- Darmerkrankungen (z. B. Diarrhö)?
- Alkoholgenuss?
- Leber- oder Nierenfunktionsstörungen?
- Insulinom?

Symptome

- Wie hoch ist der Blutzucker?
- Begleitsymptome?
  - Heißhunger?
  - Unruhe?
  - Tremor?
  - Kalter Schweiß?
  - Angst?
  - Sehstörungen?
  - Sprachstörungen?
  - Konzentrationsstörungen?
  - Angespannte Muskulatur?
  - Bewegungsstörungen?
  - Lähmungserscheinungen?
  - Zerebrale Krampfanfälle?
  - Bewusstseinseintrübung?
  - Bewusstlosigkeit?
- Pulsfrequenz?
- Blutdruck?
- Atmung?
- Orientierung?
- Psychische Veränderungen, z. B. Reizbarkeit, Aggressivität, Albernheit, Weinen, Verwirrtheit?

Ressourcen

- Pat. bemerkt Hypoglykämie und kann angemessen reagieren
- Pat. kann selbstständig BZ-Wert messen
- Pat. kennt seine Erkrankung

- Pat. ernährt sich regelmäßig und nach Diät
- Pat. ist orientiert/wach
- Pat. verfügt über Notfallmedikamente und kann diese, genau wie seine Angehörigen/Freunde, einsetzen

Ziele festlegen

- Pat. hat einen Blutzuckerspiegel im Normbereich ($HbA_{1c} < 7$)
- Blutzuckerspiegel des Pat. ist physiologisch
- Pat. ist über die Ursache der Hypoglykämie informiert
- Pat. kennt Frühzeichen der Hypoglykämie und kann angemessen reagieren
- Pat. kennt Möglichkeiten der Stoffwechselselbstkontrolle und wendet sie selbstständig an (BZ-Kontrolle, Diabetiker-Tagebuch, etc.)
- Pat. kennt die Bedeutung regelmäßiger Mahlzeiten, versteht den Zusammenhang von Insulin und Nahrungsaufnahme
- Pat. kennt die Therapie und kann eigenständig Korrekturen der Behandlung vornehmen
- Angehörige und soziales Umfeld, z. B. Arbeitskollegen, sind über die Erkrankung informiert, kennen Notfallmedikamente und können diese einsetzen
- Pat. kennt den Einfluss von körperlicher Bewegung auf den Blutzuckerspiegel und kann eigenständig Anpassungen vornehmen

Maßnahmen planen

- Traubenzuckerpaste oder -plättchen verabreichen
- Glukagoninjektion durchführen (Notfallspritze)
- Kohlenhydratreiche Getränke, z. B. Orangensaft oder Cola, zu trinken geben
- Ggf. kohlenhydratreiche Nahrungsmittel, z. B. Banane, zu essen geben
- Bei Bewusstseinsstörung Notfallmaßnahmen
- Aspirationsprophylaxe
- Bei einer Hypoglykämie während einer Therapie z. B. mit Acarbose (Glucobay®) stets reine Glukose (Traubenzucker, Monosaccharid) geben
- Überwachung des Pat.:
  - Bewusstsein beobachten
  - Puls, Blutdruck und Blutzucker regelmäßig kontrollieren
- Pat. über seine Erkrankung informieren, z. B. Warnsymptome einer Hypoglykämie
- Pat. empfehlen, ausgepackten Traubenzucker bei sich zu tragen (mind. 2 BE)
- Ernährungsberatung anbieten
- Anleitung zur/zum:
  - Blutzuckerermittlung durch einen Glukosesensor
  - Blutzuckerschnelltest
  - Richtigen Gebrauch von Insulin und entsprechenden Applikationshilfen
- Bei nächtlicher Hypoglykämie:
  - Pat. wecken und Traubenzucker geben
  - Spätmahlzeit anbieten
- Angehörige und Umfeld, z. B. Schule, in Notfallmaßnahmen einweisen
- Kontakt zu Selbsthilfegruppen herstellen
- Medikamente nach Anordnung
- Ggf. Neueinstellung der Medikamenten- oder Insulinmenge nach Anordnung

Ergebnisse prüfen

- Laborwerte
- Vitalzeichen
- Wohlbefinden
- Orientierung
- Krankheitsverständnis, Compliance

Hypotonie

Dauernde Blutdruckerniedrigung unter 100/60 mmHg; **syn.** *Blutdruckerniedrigung;* **weiterführende Stichworte:** *Anämie/Blutarmut, Bewusstseinsstörung/Bewusstlosigkeit, Dehydratation/Exsikkose, Dehydratationsgefahr, Diarrhö/Durchfall, Erbrechen/Emesis, Flüssigkeitsbilanzierung, Herzinsuffizienz/Herzmuskelschwäche, Leberzirrhose, Schwindel/Vertigo, Sturzgefahr*

Informationen sammeln

- Blutdruck-Screening RR < 100/60 mmHg
- Ist Hypotonie bekannt?
- Wenn ja, seit wann?
- Wie zeigt sich die Hypotonie?
  - Orthostatische Hypotonie?
- Befindet sich Pat. in ärztlicher Behandlung?
- Nimmt der Pat. Medikamente ein?

Ursachen

- Herzinsuffizienz?
- Anämie?
- Hypovolämie? Schock?
- Medikamente (Nebenwirkungen)? Z. B. Diuretika?
- Hormonelle Störung, z. B. Nebennierenrindeninsuffizienz?

Symptome

- Blutdruck? Puls?
- Kollaps?
- Leistungsschwäche?
- Konzentrationsschwäche?
- Müdigkeit?
- Schwindel?
- Schwarzwerden vor den Augen?
- Kurze Bewusstlosigkeit?
- Depressive Verstimmung?
- Frösteln?
- Blasse Gesichtsfarbe?
- Schlafstörungen?
- Kopfschmerzen?
- Unruhe?
- Verwirrtheit?
- Bewusstseinsstörungen?
- Blutdruckabfall beim Aufstehen?
- Stiche oder Beklemmungsgefühl in der Herzgegend?

Ressourcen

- Ursachen sind bekannt
- Pat. spürt niedrigen Blutdruck
- Pat. kennt Handlungsstrategien bei niedrigen RR-Werten
- Pat. kann selbstständig Blutdruck messen
- Pat. ist orientiert

Ziele festlegen

- Pat. kann Blutdruckwerte adäquat einschätzen und gezielt Maßnahmen anwenden
- Blutdruck ist im Normbereich, d. h. >100/60 mmHG

- Pat. passt eigenes Verhalten, z. B. Aufstehen, seinen Kreislaufverhältnissen an
- Pat. kennt Maßnahmen, um Kreislauf zu trainieren
- Pat. kann selbstständig Blutdruck messen
- Pat. ernährt sich ausgewogen und dem Kalorienbedarf entsprechend

Maßnahmen planen

- Regelmäßige Blutdruckkontrolle (zur gleichen Tageszeit)
- Pat. zur Blutdruckselbstkontrolle anleiten
- Beine hochlagern bei Kreislaufproblemen
- Beratung des Patienten:
  - Blutdruckselbstkontrolle und Führen eines Blutdrucktagebuches
  - Gefäßtraining durch Wechselduschen, Bürstenmassagen
  - Angepasstes körperliches Training (Ausdauertraining)
  - Integration von Bewegungen in Alltag
  - Vermeidung von abruptem Aufstehen, stufenweises Mobilisieren
  - Bei langem Stehen isometrische Übungen
  - Kompressionsverband oder -strümpfe an den Beinen
  - Salzreiche Ernährung
  - Flüssigkeitsbilanz
  - Dehydratationsprophylaxe
  - Sturzprophylaxe
- Medikamente nach Anordnung
- Strukturierte Behandlungsprogramme, Selbsthilfe- und Sportgruppen anregen bzw. vermitteln
- Individuell angepasste Größe der Blutdruckmanschette wählen
- Bei Kleinkindern unter ca. 3 Jahren Blutdruck elektronisch ermitteln
- Angehörige einbeziehen

Ergebnisse prüfen

- Blutdruck
- Befindlichkeit des Pat.
- Bewusstseinslage
- Orientierung
- Krankheitsverständnis, Compliance

> Blutdruckwerte sind in Abhängigkeit vom Lebensalter unterschiedlich zu bewerten.

Ikterus/Gelbsucht

Gelbfärbung von Haut und Schleimhäuten durch den Anstieg des Bilirubins im Blut; **weiterführende Stichworte:** *Abhängigkeit/Abusus, Bauchschmerzen/Abdominalschmerzen, Bewusstseinsstörung/Vigilanzstörung, Hepatitis/Leberentzündung, Hypotonie, Juckreiz/Pruritus, Leberzirrhose, Schwindel/Vertigo, Selbstpflegedefizit/Unfähigkeit zur Körperpflege, Sturzgefahr*

Informationen sammeln

▷ Assessment, z. B. mit Eppendorfer Juckreizfragebogen (EJF) oder Analogskala zur Erhebung der Juckreizintensität
- Seit wann besteht der Ikterus?
- Wo befindet sich der Ikterus (Skleren)?
- Welche Ikterusform?
  - Prähepatischer Ikterus?
  - Intrahepatischer Ikterus?
  - Posthepatischer Ikterus?

Ursachen

- Prähepatischer Ikterus?
  - Hämolytisch?
- Intrahepatischer Ikterus?
  - Hepatitis?
  - Leberzirrhose?
  - Vergiftungszeichen?
  - Alkohol?
- Posthepatischer Ikterus?
  - Gallensteine?
  - Gallen- oder Lebertumoren?

Symptome

- Gelbfärbung der Haut?
- Gelbfärbung der Skleren?
- Juckreiz?
- Heller Stuhl?
- Dunkler Urin?
- Bauchschmerzen? Koliken?
- Orientierung?
- Müdigkeit?
- Übelkeit?
- Puls?
- Blutdruck?
- Temperatur?

Ressourcen

- Ursache ist bekannt
- Pat. empfindet keinen Juckreiz
- Pat. meidet Alkohol
- Pat. hat physiologischen Stuhl und Urin
- Pat. ist orientiert
- Guter AZ/EZ

Ziele festlegen

- Pat. ist über seine Erkrankung und die notwendigen Maßnahmen informiert
- Pat. gibt Juckreiz von höchstens 3/10 analog der numerischen Ratingskala an
- Pat. kennt Maßnahmen gegen Juckreiz und kann diese anwenden
- Pat. hat rückläufigen Ikterus
- Pat. hat physiologische Hautfarbe und Farbe der Skleren

- Pat. gibt Schmerzen von höchstens 3/10 analog der numerischen Ratingskala an
- Pat. hat physiologischen Stuhl und Urin

Maßnahmen planen

- Stuhl- und Urinbeobachtung
- Pat. zu Stuhl- und Urinbeobachtung anleiten
- Juckreiz lindern:
  - Juckreiz erfragen
  - Ganzkörperwaschung oder Duschen
  - Abtupfen der Haut mit stark verdünntem Essigwasser
  - Ggf. Salzbad bei Juckreiz
  - Kratzalternative finden
- Sorgfältige Hautpflege
- Schmerzen mittels Assessment erheben
- Warme Wickel bei Oberbauchschmerzen
- Gesundheitsberatung bezüglich Lebensweise und Ernährung
- Kost: fettarm, keine blähenden Speisen
- Medikamente nach Anordnung
- Pflege entsprechend der Grunderkrankung

Ergebnisse prüfen

- Haut
- Skleren
- Juckreiz
- Laborwerte
- Urin/Stuhl
- Wohlbefinden
- Schmerzen
- Orientierung
- Krankheitsverständnis, Compliance

Immobilität/Bewegungseinschränkung

Einschränkung des Vermögens, sich unabhängig zu bewegen.; **syn.** *Bettlägerigkeit, Bettruhe;* **weiterführende Stichworte:** *Bewusstseinsveränderung/Vigilanzstörung, Fraktur/Knochenbruch, Gicht/Urikopathie, Hemiparese/Hemiplegie, Infektion (lokale), Kontraktur, Kontrakturengefahr, Lähmung, Multiple Sklerose/Encephalomyelitis disseminata, Parkinsonsyndrom, Rheumatische Erkrankungen, Schmerzen, Selbstpflegedefizit/Unfähigkeit zur Körperpflege, Spastik, Spitzfuß, Sturzgefahr*

Informationen sammeln

- ▷ Schmerzscreening, z. B. mit numerischer Ratingskala
- ▷ Screening, z. B. mit Timed up and go Test
- Eingeschränkte Beweglichkeit in welchen Gelenken?
- Seit wann bestehen Symptome?
- Grad der Einschränkung?
- Kann der Pat. seine Extremitäten bewegen?

Ursachen

- Schmerzen/Schonhaltung?
- Trauma?
- Zu- und Ableitungen?
- Abgeschlagenheit und verminderte Leistungsfähigkeit?
  - Schwacher AZ?
  - Schlechter EZ?
- Trauer und Sorgen?
- Kontrakturen?
- Operationswunden?
- Narben?
- Erkrankungen des Bewegungsapparates?
  - Arthrose?
  - Osteoporose?
  - Skoliose?
  - Kyphose?
  - Morbus Bechterew?
  - Gicht?
  - Rheuma?
  - Operationen (Gelenkersatz nach Oberschenkelhalsfraktur)?
  - Fraktur?
  - Amputation?
- Neurologische Erkrankungen (Apoplex, Multiple Sklerose, M. Parkinson, Gehirnerkrankungen, Spastik, Parese, Plegie)?
- Herzerkrankungen?
- Lungenerkrankungen?
- Psychische Erkrankungen?
- Bettruhe?
- Adipositas?
- Post-Fall-Syndrom?
- Schwindel?

Symptome

- Kreislauf- und Atmungssituation?
- Bewusstseinslage?
- Bewegt Extremitäten selbstständig oder nur mit Anleitung?
- Muskeltonus schlaff, vorhanden oder gesteigert?

- Schwache körperliche Verfassung?
- Schwierigkeiten, sich selbst im Bett zu positionieren und die Position zu halten?
- Keine Kontrolle über seine Bewegungen?
- Sitzstabilität?
- Standstabilität?
- Gangbild (schlurfend, kleinschrittig, tippelnd)?
- Schmerzen?
- Kontrakturen?
- Schonhaltung?
- Antriebslosigkeit
- Schwellung der Gelenke?

Ressourcen

- Pat. hat Teil-/Restbewegungsmöglichkeiten
- Gelenke sind (voll) beweglich
- Pat. hat Kontrolle über seine Körperhaltung
- Pat. kann (mit Anleitung) stehen
- Pat. hat physiologischen Muskeltonus
- Pat. ist motiviert, sich zu bewegen

Ziele festlegen

- Bewegungsmöglichkeiten sind erkannt und werden gefördert
- Pat. bewegt sich/liegt so entspannt wie möglich
- Pat. kann (mit Anleitung) stehen
- Pat. kann sich mit Rollator fortbewegen
- Pat. kann sich selbstständig im Zimmer fortbewegen
- Pat. gibt Schmerzen in Bewegung von höchstens 5/10 analog der numerischen Ratingskala an

Maßnahmen planen

- Expertenstandard *Erhaltung und Förderung der Mobilität* anwenden
- Expertenstandard *Sturzprophylaxe in der Pflege* anwenden
- Bewegungsplan erstellen und durchführen
- Geplantes, ruhiges und sicheres Vorgehen beim Transfer
- Schmerzassessment durchführen und ggf. Schmerzen reduzieren
- Anreiz zu Bewegung geben, z. B. trinken nur im Sitzen, essen nur am Tisch
- Unterstützung bei der Mobilisation
- Unterstützung bei tgl. Handgriffen und Bewegungen
- Bereitstellung von Hilfsmitteln (z. B. Positionsmaterial, Gehhilfe, Rollator)
- Sturzprophylaxe, z. B. Stolperfallen entfernen
- Gehtraining, Stehtraining
- Kontrakturenprophylaxe (Bewegungsübungen aktiv, passiv oder assistiv nach Anordnung durchführen)
- Bei Bettlägerigkeit alle Prophylaxen
- Wahrnehmungsförderung durch spezielle Pflegekonzepte wie Bobath®-Konzept oder Kinästhetik anwenden
- Einsatz von Schienen nach Anordnung
- Weitere Therapien mit Pat./im therapeutischen Team gemeinsam planen, z. B. Ergotherapie, Physiotherapie
- Pat. und Angehörige über Folgen der Immobilität informieren und zur Bewegung anregen
- Kontakt zu Selbsthilfegruppen anbieten
- Ggf. Gewichtsreduktion
- Entlassungsmanagement

Ergebnisse prüfen

- Gangbild
- Haltung
- Bewegungen
- Muskeltonus
- Schmerzen
- Gelenke
- Krankheitsverständnis, Compliance

Immundefekt/Abwehrschwäche

Vorübergehende oder dauerhafte Schwächung der Abwehrfunktion; **syn.** *Immuninsuffizienz, Immunmangelkrankheit;* **weiterführende Stichworte:** *Fieber, HIV-Infektion, Husten/Tussis, Infektion lokale, Kachexie/Auszehrung, Mangelernährung, MRSA/Krankenhauskeim, Mykose/Pilzerkrankung, Selbstpflegedefizit/Unfähigkeit zur Körperpflege*

Informationen sammeln

- Wie zeigt sich der Immundefekt/Abwehrschwäche?
- Ist der Immundefekt angeboren oder erworben?

Ursachen

- Entwicklungsstörung der Stammzellen im Knochenmark (angeboren)?
- Antikörpermangelsyndrom? Nierenerkrankung?
- Infektionen, z. B. Masern, Windpocken?
- Immunschwächesyndrom AIDS?
- Knochenmarkerkrankung?
- Tumorerkrankung? Plasmazytom?
- Stoffwechselstörung, z. B. schlecht eingestellter Diabetes mellitus?
- Ernährungsstörung?
- Malabsorption?
- Bekommt der Pat.:
  - Immunsuppressiva?
  - Glukokortikoide?
  - Zytostatika?
  - Cyclosporin?
  - Schmerzmittel?

Symptome

- Infektanfälligkeit?
- Leidet der Pat. häufig an oft schweren Infektionen?
- Leidet der Pat. häufig an Pilzerkrankungen?
- Schlechtes Ansprechen auf Antibiotika?
- Hautbeschaffenheit?
  - Granulomatöse Entzündungen?
  - Unklare Hautrötungen?
  - Ekzeme?
- Puls?
- Temperatur?
- Blutdruck?
- Gewicht?
- Chronische Diarrhö?
- Schmerzen?

Ressourcen

- Guter AZ/EZ
- Pat. ist selbstständig
- Pat. erhält Unterstützung von Familienangehörigen/Freunden

Ziele festlegen

- Pat. kennt Ursache
- Pat. hält sich konsequent an hygienegerechtes Verhalten
- Pat. hat individuell verlängerte infektfreie Periode

- Pat. kann am gesellschaftlichen Leben teilnehmen
- Pat. gibt Schmerzen von höchstens 3/10 analog der numerischen Ratingskala an
- Pat. ist mobil und selbstständig

Maßnahmen planen

- Hygieneregeln einhalten
- Ggf. Umkehrisolierung
- Pat./Angehörige zu hygienegerechtem Verhalten anleiten
- Pat. über gesunde ausgewogene Ernährung aufklären, z. B. Vitamine, Spurenelemente
- Ernährungsberatung anbieten
- Maßnahmen zur Stärkung des Immunsystems
- Schmerzen mittels Assessment erheben
- Hautbeobachtung, individuelle Hautpflege
- Pflege entsprechend der Grunderkrankung
- Zur Pflege seines Körpers und zu körperlicher Bewegung motivieren
- Anleitung zu Bewegungsübungen aktiv/passiv
- Hilfe bei der Ausführung tgl. Handgriffe und Bewegungen
- Bei Bettlägerigkeit alle Prophylaxen
- Kontakt zu Selbsthilfegruppen herstellen
- Medikamente nach Anordnung
- Angehörige/Freunde einbeziehen

Ergebnisse prüfen

- Infektionen
- Vitalzeichen
- Laborwerte
- Wohlbefinden
- Krankheitsverständnis, Compliance

Infektion, lokale

Räumlich begrenzte Infektion mit Krankheitserregern; **weiterführende Stichworte:** *Diabetes mellitus/Zuckerkrankheit, Ekzem/Kontaktdermatitis, Fieber, Fraktur/Knochenbruch, Immobilität/Bewegungseinschränkung, Juckreiz/Pruritus, Mykose/Pilzerkrankung, Schmerzen, Wunde chronische*

Informationen sammeln

- Wo ist die Infektion lokalisiert?
- Seit wann besteht die Infektion?
- Wie zeigt sich die Infektion?
- Wird der Pat. bereits medikamentös behandelt? Nimmt er eigene Medikamente/Hausmittel ein?

Ursachen

- Immunschwäche?
- Bakteriell?
- Multiresistente Bakterien?
- Viral, z. B. Herpes?
- Pilz?
- Wunde?

Symptome

- Welches Organ?
- Haut?
- Eiter?
- Rötung?
- Schwellung?
- Schmerzen?
- Überwärmung?
- Bewegungseinschränkung?
- Puls?
- Blutdruck?
- Temperatur?
- Antibiotikaresistenz?
- Schnupfen?
- Sekretion?

Ressourcen

- Guter AZ/EZ
- Pat. spricht auf Antibiotika an
- Krankheitserreger sind nicht multiresistent
- Pat. hat eine lokal begrenzte Infektion
- Keine weiteren Erkrankungen bekannt

Ziele festlegen

- Pat. ist informiert und akzeptiert die therapeutischen Maßnahmen
- Infektion lokal begrenzt
- Ausbreitung der Infektion des Pat. ist verhindert
- Pat. hat abgeheilte Infektion
- Pat. hat abgeheilte Wunde
- Pat. hat physiologische Wundheilung
- Pat. gibt Schmerzen von höchstens 3/10 analog der numerischen Ratingskala an

Maßnahmen planen

- Pflege entsprechend der Grunderkrankung
- Pflege entsprechend der Infektionslokalisation, z. B. Nasenspülung
- Quarkwickel, feucht kühle Wickel
- Schmerzen mittels Assessment erheben und ggf. reduzieren

- Auf individuell angepasste Flüssigkeitszufuhr achten
- Flüssigkeitsbilanz
- Auf ausgewogene, vitaminreiche Ernährung achten
- Ggf. betroffene Extremität in ruhige und hohe Position bringen
- Körperliche Schonung
- Für Ruhe sorgen
- Bei Resistenz:
  - Isolation (Einzelzimmer mit Nasszelle)
  - Strenge Hygieneregeln
  - Schutzkittel
  - Handschuhe
  - Mundschutz
  - Tgl. Flächendesinfektion
  - Pflegeutensilien, Blutdruckmanschette, Stethoskop, Gebrauchsgegenstände im Zimmer belassen
  - Wäsche noch im Zimmer in Wäschesack packen und den Sack verschließen
  - Möglichst selten und von möglichst wenigen Personen das Zimmer betreten lassen
  - Esstablett erst kurz vor dem Abtransport des Wagens aus dem Zimmer holen
  - Schlussdesinfektion
- Bei Bettlägerigkeit alle Prophylaxen
- Arztanordnungen ausführen (Medikamente, fiebersenkende Maßnahmen)

Ergebnisse prüfen

- Haut
- Vitalzeichen
- Schmerzen
- Bakteriologische Untersuchungen
- Krankheitsverständnis, Compliance

Infusion

Langsames, meist tropfenweises Einfließen größerer Flüssigkeitsmengen in den Körper; **weiterführende Stichworte:** *Blasenkatheter, Dehydratation/Exsikkose, Dehydratationsgefahr, Diarrhö/Durchfall, Erbrechen/Emesis, Fieber, Flüssigkeitsbilanzierung, Kachexie/Auszehrung, Mangelernährung, Polyurie, Schlafstörungen, Schmerzen, Venenkatheter peripherer/Venenverweilkanüle, Venenkatheter zentraler*

Informationen sammeln

- Welche Arztanordnungen liegen vor?
- Sind die Voraussetzungen für eine Delegation an Pflegende erfüllt?
- Was für einen Gefäßzugang hat der Pat.?
  - Periphervenös?
  - Zentralvenös?
  - Subkutan?
- Was erhält Pat. über den Zugang?
  - Kochsalzlösung?
  - Elektrolytlösung?
  - Glukoselösung?
  - Lipidlösung?
  - Aminosäurelösung?
  - Kombinationslösung?
  - Zugemischte Medikamente?
  - Blut- und Blutbestandteile?
- Infusionsdauer?
  - Über Std. und Tage?
  - 15 Min. bis 3 Std. (Antibiotika, Zytostatika, Kontrastmittel), wie oft am Tag?

Ursachen

- Flüssigkeitszufuhr?
- Elektrolytausgleich?
- Parenterale Ernährung?
- Medikamentöse Behandlung?
- Offenhalten von Gefäßzugängen?
- Osmotherapie (hypertone Lösung)?
- Volumenersatz (Schock, Blutverlust)?

Symptome

- Allergische Reaktionen?
- Hämatom?
- Entzündungszeichen?
- Paravasat?
- Blutdruck/Puls/Temperatur?
- Gewichtskontrolle?
- Hautturgor?
- Luftembolie?
- Ödeme?
- Thrombophlebitis?

Ressourcen

- Pat. versteht Gründe für den Zugang und akzeptiert ihn
- Pat. ist in Bewegungen, Mobilität nicht entscheidend eingeschränkt
- Pat. ist schmerzfrei
- Venöser Zugang wird nur für einen kurzen Zeitraum benötigt

Ziele festlegen

- Pat. kennt Indikation für Infusion
- Pat. fühlt sich nicht eingeschränkt und ist mobil und selbstständig

- Komplikationen und Folgeschäden, z. B. Infektion, sind vermieden
- Zugang ist funktionsfähig

Maßnahmen planen

- Pat. über Grund, Dauer und Art der Infusion informieren
- Abklären, ob das benötigte Medikament mit der Infusionslösung mischbar ist
- Auf Veränderungen an der Einstichstelle achten und Zustand dokumentieren: Schmerzen, Hämatom, Rötung, Schwellung, Paravasat
- Vitalfunktionen überwachen
- Auf Komplikationen achten: (a) = periphervenös, (b) = zentralvenös
  - Pneumothorax (b)
  - Arterielle Punktion (a/b)
  - Hämatothorax (b)
  - Dissektionsaneurysma (b)
  - Herzrhythmusstörungen (b)
  - Luftembolie (a/b)
  - Infektionszeichen (a/b)
  - Thrombose (a/b)
- Einhalten des Infusionsplans
- Einhalten der Tropfgeschwindigkeit
- Einhalten der Hygieneregeln
- Korrektes Beschriften der Infusionsflasche
- Infusionslösung kontrollieren: Trübung, Kristallisierung, Ausflockung
- Zugang vor Verschluss mit NaCl 0,9 % durchspülen oder bei periphervenösem Zugang (a) Mandrin verwenden
- Vor Mobilisation des Pat. sicherstellen, dass sich Verbindungsstücke nicht lösen und der Verschlussstopfen fest sitzt
- Sicherung der peripheren Venenverweilkanüle mit einem Schlauchverband vor Zug (v. a. bei Kindern)
- Bei Säuglingen Infusionssystem sichern, sodass eine Strangulation vermieden wird
- Sicherung
- Pat. im Umgang mit Infusionskabel vertraut machen
- Anleitung zur Mobilisation mit Infusionsständer
- Pat. aufklären, dass der Spiegel im Infusionssystem erhalten bleiben soll
- Bei verstopftem Zugang: Arzt informieren
- Infusion wechseln, wenn der Behälter leer ist, der Spiegel in der Tropfkammer aber noch besteht
- Keine Luft infundieren
- Infusionsbesteck je nach Art der Lösung mind. alle 96 Std. (nach hausinternem Standard) wechseln
- Aseptischer Verbandwechsel je nach Pflaster:
  - Gazeverbände: alle 24 Std.
  - Transparentverbände: spätestens nach 7 Tagen
  - Bei Durchfeuchtung, Verschmutzung u. a. sofortiger Wechsel
- Kontrolle der Einstichstelle tgl.
- Vollständige Dokumentation

Ergebnisse prüfen

- Zugang/Haut
- Verband
- Schmerzen
- Vitalzeichen
- Auf Veränderungen achten
- Flüssigkeitsbilanz
- Mobilität
- Krankheitsverständnis, Compliance

Injektion

Einspritzen von Arzneimitteln in den Körper; **weiterführende Stichworte:** *Allergie/allergische Reaktion, Angst, Diabetes mellitus/Zuckerkrankheit, Infektion lokale*

Informationen sammeln

- Hat Pat. Angst vor Injektion?
- Einverständnis des Pat.?
- Welches Medikament bekommt der Pat.?
- Sind Unverträglichkeiten bekannt?
- Wie oft bekommt der Pat. das Medikament?
- Zeitpunkt der Injektion?
- Welche Injektionsart?
  - Intrakutan (i. c.)?
  - Subkutan (s. c.)?
  - Intramuskulär (i. m.)?
  - Intravenös (i. v.)?
  - Intraarteriell (i. a.)? → Arzt!

Ursachen

- Therapeutisch
  - z. B. Schmerzmittelgabe, Impfungen, Insulininjektion
- Diagnostisch
  - z. B. Kontrastmitteluntersuchungen, wie ERCP

Symptome

- Angst?
- Unruhe?
- Panik?
- Hautzustand?
- Gewebezustand?
- Wirkung?
- Unverträglichkeitsreaktionen:
  - Hautrötung/-ausschlag
  - Juckreiz
  - Kopf-, Gelenk- und/oder Gliederschmerzen
  - Unruhe
  - Angst
  - Übelkeit
  - Erbrechen
  - Vitalwerte/Schock
- Folgen fehlerhafter Durchführung:
  - Schmerzen
  - Verzögerte Wirkung
  - Beschleunigte Wirkung
  - Gewebenekrose
  - Hämatom
  - Nervenschädigung
  - Gefäßverschluss
  - Ischämie
  - Infektion/Sepsis
  - Paravasat (i. v.)

Ressourcen

- Hohe Compliance
- Pat. ist mit schmerzreduzierender Maßnahme vor Injektion compliant
- Vertrauen in behandelnde Pflegende/Ärzte

Ziele festlegen

- Pat. hat keine Angst vor Injektion
- Pat. ist informiert und stimmt der Injektion zu
- Es treten keine Komplikationen auf

Maßnahmen planen

- Schmerzreduzierende Maßnahme vor Injektion (bei ängstlichen Pat. und bei Kindern), z. B. lokal anästhesierende Schmerzcreme, Eisspray
- Anwesenheit der Bezugsperson für Kinder (< 10 Jahren) garantieren
- Kind (< 3 Jahren) auf Schoß der Bezugsperson positionieren
- Säuglinge während Injektion stillen (Mutter), alternativ Schnuller
- Kinder (< 2 Jahre) vor Injektion süße Flüssigkeit, z. B. 2 ml 20%ige Glukose verabreichen
- Ggf. Pat./Angehörige anleiten, die subkutane Injektion selbst durchzuführen
- Intimsphäre des Pat. schützen
- Keine i. m.-Injektion bei:
  - Blutgerinnungshemmenden Medikamenten
  - Bevorstehender Lysetherapie
  - Verdacht auf Herzinfarkt
- Pat. zur Injektion entspannt positionieren
- Vorsicht vor Stichverletzungen, kein Recapping!

Ergebnisse prüfen

- Injiziertes Medikament und Injektionsart
- Haut
- Schmerzen
- Wohlbefinden
- Wirkung des Medikaments
- Komplikationen
- Vitalzeichen
- Krankheitsverständnis, Compliance

Intertrigo/Wundsein

Nässende Entzündung der Haut, meist in Hautfalten; **weiterführende Stichworte:** *Adipositas/Übergewicht, Diabetes mellitus/Zuckerkrankheit, Harninkontinenz/Urininkontinenz, Infektion lokale, Intertrigogefahr, Juckreiz/Pruritus, Schwitzen übermäßiges/Hyperhidrose*

Informationen sammeln

- Seit wann liegen Beschwerden vor?

Ursachen

- Schwitzen?
- Adipositas?
- Diabetes mellitus?
- Immunschwäche?
- Inkontinenz?
- Immobilität?
- Kognitive Beeinträchtigung?

Symptome

- Wo ist die Haut wund?
- Wie groß/wie tief ist der Intertrigo?
- Ist der Intertrigo trocken?
- Sekretion?
- Rötung?
- Juckreiz?
- Brennen?

Ressourcen

- Selbstständige Körperpflege möglich
- Pat. ist normalgewichtig
- Pat. ist mobil
- Pat. ist orientiert
- Sonstige Hautverhältnisse intakt

Ziele festlegen

- Intakte Haut
- Pat. kennt geeignete Maßnahmen und wendet sie an

Maßnahmen planen

- pH-neutrale Reinigungs- und Hautpflegemittel auswählen
- An Körperstellen, an denen Haut auf Haut liegt, Mullkompressen einlegen, 1 × täglich und bei Bedarf wechseln
- Betroffene Körperstellen trocken halten
- Wunde Hautstellen mit schützender Creme einreiben
- Gefährdete Körperareale 3 × täglich inspizieren
- Ggf. für Temperaturausgleich sorgen (kühles Zimmer)
- Bei Verwendung von Zusätzen im Waschwasser Haut gründlich abspülen
- Bei starkem Schwitzen Bettwäsche 1 × täglich und bei Bedarf wechseln
- Juckreiz lindern
- Kleidung aus Naturfasern, leichte Kleidung
- Bei Pilzbefall Antimykotika nach Anordnung

Ergebnisse prüfen

- Haut
- Juckreiz
- Wohlbefinden
- Krankheitsverständnis, Compliance

Intertrigogefahr

Gefahr des Wundseins zwischen Hautfalten; **weiterführende Stichworte:** *Adipositas/Übergewicht, Diabetes mellitus/Zuckerkrankheit, Fraktur/Knochenbruch, Harninkontinenz/Urininkontinenz, Infektion lokale, Intertrigo/Wundsein, Juckreiz/Pruritus, Schwitzen übermäßiges/Hyperhidrose*

Informationen sammeln

Risikofaktoren

- Hauttyp?
- Starke Schweißbildung?
- Adipositas?
- Immunschwäche?
- Immobilität?
- Inkontinenz?
- Diabetes mellitus?
- Kognitive Beeinträchtigung?

Ressourcen

- Selbstständige Körperpflege möglich
- Pat. ist normalgewichtig
- Pat. ist mobil
- Pat. ist orientiert
- Intakte Haut

Ziele festlegen

- Intakte Haut
- Pat. kennt geeignete Vorsorgemaßnahmen und wendet sie an

Maßnahmen planen

- ph-neutrales Reinigungs- und Hautpflegemittel auswählen
- An Körperstellen, an denen Haut auf Haut liegt, Mullkompressen einlegen, 1 × täglich und bei Bedarf wechseln
- Haut gründlich trocken halten
- Gefährdete Körperareale 1 × täglich inspizieren
- Ggf. für Temperaturausgleich sorgen (kühles Zimmer)
- Bei Verwendung von Zusätzen im Waschwasser Haut gründlich abspülen
- Bei starkem Schwitzen Bettwäsche 1 × täglich und bei Bedarf wechseln
- Kleidung aus Naturfasern, leichte Kleidung

Ergebnisse prüfen

- Haut
- Wohlbefinden
- Verständnis, Compliance

Juckreiz/Pruritus

Unangenehme Empfindung, die das Verlangen zu kratzen, reiben, scheuern oder drücken verursacht; **weiterführende Stichworte:** *Allergie/allergische Reaktion, Ekzem/Kontaktdermatitis, Hämorrhoiden, Haut trockene, Hepatitis/Leberentzündung, Ikterus/Gelbsucht, Intertrigo/Wundsein, Läuse, Mykose/Pilzerkrankung, Neurodermitis, Schlafstörungen, Schwitzen übermäßiges/Hyperhidrose, Krätze/Skabies*

Informationen sammeln

▷ Assessment, z. B. mit Eppendorfer Juckreizfragebogen (EJF), Analogskala zur Einschätzung der Juckreizintensität

- Seit wann klagt der Pat. über Juckreiz?
- Ist früher bereits Juckreiz aufgetreten?
- Hat der Pat. bereits Medikamente, Salben oder Hausmittel, die er gegen Juckreiz einsetzt?
- Hautbeschaffenheit des Pat.?

Ursachen

- Trockene Haut?
- Hauterkrankung?
- Allergische Reaktion?
- Psychogene Ursache?
- Lebererkrankung?
- Nierenerkrankung?
- Leukämie?
- Morbus Hodgkin?
- Neuropathie?
- Parasiten?
- Hämorrhoiden?
- Intertrigo?
- Mykose?

Symptome

- An welchen Hautstellen besteht Juckreiz?
- Akut/chronisch?
- Lokal/generalisiert?
- Schlafdefizit?
  - Müdigkeit?
  - Nervosität?
- Kratzspuren und Hautwunden?
- Lokale Infektionen?
- Zustand Fingernägel?

Ressourcen

- Ursache des Juckreizes ist bekannt
- Selbstständige Körperpflege möglich
- Pat. hat Medikamente, Salben oder Hausmittel, die Juckreiz mildern
- Pat. kratzt nicht
- Pat. ist orientiert

Ziele festlegen

- Intakte Haut
- Pat. wendet geeignete Maßnahmen zur Beruhigung des Juckreizes an

Maßnahmen planen

- Kühle Raumtemperatur
- Leichte Bettdecke
- Ggf. Schutzverband

- Fingernägel des Pat. 1 × wöchentlich kürzen
- Pat. sollte nachts Baumwollhandschuhe tragen
- Verständnis zeigen, Alternativen aufzeigen (drücken, klopfen)
- Medikamente nach Anordnung
- Kühle Umschläge
- Ggf. Salzbäder
- Hautreizungen meiden (Austrocknung, Seifen, Allergene)
- Bei psychogener Ursache Psychotherapie erwägen
- Kratzbedürfnis verlagern, z. B. Kinder können ihr Kuscheltier kratzen
- Ggf. Lichttherapie
- Bei Parasiten (Milben, Krätze/Skabies, Läuse):
  - Anwendung lokaler Medikamente nach Anordnung
  - Kontaktpersonen untersuchen und mitbehandeln
  - Tgl. Bettwäschewechsel
  - Hygieneregeln beachten

Ergebnisse prüfen

- Haut
- Wohlbefinden
- Verständnis, Compliance

Kachexie/Auszehrung

Krankhafte, sehr starke Abmagerung; **syn.** *Untergewicht;* **weiterführende Stichworte:** *Abhängigkeit/Abusus, Anorexia nervosa/Magersucht, Demenz, Desorientiertheit/Orientierungsstörung, Erbrechen/Emesis, Ernährungssonden/Sondenernährung, Haut trockene, Hypoglykämie, Mangelernährung, Dysphagie/Schluckstörung, Selbstpflegedefizit/Unfähigkeit zur Körperpflege, Übelkeit/Nausea*

Informationen sammeln

- ▷ Screening mit z. B. Body Mass Index (BMI), Nutritional Risk Screening (NRS), Mini Nutritional Assessment (MNA), Malnutrition Universal Screening Tool (MUST)
- ▷ Weiterführendes Assessment, z. B. mit PEMU (Pflegerische Erfassung von Mangelernährung und deren Ursachen)
- Seit wann besteht die Kachexie?

Ursachen

- Appetitlosigkeit?
- Zustand nach Magen-Darm-Resektion?
- Erkrankung des Magen-Darm-Trakts?
- Tumor?
- Essstörung, z. B. Anorexie, Bulimie?
- Alkoholabhängigkeit?
- Seelische Belastung?
- Stress?
- Psychische Störung?
- Chronische Darmerkrankung?
- Schluckstörung?
- Diät?
- Gesteigerter Stoffwechsel?
- Unfähigkeit, Nahrungsmittel zuzubereiten?
- Hohes Lebensalter?

Symptome

- Gewicht?
- Größe?
- BMI?
- Blutdruck?
- Puls?
- Dehydratation?
- Hautzustand, Elastizität?
- Verlust von Unterhautfettgewebe (übermäßiges Frieren)?
- Anzeichen von Erschöpfung/Leistungsminderung?
- Übelkeit?
- Aufstoßen?
- Blähungen?
- Völlegefühl?
- Diarrhö?
- Schluckstörung?
- Eingeschränktes Sehvermögen?
- Bewegungseinschränkung?
- Muskelabbauprozesse?
- Schmerzen?
- Bewusstseinszustand?
- Orientierung?
- Vitaminmangelsyndrome?
- Haarausfall?
- Wundheilungsstörungen?
- Vermehrte Infekte?
- Zahnstatus?

Ressourcen

- Pat. hat Appetit/Hunger
- Pat. hat keine zusätzlichen Erkrankungen
- Pat. kann selbstständig essen, ist mobil
- Lieblingsspeisen werden angenommen
- Pat. ist orientiert

Ziele festlegen

- Gewichtsverlust ist gestoppt
- Pat. nimmt an Gewicht zu
- Pat. isst selbstständig
- Pat. nimmt Hungergefühl wahr
- Pat. fühlt sich wohl
- Pat. ist kreislaufstabil
- Pat. ist über die täglich erforderliche Nahrungsmenge informiert

Maßnahmen planen

- Expertenstandard *Ernährungsmanagement zur Sicherung und Förderung der oralen Ernährung in der Pflege* anwenden
- Zielgewicht festlegen
- Ernährungsprotokoll anlegen
- Ggf. Trinkprotokoll anlegen
- Ernährungsberatung
- Während des Essens ruhige Atmosphäre schaffen, ohne Störungen durch pflegerische oder ärztliche Maßnahmen
- Mobile Pat. an einem Tisch gemeinsam essen lassen
- Wunschkost bestellen
- Kleine Portionen, appetitlich zubereitet
- Darauf achten, dass das Essen warm ist
- Darauf achten, dass der Pat. eine angenehme Sitzposition eingenommen hat, ggf. mit Hilfestellung
- Pat. Zeit zum Essen lassen
- Nicht zum Essen zwingen
- Zwischenmahlzeiten, z. B. Joghurt, Apfel
- Hochkalorische Ergänzungskost nach Arztanordnung
- Pat. nicht zum Essen zwingen
- Psychologische Beratung anbieten
- Entspannungstechniken erlernen
- Kontakt zu Selbsthilfegruppen herstellen, z. B. bei Anorexie
- Regelmäßige Vitalzeichenkontrolle
- Gespräche mit Pat. und Angehörigen über:
  - Nasale Ernährungssonden
  - PEG-Anlage
  - Portanlage

Ergebnisse prüfen

- Gewicht
- Nahrungsaufnahme
- Flüssigkeitsbilanz
- Appetit
- Vitalzeichen
- Wohlbefinden
- Orientierung
- Krankheitsverständnis, Compliance

Karbunkel

Flächenhafte, eitrige Entzündung durch Verschmelzen mehrerer Furunkel (tiefe Entzündungen des Haarbalges mit Abszessbildung); **weiterführende Stichworte:** *Fieber, Infektion lokale, Schmerzen*

Informationen sammeln

- ▷ Assessment zur Schmerzerfassung, z. B. mit numerischer Ratingskala, Deutscher Schmerzfragebogen
- Seit wann hat der Pat. einen Karbunkel?
- Hat der Pat. das erste Mal einen Karbunkel?
- Wenn nein, wie ist er vorher therapiert worden?

Ursachen

- Neigt der Pat. zu Hautunreinheiten?
- Infektion (häufig durch Staphylococcus aureus)?
- Rauchen?
- Immunerkrankung?
- Diabetes mellitus?
- Mangelnde Desinfektion nach der Rasur?

Symptome

- Lokalisation?
  - Nacken?
  - Rücken?
  - Schultern?
  - Gesicht, z. B. Nase?
  - Brustbereich?
  - Po?
- Größe?
- Rötung?
- Schwellung?
- Schmerzen?
- Überwärmung?
- Hautbeschaffenheit?
- Temperatur?

Ressourcen

- Intakte Haut
- Pat. ist orientiert
- Diabetes mellitus ist gut eingestellt

Ziele festlegen

- Karbunkel ist abgeheilt
- Pat. gibt höchstens Schmerzstärke 3/10 analog der numerischen Ratingskala an
- Komplikationen, z. B. Sinusthrombose, Meningitis und Enzephalitis, sind vermieden

Maßnahmen planen

- Verbandwechsel nach Standard bzw. nach Arztanordnung 1 × täglich
- Medikamente nach Anordnung
- Bei Lokalisation im Gesichtsbereich:
  - Bettruhe
  - Kau- und Sprechverbot
  - Passierte Kost
- Fiebersenkende Maßnahmen nach Anordnung

- Auf Körperhygiene achten
- Körperliche Schonung
- Schmerzen mittels Assessment erheben und ggf. reduzieren

Ergebnisse prüfen

- Haut
- Schmerzen
- Wohlbefinden
- Krankheitsbewusstsein, Compliance

Katarakt/Grauer Star

Trübung der Augenlinse; **weiterführende Stichworte:** *Sehstörungen, Sturzgefahr*

Informationen sammeln

- Seit wann ist die Katarakt bekannt?
- Ist der Pat. in ärztlicher Behandlung?

Ursachen

- Angeboren oder erworben?
- Altersstar?
- Diabetes mellitus?
- Dialyse?
- Medikamente, z. B. Glukokortikoide?
- Röntgenbestrahlung im Augenbereich?
- Andere Augenerkrankungen?
- Augenverletzungen?

Symptome

- Linsentrübung?
- Lichtempfindlichkeit?
- Verschwommenes, unscharfes Sehen?
- Sehen von dichtem Nebel?
- Doppelbilder?
- Erschwertes Nahsehen?
- Graue Färbung der Linse?
- Allmähliche Sehverschlechterung?

Ressourcen

- Pat. hat keine erschwerenden Begleiterkrankungen, z. B. Diabetes mellitus
- Pat. kann noch sehen
- Pat. ist orientiert, findet sich zurecht
- Pat. nimmt Unterstützung an

Ziele festlegen

- Pat. findet sich selbstständig in der Umgebung zurecht
- Pat. kennt Maßnahmen der Sturzprophylaxe und wendet diese an

Maßnahmen planen

- Expertenstandard *Sturzprophylaxe in der Pflege* anwenden
- Hilfestellungen bei tgl. Handgriffen
- Unterstützung bei der Körperpflege
- Sturzprophylaxe
- Ggf. Zimmer leicht abdunkeln
- Ggf. Sonnenbrille empfehlen
- Über Operationsmöglichkeiten informieren
- Katarakt wird ggf. operativ entfernt

Ergebnisse prüfen

- Sehvermögen
- Orientierung
- Wohlbefinden
- Krankheitsverständnis, Compliance

Kontraktur

Dauerhafte Verkürzung von Muskeln, Sehnen und Bändern mit der Folge einer irreversiblen Bewegungseinschränkung und Versteifung eines Gelenks; **weiterführende Stichworte:** *Intertrigo/Wundsein, Immobilität/Bewegungseinschränkung, Kontrakturengefahr, Selbstpflegedefizit/Unfähigkeit zur Körperpflege, Spastik, Lähmung, Hemiparese/Hemiplegie, Spitzfuß, Spitzfußgefahr*

Informationen sammeln

- Angeboren/erworben?
- Seit wann bestehen Symptome?
- Wie ausgeprägt sind die Symptome?

Ursachen

- Immobilität, Bettlägerigkeit?
- Inaktivität, z. B. durch Gipsverband?
- Spastik?
- Lähmungen?
- Schonhaltung, z. B. bei Schmerzen?
- Narben im Gelenkbereich?
- Neurologische Erkrankungen?
- Gelenkdeformationen

Symptome

- Welche Art von Kontraktur?
  - Beugekontraktur?
  - Streckkontraktur, z. B. Spitzfuß?
  - Abduktionskontraktur?
  - Adduktionskontraktur?
- Welches Gelenk?
- Schmerzen?
- Hautbeschaffenheit?
- Atemmechanik?

Ressourcen

- Pat. kann Gelenke teilweise bewegen
- Pat. ist motiviert, sich zu bewegen
- Pat. hat Kontrolle über seine Körperhaltung
- Pat. akzeptiert Schienenversorgung
- Pat. ist orientiert
- Pat. kann Schmerzen äußern

Ziele festlegen

- Pat. behält die noch vorhandene Beweglichkeit
- Freie Beweglichkeit der Gelenke
- Pat. ist motiviert, sich zu bewegen
- Pat. kennt Bewegungsübungen und führt sie durch
- Pat. ist schmerzfrei
- Gelenkbeweglichkeit ist gefördert

Maßnahmen planen

- Gemeinsam mit Physiotherapie, Ergotherapie, Ärzten und anderen Therapeuten Pflege-, Bewegungs- und Therapieplan aufstellen, gemeinsam Ziele setzen
- Medikamente nach Anordnung

- Kinästhetisches Handeln bei allen Maßnahmen der Mobilisation (Positionierung) anwenden
- Pat. zu Bewegungen ermuntern
- Frühgeborene, Säuglinge und Kinder in der aktiven Versorgung leicht durchbewegen
- Passive und wenn möglich aktive Bewegungsübungen aller Gelenke 3 × täglich
- Muskeltraining, v. a. auch der Muskeln an Händen und Füßen
- Hilfsmittel nach Rücksprache mit Physiotherapie
- Streichung der Muskelantagonisten
- Bei Bettlägerigkeit Positionswechsel nach Bewegungsplan
- Wenn möglich keine Positionierung auf (super-)weichem Untergrund
- Pflege entsprechend der Grunderkrankung
- Bei Bettlägerigkeit alle Prophylaxen
- Schienen nach Anordnung anlegen
- Gelenkstatus erheben
- Verlaufskontrolle mit Foto- oder Videodokumentation, Häufigkeit individuell nach Pat.
- Vorhandene Beweglichkeit erkennen und fördern
- Auf Schmerzreaktionen des Pat. achten

Ergebnisse prüfen

- Gelenkstatus
- Beweglichkeit
- Körperhaltung
- Wohlbefinden
- Schmerzen
- Haut
- Krankheitsverständnis, Compliance

Kontrakturengefahr

Gefahr der dauerhaften Verkürzung von Muskeln, Sehnen und Bändern; **weiterführende Stichworte:** *Immobilität/Bewegungseinschränkung, Kontraktur, Spastik, Lähmung, Hemiparese/Hemiplegie, Spitzfuß, Spitzfußgefahr*

Informationen sammeln

Risikofaktoren

- Immobilität, Bettlägerigkeit?
- Gipsverband?
- Schonhaltung, z. B. bei Schmerzen?
- Narben im Gelenkbereich?
- Lähmungen?
- Spastik?
- Neurologische Erkrankung?
- Gekrümmte Haltung aufgrund psychosozialer Faktoren oder kognitiver Defizite?
- Bewusstsein?
- Orientierung?
- Frühgeburt?
- Schwäche?

Ressourcen

- Pat. kann Gelenke bewegen
- Immobilität besteht nur temporär
- Pat. ist motiviert, sich zu bewegen
- Pat. hat Kontrolle über seine Körperhaltung

Ziele festlegen

- Pat. bewegt sich selbstständig
- Pat. hat gesteigerte Eigenbewegung
- Pat. kann alle Gelenke uneingeschränkt bewegen
- Die Gelenkbeweglichkeit ist erhalten

Maßnahmen planen

- Kinästhetisches Handeln bei allen Maßnahmen der Mobilisation (Positionierung)
- Gelenkstatus erheben
- Wenn möglich Pat. 3 × täglich mobilisieren
- Bei Bettlägerigkeit alle Prophylaxen
- Pat. zu Bewegungen ermuntern
- Aktive, assistive oder passive Bewegungsübungen aller Gelenke 3 × täglich
- Gleiches Gelenk mind. 4 × hintereinander mobilisieren
- Bei Bettlägerigkeit Positionswechsel nach Bewegungsplan
- Gelenke im Wechsel gebeugt und gestreckt lagern
- Hilfsmittel nach Rücksprache mit Physiotherapie
- Schienen nach Anordnung anlegen
- Weitere Therapien mit Pat. und im therapeutischen Team gemeinsam planen, z. B. Ergotherapie, Physiotherapie
- Bei Pat. mit neurologischen Erkrankungen Anwendung des Bobath-Konzepts®
- Wahrnehmungsförderung, z. B. durch Basale Stimulation®

Ergebnisse prüfen

- Beweglichkeit
- Körperhaltung
- Wohlbefinden
- Schmerzen
- Haut
- Gelenkstatus

Kopfschmerzen

Schmerzempfindungen im Bereich des Kopfes; **weiterführende Stichworte:** *Angst, Dehydratation/Exsikkose, Epilepsie, Erbrechen/Emesis, Fieber, Halluzinationen/Trugwahrnehmung, Hypertonie/Bluthochdruck, Schlafstörungen, Schmerzen, Sehstörungen, Übelkeit/Nausea*

Informationen sammeln

- ▷ Assessment z. B. mit numerischer Ratingskala
- Seit wann bestehen Symptome?
- War der Pat. wegen Kopfschmerzen bereits in ärztlicher Behandlung?
- Welche Medikamente nimmt der Pat. ein?
- Ist die Ursache bekannt?

Ursachen

- Fieber?
- Kopfverletzung?
- Meningitis?
- Tumoren?
- Migräne?
- Spannungskopfschmerz?
- Clusterkopfschmerz?
- Trigeminusneuralgie?
- Hirnblutung?

Symptome

- Wo?
- Wann?
- Wie oft?
- Wie stark?
- Qualität der Schmerzen:
  - Stechend?
  - Dumpf?
  - Bohrend?
  - Pochend?
  - Drückend?
  - Beidseitig?
  - Einseitig?
  - Diffus?
  - Anfallsartig?
- Wie lange halten die Schmerzen an, Stunden bis Tage?
- Dauerkopfschmerz, z. B. Trigeminusneuralgie?
- Sehstörungen?
- Augentränen?
- Schwindel?
- Lähmungen?
- Blutdruck?
- Pulsfrequenz?
- Bei Migräne:
  - Aura?
  - Halbseitiger Kopfschmerz
  - Lichtüberempfindlichkeit?
  - Geräuschüberempfindlichkeit?
  - Übelkeit/Erbrechen?
  - Photophobie/Phonophobie?
  - Sensibilitätsstörungen?

Ressourcen

- Pat. kann Schmerzen beschreiben
- Pat. hat Medikamente, die ihm gut helfen
- Pat. hat Strategien gegen Kopfschmerzen entwickelt, z. B. Ruhen in abgedunkeltem Zimmer

- Pat. ist orientiert
- Es liegen keine zusätzlichen Erkrankungen vor

Ziele festlegen

- Pat. ist schmerzfrei/leidet nur noch selten an Kopfschmerzen
- Pat. gibt höchstens Schmerzstärke 3/10 analog der numerischen Ratingskala an
- Pat. ist über die Ursachen informiert
- Pat. erkennt Kopfschmerzattacke frühzeitig und weiß, was zu tun ist
- Pat. ist medikamentös eingestellt
- Pat. kennt zusätzliche Strategien, z. B. Autogenes Training, um Schmerzen zu reduzieren

Maßnahmen planen

- Bettruhe
- Reizabschirmung:
  - Dunkelheit
  - Ruhe
- Schmerzen anhand der numerischen Ratingskala abfragen
- Medikamente (frühzeitig) nach Anordnung
- Schmerzende Stelle kühlen
- Kopfschmerztagebuch führen
- Kalt-warme Dusche
- Bei Kopfverletzungen/plötzlichen starken Kopfschmerzen Arzt rufen
- Pat. beraten:
  - Auslöser meiden
  - Geregelte Lebensweise
  - Sport
  - Autogenes Training
  - Entspannungstechniken
  - Ausreichend trinken

Ergebnisse prüfen

- Vitalzeichen
- Schmerzen
- Wohlbefinden
- Pupillenreaktion
- Tagebuch
- Krankheitsverständnis, Compliance

Koronare Herzkrankheit (KHK)

Mangeldurchblutung des Herzmuskels durch Einengung oder Verschluss von Koronararterien; Symptom der koronaren Herzkrankheit: Angina Pectoris; **weiterführende Stichworte:** *Angst, Schlafstörungen, Schmerzen, Schwitzen übermäßiges/Hyperhidrose, Selbstpflegedefizit/Unfähigkeit zur Körperpflege*

Informationen sammeln

- Seit wann bestehen Symptome?
- War der Pat. bereits in ärztlicher Behandlung?
- Welche Medikamente nimmt der Pat. ein?
- Wann tritt ein Angina-Pectoris-Anfall auf?
- Wie oft und in welcher Intensität tritt ein Angina-Pectoris-Anfall auf?
- Kältetrigger?
- Welches Stadium der KHK liegt vor?
- Was verschafft dem Pat. während eines Anfalls Linderung?

Ursachen

- Arteriosklerose der Herzkranzgefäße?
- Risikofaktoren:
  - Arteriosklerose?
  - Herz-Kreislauf-Erkrankungen?
  - Rauchen?
  - Hypertonie?
  - Diabetes mellitus?
  - Mangelnde Bewegung?
  - Hoher LDL-, niedriger HDL-Cholesterinwert?
  - Familiäre Belastung?
  - Körperlicher oder psychischer Stress?
  - Übergewicht?
  - Ernährung? Hypercholesterinämie?

Symptome

- Angina Pectoris?
- Schmerzen im linken Arm?
- Sonstige Schmerzen?
- Nächtliche Unruhe?
- Angst?
- Atmung?
- Leistungsminderung?
- Blutdruck?
- Herzrhythmusstörungen?
- Puls?

Ressourcen

- Es sind keine weiteren Erkrankungen bekannt
- Gesunde Lebensweise
- Pat. ist medikamentös gut eingestellt
- Pat. hat keine Angina-Pectoris-Schmerzen
- Intaktes soziales Umfeld

Ziele festlegen

- Pat. bekommt keine/nur wenige Angina-Pectoris-Anfälle
- Pat. weiß, wie er sich während eines Anfalls verhalten muss und welche Medikamente er einnehmen kann

- Pat. kennt die Auswirkungen der Lebensweise auf das Herz bzw. den Stellenwert der präventiven Therapie
- Pat. überprüft und ändert seinen Lebensstil zur Risikominimierung, z. B. Gewichtsreduktion, Rauchen

Maßnahmen planen

- Risikofaktoren meiden
- Medikamente nach Anordnung
- Pat. über Medikamenteneinnahme beraten
- Sauerstoffgabe nach Anordnung
- Pat. über Ursachen der Erkrankung informieren
- Bestmögliche Einstellung von Risikoerkrankungen
- Herzbettpositionierung, Oberkörperhochpositionierung
- Langsame Mobilisation, Wichtigkeit von Bewegung erläutern
- Pflege je nach Schwere und Manifestationsform der KHK
- Ggf. in der Akutphase Bettruhe und entlastende Pflege
- Bei Bettlägerigkeit alle Prophylaxen
- Diät:
  - Cholesterinarm
  - Keine schweren Mahlzeiten
  - Viele kleine Mahlzeiten
  - Abbau von Übergewicht
- Pat. Ruhe und Sicherheit vermitteln
- Angst aussprechen lassen
- Rufanlage griffbereit legen
- Beratungsgespräche:
  - Vom Rauchen abraten
  - Vermeiden von körperlicher Belastung
  - Vermeiden von psychischer Belastung
  - Vermeiden von Kälte
  - Integration von Bewegung im Alltag
  - Flüssigkeitsbilanzierung
  - Selbsthilfegruppen empfehlen
- Regelmäßige Vitalzeichenkontrollen
- Schmerzen mittels Assessment erheben und ggf. reduzieren

Ergebnisse prüfen

- Schmerzen
- Vitalzeichen
- Flüssigkeitsbilanz
- Gewicht
- Wohlbefinden
- Vorsorgeuntersuchungen
- Krankheitsverständnis, Compliance

Krätze/Skabies

Ansteckende parasitäre Hauterkrankung mit starkem Juckreiz; **weiterführende Stichworte:** *Angst, Ekzem/Kontaktdermatitis, Haut trockene, Infektion lokale, Juckreiz/Pruritus, Schlafstörungen*

Informationen sammeln

▷ Assessment, z. B. mit Eppendorfer Juckreizfragebogen (EJF) oder Analogskala zur Erhebung der Juckreizintensität
- Seit wann liegen Symptome vor?
- Ist das Umfeld des Pat., z. B. Familie, Beruf, Schule, auch infiziert?

Ursachen

- Milbenbefall?

Begleitende Ursachen:
- Mangelnde Hygiene?
- Abwehrschwäche?

Symptome

- Juckreiz?
- Knötchen, Pappeln?
- Feine bräunliche Linien unter der Haut?
- Befallene Stellen:
  - Hände?
  - Füße?
  - Ellenbeugen?
  - Nabelregion?
  - Brustwarzen?
  - Penisschaft?
- Kratzspuren?
- Entzündliche Hautveränderung?
- Exanthem?

Ressourcen

- Pat. hat Krankheitsverständnis
- Pat. hat keine Immunschwäche
- Pat. ist orientiert

Ziele festlegen

- Pat. ist frei von Parasiten
- Pat. gibt höchstens Juckreiz 3/10 analog der numerischen Ratingskala an
- Pat. fühlt sich wohl
- Haut ist intakt
- Pat. wendet geeignete Maßnahmen zur Beruhigung des Juckreizes an

Maßnahmen planen

- Tägliche Hautinspektion und bei Bedarf
- Keine Kosmetika oder Hautpflegemittel während Therapie
- Juckreiz erfragen
- Anwendung von lokalem Therapeutikum nach Anordnung
- Pat. vor Auftragen des Therapeutikums am Abend duschen oder baden lassen

- Den ganzen Körper vom Hals abwärts einreiben
- Dann frische Wäsche anziehen/frische Bettwäsche beziehen
- Bettwäsche und alle Textilien tgl. wechseln und waschen (Wäsche > 60° waschen)
- Am nächsten Morgen abduschen (ca. 8–12 Std. später)
- Nach Abschluss der Behandlung gereizte Haut mit Ölbädern und geeigneten Hautpflegemitteln pflegen
- Bei krustöser Skabies Pat. isolieren
- Nicht waschbare Gegenstände für 2 Wochen luftdicht verschließen oder 24–48 Std. einfrieren
- Flächen tgl. reinigen und desinfizieren
- Abfall des Pat. in geschlossenen Behältern und Plastiktüten transportieren
- Bei allen Verrichtungen Schutzkittel und Einmalhandschuhe tragen, Kittel vor Verlassen des Zimmers in Wäschesack entsorgen
- Hände immer gründlich mit Seifenlauge waschen (Händedesinfektion ist gegen Skabiesmilben nicht wirksam!)
- Nach Entlassung des Pat. Matratzen, Kissen, Decken in die Dampfdesinfektion schicken
- Achtung Infektionsschutzgesetz!

Ergebnisse prüfen

- Haut
- Juckreiz
- Wohlbefinden
- Krankheitsverständnis, Compliance

Lähmung

Bewegungseinschränkung oder -unfähigkeit; **weiterführende Stichworte:** *Immobilität/Bewegungseinschränkung, Dekubitusgefahr, Fraktur/Knochenbruch, Hemiparese/Hemiplegie, Kontraktur, Kontrakturengefahr, Obstipationsgefahr, Pneumoniegefahr, Dysphagie/Schluckstörung, Selbstpflegedefizit/Unfähigkeit zur Körperpflege, Spitzfußgefahr, Sprachstörungen, Sprechstörungen/Dysarthrie, Thrombosegefahr*

Informationen sammeln

- Seit wann besteht die Lähmung?
- Wo besteht die Lähmung?
- Schlaffe oder spastische Lähmung?

Ursachen

- Apoplex?
- Meningitis? Enzephalitis?
- Multiple Sklerose?
- Bandscheibenvorfall?
- Schädel-Hirn-Trauma?
- Wirbelsäulenfraktur?
- Nervenläsion?
- Nervenkompression, z. B. Tumor?

Symptome

- Ist die Lähmung:
  - Zentral?
  - Peripher?
  - Myogen?
  - Schlaff?
  - Spastisch?
- Welche Gliedmaßen sind betroffen, z. B. Monoparese, Hempiplegie?
- Querschnittslähmung?
- Atmung?
- Inkontinenz?
- Sensibilitätsstörungen?
- Gangbild?
- Bewegungsablauf?
- Tremor?
- Körperhaltung?
  - Steif?
  - Schlaff?
  - Verspannt?
  - Krumm?
- Schonhaltung?
- Muskeltonus?
- Unvollständige Lähmung (Parese)?
- Vollständige Lähmung (Plegie)?
- Muskelatrophie?
- Reflexe?

Ressourcen

- Pat. hat Bewegungsmöglichkeiten
- Weitere Erkrankungen sind nicht bekannt
- Angehörige des Pat. sind in Bewegungsunterstützungen eingearbeitet
- Pat. kennt Hilfsmittel und Techniken zur Bewegungsunterstützung
- Pat. versteht Erkrankung

Ziele festlegen

- Vorhandene Beweglichkeit ist erhalten
- Verbesserte Beweglichkeit

- Pat. ist so mobil wie möglich
- Pat. kennt Hilfsmittel und Techniken, um selbstständig zu werden/zu bleiben
- Bei Bandscheibenvorfall ist dauerhafte Lähmung vermieden
- Hautzustand bleibt intakt

Maßnahmen planen

- Gemeinsam mit Physiotherapie, Ergotherapie, Ärzten und anderen Therapeuten Pflege-, Bewegungs- und Therapieplan aufstellen, gemeinsam Ziele setzen
- Unterstützung bei der Körperpflege
- Bei Bettlägerigkeit alle Prophylaxen
- Bewegungsübungen
- Mobilisation
- Hilfsmittel, z. B. Rollstuhl, Stehbrett, beschaffen und anleiten, ggf. auch Angehörige einbeziehen
- Ergotherapie für tgl. Situationen, z. B. Anziehen
- Sensibilitätstraining anbieten
- Pflege nach dem Bobath®-Konzept
- Kinästhetik anwenden und anlernen
- Wahrnehmungsförderung, z. B. durch Basale Stimulation®
- Kontakt zu Selbsthilfegruppen anbieten

Ergebnisse prüfen

- Haut
- Atmung
- Beweglichkeit
- Wohlbefinden
- Krankheitsverständnis, Compliance

Läuse

Insekten, die den Menschen als Wirt nutzen; den Menschen befallen Kopfläuse, Filzläuse und Kleiderläuse; **weiterführende Stichworte:** *Angst, Ekzem/Kontaktdermatitis, Infektion lokale, Juckreiz/Pruritus, Krätze/Skabies*

Informationen sammeln

- Seit wann bestehen Symptome?

Ursachen

- Kontaktübertragung?

Symptome

- Welche Art?
  - Kopflaus? Filzlaus? Kleiderlaus?
- Nissen?
- Wo?
  - Hinter den Ohren?
  - Kopfhaar?
  - Schamhaar?
- Rote Papeln?
- Bläuliche Flecke?
- Juckreiz?
- Kratzspuren und Hautwunden?
- Woher?

Ressourcen

- Pat. ist krankheitseinsichtig
- Pat. kennt Verbreitungswege und Quellen
- Pat. hat sauberes und hygienisches Umfeld
- Pat. ist orientiert
- Selbstständige Haarpflege, ggf. gemeinsam mit Familie/Angehörigen, ist möglich

Ziele festlegen

- Pat. ist frei von Läusen
- Pat. hat die Läuse nicht übertragen
- Pat. hat keinen Juckreiz
- Sekundärinfektion ist vermieden

Maßnahmen planen

- Lokale Anwendung von Medikamenten/spezielle Haarwaschmittel nach Anordnung
- Nach jedem Behandlungsdurchgang Kleidung und Wäsche wechseln, bei 60 °C waschen, danach möglichst im Trockner trocknen oder bügeln
- Auskämmen der abgetöteten Nissen mit engzahnigem Kamm (Nissenkamm)
- Kontaktpersonen untersuchen und mitbehandeln
- Betroffene in Einzelzimmer unterbringen, ggf. Isolierung
- Bei Kontakt Schutzkittel und Handschuhe tragen
- Achtung Infektionsschutzgesetz: keine Besuche in Gemeinschaftsunterkünften

Ergebnisse prüfen

- Haare
- Haut
- Kleidung
- Krankheitsverständnis, Compliance

Leberzirrhose

Irreversible Zerstörung der Leberläppchenstruktur mit knotigem Umbau; **weiterführende Stichworte:** *Abhängigkeit/Abusus, Bauchschmerzen/Abdominalschmerzen, Delir/Durchgangssyndrom, Diarrhö/Durchfall, Erbrechen/Emesis, Flüssigkeitsbilanzierung, Hämaturie, Haut trockene, Hepatitis/Leberentzündung, Hypotonie, Ikterus/Gelbsucht, Infusion, Juckreiz, Kachexie/Auszehrung, Mangelernährung, Nasenbluten/Epistaxis, Obstipation/Verstopfung, Obstipationsgefahr, Osteoporose/Knochenschwund, Schmerzen, Teerstuhl/Melaena, Übelkeit/Nausea, Venenkatheter zentraler*

Informationen sammeln

▷ Screening, z. B. Gewicht, Bauchumfang (bei V. a. Aszites)

- Seit wann hat der Pat. Leberzirrhose?
- Ist der Pat. zum ersten Mal mit der Diagnose im Krankenhaus?
- Ist der Pat. in ärztlicher Behandlung? Art der Therapie? Welche Medikamente nimmt er ein?
- Kennt der Pat. die Ursachen seiner Erkrankung?
- Kennt der Pat. die Komplikationen und die Auswirkungen auf seine weitere Lebensweise?

Ursachen

- Alkoholabusus?
- Chronische Virushepatitis?
- Autoimmunhepatitis?
- Gallenwegserkrankungen mit Gallenstau?
- Kardiovaskulär?
- Stoffwechselerkrankungen, z. B. Mukoviszidose?
- Arzneimittel?
- Gifte?

Symptome

- Mattigkeit?
- Verminderte Leistungsfähigkeit?
- Druckgefühl und Schmerzen im Oberbauch?
- Ikterus?
- Juckreiz?
- Schwitzen?
- Lackzunge?
- Mundwinkelrhagaden?
- Palmarerythem?
- Spider naevi?
- Caput medusae?
- Pergamenthaut?
- Aszites?
- Blähungen?
- Milzvergrößerung?
- Ösophagusvarizen?
- Psychische Verstimmung?
- Hormonelle Störungen, z. B. Gynäkomastie, Bauchglatze
- Hepatische Enzephalopathie?
- Hepatorenales Syndrom?
- Hepatopulmonales Syndrom?
- Leberkoma?
- Gerinnungsstörungen?
- Gewichtsverlust?
- Ausscheidung?

Ressourcen

- Pat. kennt Ursachen und Krankheitsbild
- Pat. kennt und erkennt Komplikationen
- Ursache ist bekannt
- Lebensweise des Pat. ist gesund
- Guter AZ/EZ
- Intaktes soziales Umfeld

Ziele festlegen

- Lebensstil des Pat. ist seiner Erkrankung angepasst, z. B. Ernährung, Alkoholabstinenz
- Pat. hat keine Ösophagusvarizenblutung
- Pat. hat intakte Haut
- Pat. fühlt sich wohl
- Pat. hat keine Zunahme des Bauchumfangs/Gewichts (Aszites)
- Pat. soll 2 × täglich Stuhlgang haben
- Pat. kennt Symptome, z. B. Blutung, und meldet sich bei Bedarf

Maßnahmen planen

- Bei Bettlägerigkeit alle Prophylaxen
- Unterstützung bei tgl. Verrichtungen
- Vermeiden von Verletzungen (Gerinnungsstörungen)
- Sorgfältige Hautpflege
- Juckreiz stillen oder lindern
- Pat. täglich wiegen
- Täglich Bauchumfang messen
- Bei Aszites:
  - Ggf. Positionierung mit angezogenen Beinen
  - Eingeschränkte Flüssigkeitszufuhr
  - Salzarme Kost
  - Flüssigkeitsbilanz
- Vollwertige Kost in vielen kleinen Mahlzeiten
- Bei Ösophagusvarizen:
  - Ggf. passierte Kost
  - Starkes Husten vermeiden
- Bei hepatischer Enzephalopathie eiweißarme Kost
- Alkoholabstinenz → Achtung, ggf. Entzugserscheinungen!
- Medikamente nach Anordnung
- Keine Leber belastenden Medikamente (keine Eigenmedikation durch Pat.!)
- Verständnis zeigen
- Auf regelmäßigen Stuhlgang achten
- Bei Hämorrhoiden für weichen Stuhlgang sorgen
- Bei Ansteckungsgefahr:
  - Separates Waschbecken
  - Separate Toilette
- Hygieneartikel des Pat. beschriften und gesondert aufbewahren
- Ggf. Einzelzimmer
- Pat. ggf. auf Infektionsstation verlegen
- Gesundheitsberatung bezüglich Lebensweise und Ernährung

Ergebnisse prüfen

- Allgemeinbefinden
- Bewusstseinslage
- Orientierung
- Vitalzeichen
- ZVD
- Haut
- Bauchumfang
- Gewicht
- Flüssigkeitsbilanz
- Stuhlgang
- Blutungszeichen
- Wohlbefinden
- Krankheitsverständnis, Compliance

Lymphödem

Chronisches Ödem infolge einer Beeinträchtigung des Lymphabflusses; **weiterführende Stichworte:** *Immobilität/Bewegungseinschränkung, Haut trockene, Ödem, Schmerzen, Sensibilitätsstörungen/Empfindungsstörungen*

Informationen sammeln

▷ Ggf. Screening von Gewicht, Umfang der betroffenen Extremität

- Seit wann besteht ein Lymphödem?
- Ist der Pat. bereits in Behandlung?
- Stadium 0, 1, 2, 3?

Ursachen

- Angeboren, z. B. Lymphgefäßaplasie?
- Entzündung (Lymphangitis)?
- Narbige Veränderungen, z. B. Operationen?
- Tumoren?
- Erysipel?
- Zustand nach Operation (Mammakarzinom mit Entfernung der Lymphknoten)?
- Zustand nach Strahlentherapie?

Symptome

- Schwellung (Delle nach Druck auf die Schwellung)?
- Haut?
  - Kühl?
  - Blass?
- Spannungsgefühl?
- Schweregefühl?
- Bewegungseinschränkung?
- Brennen?
- Schmerzen?

Ressourcen

- Pat. kann sich gut bewegen
- Pat. kennt seine Erkrankung und kann damit umgehen
- Es sind keine weiteren Erkrankungen bekannt
- Intaktes soziales Umfeld

Ziele festlegen

- Schwellung ist rückläufig
- Pat. kennt vorbeugende Maßnahmen und wendet sie an
- Beweglichkeit ist gefördert oder wiederhergestellt
- Haut ist intakt und Hautturgor im Normalbereich
- Pat. gibt höchstens Schmerzstärke 3/10 analog der numerischen Ratingskala an

Maßnahmen planen

- Pflege entsprechend der Grunderkrankung
- Bewegungsübungen (frühzeitig nach Operation)
- Hochpositionierung der betroffenen Extremität
- Manuelle Lymphdrainage durch Physiotherapie
- Passive Bewegungsübungen, Betätigung der Muskelvenenpumpe
- Pat. täglich wiegen

- Täglich Umfang der entsprechenden Extremität messen
- Hautpflege
- Kompression durch betroffenen Arme/Beine
- Beratung/Information über Verhaltensregeln:
  - Keine einengende Kleidung
  - Kein Übereinanderschlagen der Beine
  - Kein langes Sitzen
  - Vermeiden von Temperaturextremen
  - Gleichmäßige, sanfte Bewegungen
  - Keine lang andauernden, monotonen Bewegungen oder Haltungen
  - Blutdruckmessungen, Injektionen und Blutentnahmen nicht an der betroffenen Extremität durchführen
  - Vorsicht vor Verletzungen der betroffenen Extremität, z. B. Handschuhe tragen bei der Gartenarbeit
- Beratungsgespräche über Ursachen und Risiken
- Medikamente nach Anordnung
- Schmerzen mittels Assessment erheben und ggf. reduzieren
- Ggf. Kontakt zu Selbsthilfegruppen herstellen
- Angehörige einbeziehen
- Weitere Therapien mit Pat./im therapeutischen Team gemeinsam planen, z. B. Ergotherapie, Physiotherapie

Ergebnisse prüfen

- Haut
- Wohlbefinden
- Beweglichkeit
- Schmerzen
- Krankheitsverständnis/Compliance

Mangelernährung

Anhaltendes Defizit an Energie und Nährstoffen; **weiterführende Stichworte:** *Angst, Bauchschmerzen/Abdominalschmerzen, Demenz, Diarrhö/Durchfall, Erbrechen/Emesis, Ernährungssonden/Sondenernährung, Hypoglykämie, Kachexie/Auszehrung, Mykose/Pilzerkrankung, Obstipation/Verstopfung, Obstipationsgefahr, Ödem, Dysphagie/Schluckstörung, Schmerzen, Soor- und Parotitisgefahr, Übelkeit/Nausea*

Informationen sammeln

- ▷ Screening mit z. B. Body Mass Index (BMI), Nutritional Risk Screening (NRS), Mini Nutritional Assessment (MNA), Malnutrition Universal Screening Tool (MUST)
- ▷ Weiterführendes Assessment mit z. B. PEMU (Pflegerische Erfassung von Mangelernährung und deren Ursachen)
- Seit wann besteht die Mangelernährung?

Ursachen

- Körperliche Einschränkung?
- Kognitive Einschränkung? Vergisst der Pat. zu essen?
- Mundkrankheiten?
- Frühes Sättigungsgefühl?
- Kein Appetit?
- Suchtmittelabhängigkeit?
- Absorptionsstörungen?
- Gesteigerter Stoffwechsel?
- Medikamente, z. B. Antibiotika, Anti-Parkinson-Mittel, Antihistaminika, trizyklische Antidepressiva, Diuretika, Opiate, Sedativa, Zytostatika?
- Psychische Gründe, z. B. Isolation, Angst, Stress, Verlust von Ehepartner?
- Falsche Ernährung? Aus Unwissenheit? Aus Mangel an Möglichkeiten, z. B. Einkauf nicht möglich?
- Schluckbeschwerden?
- Hungergefühl herabgesetzt?

Symptome

- Gewichtsverlust?
- BMI $< 18{,}5\,kg/m^2$
- Ernährungsgewohnheiten?
  - Was?
  - Wie viel?
  - Wie oft?
- Geschmacksempfinden?
- Schwäche und Erschöpfung?
- Muskeltonus?
- Haarausfall?
- Darmgeräusche?
- Bauchschmerzen?
- Diarrhö?
- Fettstühle?
- Blasse Schleimhäute?
- Wundheilungsstörung?
- Infektanfälligkeit?
- Dekubitus?
- Bewusstsein?
- Ödeme?

Ressourcen

- Pat./seine Angehörigen wissen um gesunde Ernährung und Möglichkeiten
- Pat. hat Appetit/Freude am Essen
- Ursache ist bekannt
- Mangelerscheinungen sind reversibel
- Pat. ist orientiert
- Pat. äußert Wünsche

Ziele festlegen

- Pat. hat BMI > 18,5 kg/m^2
- Gewichtsverlust ist gestoppt
- Pat. nimmt an Gewicht zu
- Pat. hat Normal- oder Wohlfühlgewicht
- Pat. hat keine Mangelerscheinungen
- Pat. hat eine stabile Abwehrlage
- Wunde ist abgeheilt

Maßnahmen planen

- Expertenstandard *Ernährungsmanagement zur Sicherung und Förderung der oralen Ernährung in der Pflege* anwenden
- Ernährungsprotokoll anlegen
- Ggf. Trinkprotokoll anlegen
- Häufige, kleine Mahlzeiten
- Pat. Zeit lassen
- Nicht zum Essen zwingen
- Wunschkost bestellen
- Verträglichkeitsliste erstellen
- Vollwertige Ernährung
- Ernährungsberatung für Pat. und Angehörige
- Ggf. häusliche Hilfe zum Einkaufen und Kochen veranlassen
- Nach dem Essen Ruhepause
- Ggf. Nahrungsergänzungsmittel anbieten
- Logopädische Behandlung bei Schluckstörungen
- Weitere Therapien mit Pat./im therapeutischen Team gemeinsam planen, z. B. Ergotherapie, Physiotherapie, Psychotherapie
- Ggf. Psychotherapie
- Gedächtnistraining
- Medikamente nach Anordnung
- Einbezug des sozialen Umfelds
- Ggf. Gespräch mit Pat. und Angehörigen über:
  - Nasale Sonden
  - PEG/PEJ
  - Parenterale Ernährung, z. B. über Portsystem

Ergebnisse prüfen

- Appetit
- BMI
- Gewicht
- Ernährungs-/Trinkprotokoll
- Laborwerte
- Stuhlgang
- Haut
- Wohlbefinden
- Krankheitsverständnis, Compliance

MRSA/Krankenhauskeim

Methicillin-/multiresistenter Staphylococcus aureus; nicht auf die gängigen Antibiotika ansprechender Bakterienstamm; **weiterführende Stichworte:** *Angst, Fieber, Harnwegsinfektion, Immundefekt/Abwehrschwäche, Mykose/Pilzerkrankung, Wunde chronische*

Informationen sammeln

- Seit wann ist die Infektion bekannt?
- Besteht Ansteckungsgefahr?
- Ist die Immunabwehr des Pat. geschwächt?
- Wo ist die Infektion lokalisiert, welches Organ?
- Vorerkrankungen und aktuelle Diagnose?

Ursachen

- Resistenzbildung durch Antibiotikagabe?
- Hygienemängel?
- Geschwächtes Immunsystem?
- Hautverletzung, z. B. chronische Wunde, Dekubitus?

Symptome

- Haut?
- Lunge?
- Blase?
- Wunde?
- Nase?
- Rachen?
- Eiter?
- Temperatur?
- Besiedelung?
- Infektion?

Ressourcen

- Immunabwehr ist nicht geschwächt
- Guter AZ/EZ
- MRSA-Keim beeinträchtigt Pat. nicht
- Keine weiteren Erkrankungen sind bekannt

Ziele festlegen

- Abheilung der Infektion
- Ausbreitung der Infektion ist verhindert
- MRSA ist saniert
- Pat. ist informiert und akzeptiert die Maßnahmen
- Wunde ist abgeheilt

Maßnahmen planen

- Isolation: nach hausinternem Standard
- Pat. und Angehörigen erklären, warum die Isolation notwendig ist
- Patiententransporte soweit wie möglich reduzieren, wenn doch, ggf. Mundschutz, frische Kleidung oder Schutzkittel, Wunden abgedeckt halten
- Kontakte zu Mitpatienten vermeiden
- Strenge Hygieneregeln:
  - Regelmäßige hygienische Händedesinfektion
  - Schutzkittel
  - Handschuhe
  - Mundschutz
- Tgl. Flächendesinfektion
- Dekontamination nach Hygieneplan (Standard): z. B. Haut und Haare des Pat. an 3 aufeinanderfolgenden Tagen mit speziellen

Präparaten waschen. Bereits gewaschene Körperpartien sollen nicht mit benutzter Wäsche und noch nicht behandelten Körperteilen in Kontakt kommen. Anschließend Wäsche wechseln
- Medikamente nach Anordnung
- Pflegeutensilien, Blutdruckmanschette, Stethoskop, Gebrauchsgegenstände im Zimmer belassen und täglich desinfizieren
- Patientenakte nicht mit ins Zimmer nehmen
- Täglicher Wäsche- und Bettwäschewechsel
- Wäsche noch im Zimmer in einen Wäschesack entsorgen
- Das Zimmer soll möglichst selten und von möglichst wenigen Personen betreten werden
- Visite des Pat. als Letztes durchführen
- Esstablett erst kurz vor dem Abtransport des Wagens aus dem Zimmer holen, in gesonderter Box verstauen
- Abstriche nach ärztlicher Anordnung, ggf. Umgebungsuntersuchung
- Bei Pflegetätigkeiten: sich Zeit nehmen, auf Pat. und seine psychische Situation eingehen
- Schlussdesinfektion

Ergebnisse prüfen

- Haut
- Abstriche
- Vitalzeichen
- Wohlbefinden
- Krankheitsverständnis, Compliance

Multiple Sklerose/Encephalomyelitis disseminata

Chronisch-entzündliche Erkrankung des Zentralen Nervensystems; **weiterführende Stichworte:** *Angst, Immobilität/Bewegungseinschränkung, Blasenkatheter, Harnverhalt/Harnretention, Lähmung, Schmerzen, Sehstörungen, Selbstpflegedefizit/Unfähigkeit zur Körperpflege, Sprachstörungen, Sprechstörungen/Dysarthrie, Sturzgefahr, Tremor/Muskelzittern*

Informationen sammeln

▷ Assessment, z. B. mit Kurtzke-Skala
- Seit wann ist die Erkrankung bekannt?
- Wie wird die Erkrankung behandelt? Welche Medikamente nimmt der Pat.?
- Welche Therapien, z. B. Physiotherapie und Ergotherapie, besucht der Pat.?
- Wie verläuft die Erkrankung des Pat.?
  - Wann treten Schübe auf?
  - Kündigen sich die Schübe an?
  - Wenn ja, wie?
- Was hilft dem Pat. während der Schübe?
- Welche Hilfsmittel verwendet der Pat.?
- Spricht der Pat. offen über seine Erkrankung oder ist sie ihm unangenehm?
- Ist Unterstützung durch soziales Umfeld vorhanden?

Ursachen

Unbekannt; zur Diskussion stehen:
- Autoimmunerkrankung
- Genetische Disposition
- Infektion

Symptome

Symptome und Verläufe sind sehr unterschiedlich:
- Rasche kognitive Ermüdung?
- Rasche muskuläre Ermüdung?
- Sehstörungen?
- Empfindungsstörungen? Parästhesien?
- Sprechstörungen?
- Intentionstremor?
- Nystagmus?
- Ataxie?
- Koordinationsstörungen?
- Gangstörungen?
- Trigeminusneuralgie?
- Gestörte Feinmotorik?
- Spastische Lähmungen an den Beinen?
- Sexuelle Probleme?
- Blasen-/Darmentleerungsstörungen?
- Bettlägerigkeit?
- Psychische Veränderungen?
  - Euphorie?
  - Depression?
- Verlauf?
  - Schubweise?
  - Chronisch-progredient: langsame kontinuierliche Verschlechterung der Symptome?

Ressourcen

- Pat. ist mobil oder kann sich mit Einschränkungen selbst bewegen
- Pat. verwendet Hilfsmittel

- Pat. hat sich (in Teilen) Selbstständigkeit erhalten
- Familie und Angehörige des Pat. kennen die Erkrankung und unterstützen ihn
- Schübe sind wieder rückläufig

Ziele festlegen

- Selbstständigkeit des Pat. bleibt erhalten, er führt tgl. Verrichtungen so weit wie möglich selber aus
- Pat. akzeptiert Hilfe
- Pat. ist über die Krankheit informiert
- Pat. erleidet keine Komplikationen durch Immobilität
- Pat. gibt höchstens Schmerzstärke 3/10 analog der numerischen Ratingskala an
- Pat. hat gesteigerte Körperwahrnehmung
- Haut bleibt intakt

Maßnahmen planen

- Gemeinsam mit Physiotherapie, Ergotherapie, Ärzten und anderen Therapeuten Pflege-, Bewegungs- und Therapieplan aufstellen, gemeinsam Ziele setzen
- Bewegungsübungen, Pat. zur Durchführung anregen
- Unterstützung bei täglichen Verrichtungen
- Wahrnehmungsförderung
- Umgebung zur Förderung der Beweglichkeit gestalten
- Aktivierende Pflege
- Ruhepausen einhalten
- Übermäßige Wärme vermeiden
- Für ausreichend Schlaf sorgen
- Beratung über geeignete Hilfsmittel
- Beratung zur Anschaffung leicht handhabbarer Kleidung
- Bei Bettlägerigkeit:
  - Alle Prophylaxen
  - Bobath-Positionierung
- Anleitung zum Umgang mit einschießender Spastik
- Schmerzen mittels Assessment erheben und ggf. reduzieren
- Medikamente nach Arztanordnung
- Bei immunsupprimierenden Medikamenten besonders auf Hygiene achten
- Bei Blasenentleerungsstörungen:
  - Toilettentraining
  - Inkontinenzhilfsmittel
  - Beckenbodentraining
  - Ggf. Selbstkatheterismus
- Sprachübungen (mit Logopädin)
- Gesprächsbereitschaft signalisieren
- Gespräche über Befinden und Bedürfnisse führen
- Für Unterhaltung sorgen, z. B. Bücher, Fernsehen
- Berufstätigkeit und Hobbys fördern, ohne den Pat. zu überfordern
- Ggf. Umschulung
- Auf Selbsthilfegruppen hinweisen; Kontaktdaten vermitteln, z. B. Deutsche Multiple Sklerose Gesellschaft (DMSG)
- Angehörige einbeziehen und anleiten

Ergebnisse prüfen

- Beweglichkeit
- Haut
- Wohlbefinden
- Spastik
- Schmerzen
- Krankheitsverständnis, Compliance

Mykose/Pilzerkrankung

Infektionen durch Pilze; **syn.** *Soor;* **weiterführende Stichworte:** *Bauchschmerzen/Abdominalschmerzen, Blähungen/Meteorismus, Diabetes mellitus/Zuckerkrankheit, Fieber, Haut trockene, HIV-Infektion, Intertrigo/Wundsein, Intertrigogefahr, Juckreiz/Pruritus, Reizdarmsyndrom/Colon irritabile, Dysphagie/Schluckstörung, Schmerzen, Schwitzen übermäßiges/Hyperhidrose, Soor- u. Parotitisgefahr*

Informationen sammeln

- Seit wann besteht Mykose/Pilzerkrankung?
- War der Pat. bereits in ärztlicher Behandlung oder behandelt er sich selbst? Wenn ja, wie?
- Hat der Pat. regelmäßig Mykose/Pilzerkrankung?

Ursachen

- Vorausgehende Infektion?
- Immunschwäche (HIV, Zytostatikabehandlung, Tumor)?
- Antibiotikabehandlung?
- Hormonbehandlung?
- Schwangerschaft?
- Kortisontherapie?
- Diabetes mellitus?
- Vermehrtes Schwitzen?

Symptome

- Wo lokalisiert?
- Juckreiz?
- Kleine Pusteln?
- Belag auf der Zunge?
- Ausdehnung?
- Rötung?
- Schmerzen beim Schlucken (Speiseröhrensoor)?
- Reizhusten?
- Vaginaler Ausfluss?
- Schmerzen beim Wasserlassen?
- Häufiger Harndrang?
- Schmerzen?
- Diarrhö?
- Blutungen?
- Hornhautverdickung am Fuß?
- Wachstumsstörungen der Nägel?
- Verfärbte und verdickte Nägel?
- Rhagaden?
- Sepsiszeichen?
- Fieber?

Ressourcen

- Pat. hat keine Immunerkrankung
- Mykose/Pilzerkrankung ist lokal begrenzt
- Pat. kann sich selbst versorgen
- Hygienische Standards sind gewährleistet
- Außer Mykose: guter Zustand der Haut und Schleimhäute
- Bei Lokalisation im Mund:
  - Pat. kann essen und trinken
  - Pat. führt selbstständig Mundpflege durch

Ziele festlegen

- Pat. ist schmerzfrei/gibt höchstens Schmerzstärke 3/10 analog der numerischen Ratingskala an
- Die Haut ist frei von Krankheitserregern
- Die Pilzinfektion breitet sich nicht aus
- Haut/Scheimhaut juckt nicht
- Haut ist intakt
- Reinfektion wird vermieden
- Pat. akzeptiert die Therapie und versorgt sich gewissenhaft

Maßnahmen planen

- Patientenberatung zur Körperpflege:
  - Pilzbefallene Stellen immer zuletzt waschen
  - Wechsel von Waschlappen und Handtuch nach jedem Waschen
  - pH-neutrales Reinigungsmittel verwenden
  - Haut, v. a. Hautfalten trocken halten
  - Atmungsaktive Kleidung aus Naturfaser
- Sorgfältige Körperpflege
- Pflege bei Mundsoor:
  - Mundpflege mehrmals tgl. und nach dem Essen
  - Viel zu trinken anbieten
  - Speichelfluss anregen
- Ernährung:
  - Wenig Zucker
  - Ballaststoff-, vitaminreiche Kost
- Medikamente nach Anordnung
- Behandlungsdauer einhalten
- Hygieneregeln einhalten
- Bei Befall der Sexualorgane mit Zustimmung des Pat. ggf. Partner informieren und mitbehandeln
- Immunsystem stärken
- Dehydratationsprophylaxe
- Schmerzen mittels Assessment erheben und ggf. reduzieren

Ergebnisse prüfen

- Haut
- Schleimhäute
- Wohlbefinden
- Juckreiz
- Begleiterkrankungen
- Krankheitsverständnis/Compliance

Nasenbluten/Epistaxis

Blutung aus der Nase; **weiterführende Stichworte:** *Anämie/Blutarmut, Antikoagulanzientherapie, Erbrechen/Emesis, Hämatemesis/Bluterbrechen, Sinusitis/Nasennebenhöhlenentzündung, Teerstuhl/Melaena, Übelkeit/Nausea*

Informationen sammeln

- Seit wann besteht Nasenbluten?
- Ist die Ursache bekannt?
- Hat der Pat. erstmalig oder häufiger Nasenbluten?
- Wie lange dauert die Blutung an?

Ursachen

- Trauma?
  - Nasebohren oder heftiges Schnäuzen?
  - Frakturen?
  - Fremdkörper?
- Rhinitis sicca?
- Grippaler Infekt/Schnupfen?
- Hypertonie?
- Sind Störungen der Blutgerinnung bekannt?
- Antikoagulanzientherapie?
- Tumor?

Symptome

- Stärke der Blutung?
- Blutungsdauer?
- Kaltschweißigkeit?
- Vitalzeichen?
- Übelkeit?
- Schwindel?
- Schmerzen?

Ressourcen

- Es liegt keine starke Blutung vor
- Pat. kann erste Maßnahmen zur Blutstillung selbstständig durchführen
- Ursache ist bekannt
- Pat. hat keine Begleiterkrankungen

Ziele festlegen

- Die Blutung ist gestillt
- Aspiration ist vermieden bzw. frühzeitig erkannt worden
- Pat. kennt erste Maßnahmen zur Blutstillung und wendet sie an

Maßnahmen planen

- Pat. aufrecht, mit leicht nach vorn gebeugtem Oberkörper hinsetzen oder seitlich positionieren
- Blutstillung:
  - Pat. dazu anhalten, die Nasenflügel fest zusammenzudrücken
  - Eiskompresse in den Nacken legen
  - Arzt benachrichtigen
  - Bei anhaltender Blutung ggf. Vorbereitung, Assistenz und Nachsorge zur Anlage einer Nasentamponade/Ballonkatheter
- Blutdruck und Puls kontrollieren

Ergebnisse prüfen

- Nasenschleimhaut
- Vitalzeichen
- Wohlbefinden
- Krankheitsverständnis/Compliance

Neurodermitis

Chronisch-rezidivierende entzündliche Hauterkrankung; **weiterführende Stichworte:** *Ekzem/Kontaktdermatitis, Haut trockene, Infektion lokale, Juckreiz/Pruritus*

Informationen sammeln

- ▷ Assessment, z. B. mit SCORAD (Scoring Atopic Dermatitis Index), EASI (Eczema Area and Severity Index)
- ▷ Ggf. Assessment mit Eppendorfer Juckreizfragebogen (EJF), Analogskala zur Einschätzung der Juckreizintensität
- Seit wann ist Neurodermitis diagnostiziert?
- Wie wird diese behandelt? Ist es die erste Therapieform? Ist die Therapie wirkungsvoll?
- Was verschlimmert die Krankheit, z. B. Nahrungsmittel, Kleidung, Pflegemittel, psychische Faktoren?
- Ist Neurodermitis in der Familie verbreitet?

Ursachen

- Genetische Prädisposition?
- Barrierefunktionsstörungen der Haut?
- Störungen der Immunreaktion?
- Triggerfaktoren:
  - Nahrungsmittel (Konservierungsstoffe)?
  - Waschmittel/Pflegemittel?
  - Blütenpollen?
  - Hausstaubmilben?
  - Tierhaare?
  - Infektionen?
  - Psychische Belastungen, wie Stress?
  - Nikotin?

Symptome

- Welche Hautpartien sind betroffen?
- Trockene Haut?
- Juckreiz (v. a. nachts)?
- Rötung?
- Feuchte Läsionen?
- Schuppung?
- Schuppen in den Haaren?
- Trockene, glanzlose Haare?
- Haarausfall?
- Krustenbildung?
- Neigung zu Ekzemen?
- Trockenes Auge?
- Bindehautreizung?
- Rhagaden?
- Trockene Lippen?
- Kratzspuren?
- Superinfektion?
- Psychische Beeinträchtigung aufgrund der Erkrankung?

Ressourcen

- Pat. kennt symptomlindernde Therapien
- Pat. kennt Dinge, die er nicht verträgt
- Eltern kennen Risikofaktoren und meiden diese (z. B. Rauchen)
- Säugling wird für mind. 6 Monate gestillt
- Pat. ist selbstständig, versorgt sich selbst
- Familie ist informiert, kennt die Erkrankung und assistiert bei der Therapie

Ziele festlegen

- Haut ist weitestgehend intakt
- Juckreiz ist vermindert
- Pat. kennt Maßnahmen zur Kompensation der Symptome und wendet sie an
- Säugling soll für mindestens 6 Monate gestillt werden
- Eltern sind über Risikofaktoren aufgeklärt
- Infektionen vermeiden

Maßnahmen planen

- Patienten/Angehörigen Beratung:
  - Haut-/Körperpflege
  - Maßnahmen bei Juckreiz
  - Führen eines Symptom- und Ernährungstagebuchs
  - Triggerfaktoren, z. B. Allergene
  - Schlafumgebung
  - Förderung des Kindes zur Hautpflege
- Pat. ggf. über die Zusammenhänge der Erkrankung mit Ernährung, Kleidung, psychischen Faktoren und Pflegemitteln aufklären und ihn dazu ermuntern, auf diese Zusammenhänge zu achten, z. B. ein Symptomtagebuch zu erstellen
- Sorgfältige Hautpflege
- Individuell verträgliches Reinigungs- und Hautpflegemittel austesten
- Medikamente nach Anordnung
- Keine Alkoholumschläge oder Gele verwenden
- Häufiges Duschen oder Baden unter Verwendung alkalischer Seifen vermeiden, keine Schaumbäder
- Möglichst nicht in chlorhaltigem Wasser schwimmen
- Ernährungsumstellung bei Nahrungsmittelunverträglichkeiten
- Zu luftigen, kühlenden Textilien aus Naturfasern raten, insbesondere Baumwolle
- Raumluft befeuchten
- Raumtemperatur niedrig halten
- Nachts in ungeheizten Räumen schlafen, leichte Bettwäsche
- Zu Bewegung an der frischen Luft raten
- Säugling/Kind zur Nacht Handschuhe anziehen
- Auf kurze Fingernägel achten
- Ggf. psychologische Betreuung
- Kratzbedürfnis verlagern, z. B. Kinder können ihr Kuscheltier kratzen, Beratung zu Kratzalternativen
- Selbsthilfegruppen empfehlen

Ergebnisse prüfen

- Haut
- Wohlbefinden
- Temperatur
- Krankheitsverständnis, Compliance

Nykturie

Vermehrtes nächtliches Wasserlassen; **weiterführende Stichworte:** *Flüssigkeitsbilanzierung, Harninkontinenz/Urininkontinenz, Harnwegsinfektion untere, Herzinsuffizienz/Herzmuskelschwäche, Infusion, Kontinenzförderung, Schlafstörungen, Sturzgefahr*

Informationen sammeln

▷ Screening, z. B. Miktionsprotokoll

- Seit wann besteht Nykturie?
- War der Pat. bereits in ärztlicher Behandlung?
- Wie oft muss der Pat. nachts zur Toilette?

Ursachen

- Vermehrte Flüssigkeitsaufnahme am Abend?
- Herzinsuffizienz?
- Niereninsuffizienz?
- Harnwegsinfekt?
- Harninkontinenz?
- Prostatavergrößerung
- Diuretikaeinnahme am Abend?

Symptome

- Urin?
  - Menge?
  - Häufigkeit?
  - Farbe?
- Miktion?
  - Erschwert?
  - Schmerzhaft?
- Durstgefühl?
- Bei Niereninsuffizienz:
  - Pruritus (Juckreiz)?
  - Hautfarbe?
- Bei Herzinsuffizienz:
  - Ödeme?
- Blasenschwäche, Inkontinenz?
- Wahrnehmung der Blasenfüllung?
- Orientierung?
- Sturzgefahr?
- Beweglichkeit?

Ressourcen

- Pat. kann selbstständig zur Toilette gehen
- Pat. schläft nach Toilettengang wieder ein
- Pat. ist orientiert

Ziele festlegen

- Kann sich sicher fortbewegen
- Erreicht die Toilette rechtzeitig
- Fühlt sich wohl und ausgeschlafen

Maßnahmen planen

- Miktionsprotokoll
- Ggf. Flüssigkeitsbilanz
- Expertenstandard *Sturzprophylaxe in der Pflege* anwenden
- Pat. dazu raten, abends weniger zu trinken
- Diuretikagabe nicht nach 16 Uhr
- Ggf. Hilfe beim Aufstehen in der Nacht oder Toilettenstuhl neben das Bett stellen
- Medikamente nach Anordnung
- Kontinenztraining, z. B. Beckenbodentraining
- Geeignete Inkontinenzhilfsmittel auswählen
- Nachtlicht

Ergebnisse prüfen

- Schlaf
- Miktionsprotokoll
- Flüssigkeitsbilanz
- Wohlbefinden
- Krankheits-/Symptomverständnis, Compliance

Obstipation/Verstopfung

Weniger als drei Stuhlentleerungen pro Woche; **weiterführende Stichworte:** *Adipositas/Übergewicht, Immobilität/Bewegungseinschränkung, Bauchschmerzen/Abdominalschmerzen, Flüssigkeitsbilanzierung, Multiple Sklerose/Encephalomyelitis disseminata, Obstipationsgefahr, Parkinsonsyndrom, Schmerzen, Übelkeit/Nausea*

Informationen sammeln

▷ Assessment, z. B. mit Rom-IV-Kriterien
- Seit wann bestehen Symptome?
- Wie zeigen sich die Symptome?
- Wie oft hat der Pat. zu Hause Stuhlgang?
- Welche Form hat der Stuhl des Pat. (Bristol-Stuhlformen-Skala)?
- Was unternimmt der Pat. gegen die Obstipation?

Ursachen

- Flüssigkeitsmangel?
- Fieber?
- Wenig Bewegung/Bettlägerigkeit?
- Lähmungen?
- Adipositas?
- Erkrankungen des Darms/Analregion?
- Neurologische Erkrankungen?
  - Multiple Sklerose?
  - Lähmungen?
- Zustand nach Operation (Peristaltikstörung)?
- Ballaststoffarme Ernährung?
- Kuhmilchallergie?
- Stress?
- Depression?
- Missbrauch von Abführmitteln?
- Medikamente (Nebenwirkungen)?
- Zustand des Gebisses?

Symptome

- Stuhl?
  - Menge?
  - Häufigkeit?
  - Konsistenz?
  - Farbe?
  - Blutspuren?
- Belegte Zunge?
- Völlegefühl?
- Übelkeit?
- Blähungen?
- Appetitlosigkeit?
- Bauchschmerzen
- Schmerzen beim Stuhlgang?
- Scham?

Ressourcen

- Pat. hat zu Hause regelmäßig Stuhlgang
- Pat. ernährt sich ausgewogen und ballaststoffreich
- Pat. kennt Strategien gegen Obstipation
- Keine zusätzlichen Erkrankungen

Ziele festlegen

- Pat. hat beschwerdefrei Stuhlgang
- Folgekomplikationen wie Hämorrhoiden und Ileus sind vermieden
- Der Pat. ist über obstipationsprophylaktische Maßnahmen informiert und akzeptiert sie bzw. kann sie anwenden
- Pat. ernährt sich ballaststoffreich
- Pat. trinkt täglich individuell angepasste Trinkmenge nach D-A-CH-Referenzwerten für die Nährstoffzufuhr
- Pat. bewegt sich regelmäßig
- Pat. kennt Wirkung von Laxanzien und kann deren Einsatz einschätzen

Maßnahmen planen

- Ausscheidungsprotokoll führen und Pat. darin unterweisen
- Arztanordnungen ausführen:
  - Klistier
  - Einlauf
  - Medikamente (Laxanzien)
- Stress und Hektik beim Essen und bei der Ausscheidung vermeiden
- Viel zu trinken anbieten (… Liter/Tag)
- Wunschgetränke anbieten
- Ggf. Flüssigkeitsbilanz führen
- Vor dem Frühstück ein Glas (lauwarmes) Wasser trinken
- Ballaststoffreiche Kost, evtl. Leinsamen, Haferkleie, viel Obst
- Pat. über richtige, ballaststoffreiche Ernährung aufklären
- Verdauungsfördernde Lebensmittel anbieten, z. B. Sauerkrautsaft, Trockenpflaumen, Milchzucker
- Stopfende Nahrungsmittel, z. B. Schokolade, Bananen, Weißbrot, Kuchen, schwarzen Tee, vermeiden
- Pat. zur Kolonmassage anleiten und diese durchführen
- Feucht-warme Bauchwickel anwenden
- Pat. zu Bewegung und Spaziergängen raten
- Bei Bettlägerigkeit aktive und/oder passive Bewegungsübungen durchführen
- Pat. auffordern, auf Stuhldrang zu achten und sofort zur Toilette zu gehen
- Auf feste Ausscheidungszeiten achten
- Individuelle Gewohnheiten und Rituale bei der Ausscheidung ermöglichen
- Geregelten Tagesablauf bzgl. der Mahlzeiteneinnahme einhalten
- Intimsphäre schützen
- Ggf. Zähne sanieren lassen
- Prothese auf richtigen Sitz überprüfen

Ergebnisse prüfen

- Stuhlausscheidung/Ausscheidungsprotokoll
- Regelmäßigkeit des Stuhlgangs
- Ernährung
- Flüssigkeitsbilanz
- Bewegung
- Wohlbefinden
- Verständnis, Compliance

Obstipationsgefahr

Gefahr einer erschwerten, verzögerten Darmentleerung (Verstopfung); **weiterführende Stichworte:** *Adipositas/Übergewicht, Immobilität/Bewegungseinschränkung, Bauchschmerzen/Abdominalschmerzen, Flüssigkeitsbilanzierung, Multiple Sklerose/Encephalomyelitis disseminata, Obstipation/Verstopfung, Parkinsonsyndrom, Schmerzen, Übelkeit/Nausea*

Informationen sammeln

▷ Assessment, z. B. mit Rom-IV-Kriterien

Risikofaktoren

- Flüssigkeitsmangel?
- Fieber?
- Wenig Bewegung/Bettlägerigkeit?
- Adipositas?
- Erkrankungen des Darms/Analregion?
- Neurologische Erkrankungen?
  - Multiple Sklerose?
  - Lähmungen?
- Zustand nach Operation (Peristaltikstörung)?
- Ballaststoffarme Ernährung?
- Depression?
- Medikamente (Nebenwirkungen)?
- Zustand des Gebisses?

Ressourcen

- Pat. trinkt täglich individuell angepasste Trinkmenge nach D-A-CH-Referenzwerten für die Nährstoffzufuhr
- Pat. kann sich bewegen und ist dazu motiviert
- Pat. ist zur Ernährungsumstellung bereit

Ziele festlegen

- Pat. hat weichen Stuhlgang
- Pat. hat regelmäßigen Stuhlgang
- Pat. hat beschwerdefrei Stuhlgang
- Pat. ernährt sich ballaststoffreich
- Pat. betreibt regelmäßig leichtes Ausdauertraining

Maßnahmen planen

- Stress und Hektik vermeiden
- Viel zu trinken anbieten
- Ggf. Flüssigkeitsbilanz
- Vor dem Frühstück ein Glas (lauwarmes) Wasser zu trinken geben
- Ballaststoffreiche Kost
- Verdauungsfördernde Nahrungsmittel anbieten, z. B. Joghurt, Salate, Gemüse, Dörrobst
- Vermeidung stopfender Nahrungsmittel, z. B. Schokolade, Bananen, Weißbrot, Kuchen, schwarzer Tee
- Pat. über richtige, ballaststoffreiche Ernährung aufklären
- Pat. zur Kolonmassage anleiten
- Feucht-warme Bauchwickel anwenden
- Pat. zu Bewegung/Spaziergängen raten

- Pat. über Nebenwirkungen von Abführmitteln aufklären
- Beibehalten eines Tagesrhythmus, Darmtraining: Stuhldrang zur gewohnten Zeit
- Pat. auffordern, auf Stuhldrang zu achten und sofort zur Toilette zu gehen
- Intimsphäre schützen
- Ggf. Zähne sanieren lassen
- Prothese auf richtigen Sitz überprüfen

Ergebnisse prüfen

- Stuhl
- Ernährung
- Flüssigkeitsbilanz
- Bewegung
- Wohlbefinden
- Verständnis, Compliance

Ödem

Ansammlung wässriger Flüssigkeit im Gewebe; **syn.** *Einlagerung, Wassersucht;* **weiterführende Stichworte:** *Abhängigkeit/Abusus, Blasenkatheter, Durchblutungsstörungen periphere venöse, Flüssigkeitsbilanzierung, Herzinsuffizienz/Herzmuskelschwäche, Infusion, Lymphödem, Mangelernährung, Thrombosegefahr*

Informationen sammeln

▷ Screening von Körpergewicht und Umfang der betroffenen Extremitäten
- Seit wann hat der Pat. Ödeme?
- Wird der Pat. wegen seiner Ödeme behandelt?
- Was hilft gegen seine Ödeme?
- Wo sind die Ödeme?

Ursachen

- Venöser Rückfluss geschwächt?
- Varizen?
- Herzinsuffizienz?
- Nephrotisches Syndrom/Niereninsuffizienz?
- Leberzirrhose?
- Tumore?
- Lymphödem?
- Funktionsstörung der Schilddrüse?
- Entzündungen?
- Alkoholmissbrauch?

Symptome

- Lokalisierte Ödeme?
  - An den Beinen?
  - An den Armen?
  - An den Augenlidern?
  - Aszites?
  - Am Rücken nach stundenlangem Liegen?
- Generalisierte Ödeme?
- Gewichtszunahme?
- Bei Aszites: Zunahme des Bauchumfangs?
- Bei Linksherzinsuffizienz: Atemnot?
- Verquollenes Gesicht?
- Wegdrückbare Schwellung?
- Infektionszeichen?
  - Rötung des Ödems?
  - Druckschmerz?
- Nykturie?
- Pulsfrequenz?
- Blutdruck?
- Ausscheidung?
- Spannungsgefühl untere Extremitäten?

Ressourcen

- Pat. ist mobil
- Pat. ist orientiert
- Pat. hat keine weiteren schweren Erkrankungen
- Pat. hat keine Bewegungseinschränkung aufgrund des Ödems
- Pat. hat keine Schmerzen

Ziele festlegen

- Pat. hat sein ursprüngliches Körpergewicht von ... kg
- Pat. hat rückläufige Ödeme (z. B. Unterschenkel)
- Unterschenkelumfang ist z. B. um 1 cm verringert
- Hautturgor ist im Normalbereich
- Pat. hat im Akutstadium eine negative Flüssigkeitsbilanz (Ausfuhr übersteigt Einfuhr!)
- Pat. kann Extremitäten, z. B. Hände, voll bewegen
- Pat ist kreislaufstabil

Maßnahmen planen

- Medikamente nach Anordnung
- Flüssigkeitsbilanz
- Thromboseprophylaxe
- Bewegungsübungen
- Pat. zu Bewegungen motivieren
- Umfang der entsprechenden Extremität 1 × täglich messen
- Gewichtskontrolle 1 × täglich
- Ggf. Kompressionstherapie (nach Anordnung)
- Pflege entsprechend der Grunderkrankung
- Bei Knöchelödemen Beine leicht erhöht positionieren
- Bei Bettlägerigkeit alle Prophylaxen
- Hautpflege
- Salzarme Diät
- Pat. beraten:
  - Richtige Ernährung
  - Richtigen Zeitpunkt der Diuretikaeinnahme

Ergebnisse prüfen

- Wohlbefinden
- Umgang Extremität
- Gewicht
- Hautturgor
- Flüssigkeitsbilanz
- Vitalzeichen
- Krankheitsverständnis, Compliance

Osteoporose/Knochenschwund

Generalisierte Skeletterkrankung mit Verminderung der Knochenmasse, Verschlechterung der Mikroarchitektur des Knochengewebes und erhöhtem Frakturrisiko; **weiterführende Stichworte:** *Abhängigkeit/Abusus, Immobilität/Bewegungseinschränkung, Diabetes mellitus/Zuckerkrankheit, Fraktur/Knochenbruch, Mangelernährung, Sturzgefahr*

Informationen sammeln

▷ Assessment, z. B. mit Sturzrisiko-Skala nach S. Huhn

- Seit wann besteht Osteoporose?
- Gab es bereits Komplikationen?
- Risikofaktoren?
- Lebensstil des Pat.?
  - Gesunde, ausgewogene Ernährung?
  - Vitamin D/Kalziumzufuhr?
  - Bewegung?
  - Alkohol/Nikotin?

Ursachen

- Primäre Osteoporose?
  - Idiopathisch?
  - Postmenopausal?
  - Senil?
- Sekundäre Osteoporose als Folge von:
  - Langzeitbehandlung mit Glukokortikoiden?
  - Diabetes mellitus?
  - Schilddrüsenüberfunktion?
  - Tumoren?
  - Bewegungsmangel?
  - Alkoholabusus?
  - Rauchen?
  - Mangelernährung?
- Genetische Disposition

Symptome

- Spontaner Knochenbruch?
- Häufige Knochenbrüche?
- Knochenschmerzen bei Belastung?
- Körperbildveränderungen, wie z. B. Rundrücken?
- Sturzgefahr?
- Bewegungseinschränkung/Immobilität?
- Muskelschmerzen?
- Muskelverhärtung?
- Rückenschmerzen?

Ressourcen

- Pat. ist sportlich, bewegt sich gerne
- Pat. ernährt sich gesund
- Pat. hat keine anderen Erkrankungen
- Pat. raucht nicht
- Kein übermäßiger Alkohol- und Kaffeekonsum

Ziele festlegen

- Pat. ernährt sich gesund
- Pat. stärkt die Muskulatur durch Bewegung
- Mobilität bleibt erhalten/ist gefördert
- Pat. kennt Ursachen und Krankheitsbild

Maßnahmen planen

- Expertenstandard *Sturzprophylaxe in der Pflege* anwenden
- Pflege entsprechend der Grunderkrankung
- Bei Bettlägerigkeit alle Prophylaxen
- Weitere Therapien mit Pat./im therapeutischen Team gemeinsam planen, z. B. Ergotherapie, Physiotherapie
- Unterstützen der Physiotherapie durch isometrische Übungen, Stärkung der Muskelkraft
- Anleitung des Pat. zum rückenschonenden Aufstehen (en-bloc)
- Medikamente nach Anordnung
- Ggf. Toilettenstuhl neben das Bett stellen
- Pat. zu bewusstem Gehen anleiten
- Patientenberatung über:
  - Karenz von Nikotin und Alkohol
  - Gesunde Ernährung mit ausreichend Vitamin D und Kalzium, wenig Fleisch und phosphathaltigen Lebensmitteln
  - Gefahr der Immobilität und deren Folgen
  - Bedeutung von Bewegung
  - Gestaltung des Bettes: weiche Matratze auf harter Unterlage
  - Sitzmöbel: hohe Sitzfläche und Armlehnen
- Alkoholkarenz
- Nikotinkarenz
- Keine schweren Lasten tragen
- Sportliche Aktivitäten ausprobieren, um ein Training für die Muskeln zu erreichen
- Schmerzen mittels Assessment erheben und ggf. reduzieren
- Auf Selbsthilfegruppen hinweisen

Ergebnisse prüfen

- Schmerzen
- Beweglichkeit
- Haltung
- Wohlbefinden
- Compliance

Parkinsonsyndrom

Erkrankung der Basalganglien, bei der es zu Störungen der Bewegungsabläufe kommt; **syn.** *Morbus Parkinson/Schüttellähmung;* **weiterführende Stichworte:** *Angst, Immobilität/Bewegungseinschränkung, Bewusstseinsveränderung/Vigilanzstörung, Depression, Kontraktur, Kontrakturengefahr, Obstipation/Verstopfung, Obstipationsgefahr, Dysphagie/Schluckstörung, Selbstpflegedefizit/Unfähigkeit zur Körperpflege, Schwitzen übermäßiges/Hyperhidrose, Sprechstörung, Sturzgefahr, Tremor/Muskelzittern*

Informationen sammeln

▷ Assessment mit z. B. Unified Parkinson Disease Rating Scale (UPDRS)

- Seit wann ist Parkinson diagnostiziert?
- Welche Medikamente nimmt der Pat. ein? Helfen diese?
- Welche anderen Therapien wendet der Pat. an? Helfen diese Therapien?
- Macht er regelmäßig gymnastische Übungen?
- Wie ist der Verlauf der Erkrankung?

Ursachen

- Absterben von dopaminproduzierenden Nervenzellen = Dopaminmangel und Azetylcholinüberschuss im Gehirn
- Primäre Form: unbekannt
- Sekundäre Form (symptomatisch) = Parkinsonsyndrom
  - Hirnarteriosklerose
  - Arzneimittel, z. B. Neuroleptika
  - Schädel-Hirn-Trauma

Symptome

- Tremor? Ruhetremor?
- Rigor?
  - Erhöhte Muskelspannung?
  - Minimale Gestik?
  - Haltungsinstabilität?
- Akinese/Bewegungsarmut?
  - Minimale Mimik?
  - Kleines Schriftbild?
  - Kleinschrittiger, schlurfender Gang?
  - Kein Mitschwingen der Arme?
  - Gebeugte Körperhaltung?
- Salbengesicht?
- Schwitzen?
- Vermehrter Speichelfluss?
- Monotone, leise Sprache?
- Artikulationsstörungen?
- Schwierigkeiten beim Wasserlassen?
- Darmträgheit?
- Psychische Störungen?
  - Teilnahmslosigkeit?
  - Antriebsschwäche?
  - Reizbarkeit?
  - Depression?

Ressourcen

- Pat. kann sich alleine bewegen
- Pat. verwendet Hilfsmittel, z. B. Gehhilfen, und kommt damit zurecht

- Pat. und Angehörige sind gut über Erkrankung informiert
- Pat. nimmt am sozialen Leben teil

Ziele festlegen

- Pat. fühlt sich in seinem Umfeld wohl und sicher
- Pat. und Angehörigen kennen die Bedeutung der tgl. Bewegungsübungen für den Verlauf der Erkrankung und führen diese konsequent durch
- Pat. und Angehörige verstehen den Sinn der Therapien
- Pat. kann Gangstörung, z. B. Start-Hemmung, beim Laufen überwinden
- Beweglichkeit und Selbstständigkeit werden so lange wie möglich erhalten

Maßnahmen planen

- Medikamente nach Anordnung
- Zeitplan für Medikamente immer einhalten
- Therapien mit Pat. und Angehörigen im therapeutischen Team gemeinsam planen, z. B. Ergotherapie, Physiotherapie
- Ggf. Pat. bei tgl. Aktivitäten unterstützen
- Aktivierende Pflege/Selbstständigkeit fördern
- Geeignete Hilfsmittel, z. B. Gehhilfen, hohe Tasse, Strohhalm, spezielles Essbesteck
- Stühle mit Armlehnen, erhöhter Sitzfläche
- Anleitung des Pat. und seiner Angehörigen zu täglichen Bewegungsübungen (Selbsttraining), auch für die Gesichtsmuskeln
- Anleitung von Verhaltensstrategien bei Gangstörung (Start-Hemmung), z. B. Storchengang, akustischer Reiz
- Gehtraining, Balancetraining, z. B. 1 × tgl.
- Sturzprophylaxe
- Bei Bettlägerigkeit alle Prophylaxen
- Blasentraining
- Toilettentraining
- Kommunikationstraining:
  - Schreibtraining, dabei auf Größe der Buchstaben achten
  - Sprechtraining
- Atemübungen zur Pneunomieprophylaxe bei flacher Atmung
- Pat. aufmuntern und motivieren
- Ruhepausen einlegen
- Nicht unter Zeitdruck setzen
- Pat. gedrucktes Informationsmaterial aushändigen
- Ernährung:
  - Pat. viel Zeit zum Essen lassen
  - Ausprobieren, was der Pat. essen kann, ohne sich zu verschlucken
  - Nach dem Essen Mundpflege durchführen (lassen)
  - Medikament L-Dopa nicht zu eiweißreicher Mahlzeit
- Auch kleine Erfolge positiv werten
- Nicht bevormunden
- Selbstvertrauen und Selbstwertgefühl stärken
- Ggf. Kontakt zu Selbsthilfegruppen herstellen

Ergebnisse prüfen

- Beweglichkeit
- Haltung
- Gang
- Sprache
- Mimik
- Gestik
- Stimmung
- Haut
- Wohlbefinden
- Krankheitsverständnis/Compliance

Pneumonie/Lungenentzündung

Entzündung des Lungengewebes; **weiterführende Stichworte:** *Aspirationsgefahr, Atemstörung/Ventilationsstörung, Dyspnoe/Atemnot, Bronchitis, Immobilität/Bewegungseinschränkung, chronisch obstruktive Lungenerkrankung (COPD), Fieber, Grippe/Influenza/COVID, Infusion, MRSA/Krankenhauskeim, Pneumoniegefahr, Schmerzen*

Informationen sammeln

▷ Assessment, z. B. mit modifizierter Borg-Skala, Pediatric Dyspnoe Scale (PDS)
- Seit wann sind Symptome vorhanden?
- Wie wird die Pneumonie behandelt?
- Sind schon häufiger Pneumonien aufgetreten?

Ursachen

- Infektion, z. B. durch Viren, Bakterien, Protozoen oder Pilze?
- Aspiration?
- Allergie?
- Inhalation chemischer Noxen?
- Risikofaktoren:
  - Rauchen?
  - Dysphagie?
  - Bettlägerigkeit?
  - Vorbestehende Erkrankungen, z. B. Diabetes mellitus, Herzinsuffizienz, Bronchitis, Lungentumore
  - Allgemeine Abwehrschwäche?

Symptome

- Fieber?
- Schüttelfrost?
- Atmung?
  - Geräusch?
  - Tiefe?
  - Frequenz?
  - Einsatz der Atemhilfsmuskulatur?
  - Blähen der Nasenflügel?
  - Head-bobbing (v. a. beim Säugling)?
  - Rhythmus?
- Schmerzen beim Atmen?
- Dyspnoe?
- Thorakale Einziehungen?
- Zyanose?
- Husten?
- Sputum?
  - Menge?
  - Beschaffenheit?
  - Hämoptysen?
- Pulsfrequenz?
- Blutdruck?
- Bewusstsein?
- Erschöpfung?
- Leistungsminderung?
- Mundgeruch?
- Appetitlosigkeit?

Ressourcen

- Erreger ist bekannt und kann bekämpft werden
- Pat. kann selbstständig abhusten
- Pat. hat keine Schmerzen

- Pat. hat keine Begleiterkrankungen
- Pat. raucht nicht

Ziele festlegen

- Pneumonie ist abgeheilt
- Körpertemperatur ist im Normbereich
- Pat. atmet in atemerleichternder Sitzposition mühelos
- Pat./Angehörige sind informiert, kennen Ursachen und Komplikationen
- Pat. gibt höchstens Schmerzstärke 3/10 analog der numerischen Ratingskala an

Maßnahmen planen

- Vitalzeichen-Kontrolle
- Medikamente nach Anordnung
- O_2-Sättigung messen
- Ggf. Sauerstoff nach Anordnung
- Ggf. Bettruhe
- Regelmäßiger Positionswechsel, wenn Pat. immobil
- Unterstützung bei der Körperpflege
- Bei Bettlägerigkeit alle Prophylaxen
- Frühmobilisation nach Stufenplan
- Gegebenenfalls fiebersenkende Maßnahmen
- Sekretlösende Maßnahmen:
  - Pat. viel zu trinken anbieten → Vorsicht bei bestehender Herz- und Niereninsuffizienz
  - Ggf. Flüssigkeitsbilanzierung
  - Inhalationsbehandlung nach Anordnung
  - Atemerleichternde Positionierung
  - Bei festsitzendem Sekretmanagement mit oszillierenden PEP-Geräten, Drainagepositionierung
  - Zu Atemübungen anleiten, z. B. exspiratorisches Atemtraining bei Bronchospasmus mit PEP-Gerät, dosierte Lippenbremse
  - Pat. zum richtigen Abhusten anleiten
  - Pat. beim Sekretabhusten unterstützen
  - Hygieneregeln beachten (Selbstschutz)
  - Sputum beobachten
  - Ggf. Bronchialsekret absaugen
  - Anfeuchten der Raumluft
- Einreiben mit ätherischen Ölen, Brustwickel
- Zimmer gut lüften
- Zugluft vermeiden
- Leichte Kost
- Mundpflege, z. B. 3 × tgl.

Ergebnisse prüfen

- Atmung
- Sputum
- Temperatur
- Vitalzeichen
- Appetit
- Flüssigkeitsbilanzierung
- Allgemeinzustand
- Haut
- Schmerzen
- Wohlbefinden
- Krankheitsverständnis, Compliance

Pneumoniegefahr

Gefahr einer Lungenentzündung; **weiterführende Stichworte:** *Aspirationsgefahr, Immobilität/Bewegungseinschränkung, chronisch obstruktive Lungenerkrankung (COPD), Dehydratationsgefahr, Fieber, Grippe/Influenza/COVID, Infusion, MRSA/Krankenhauskeim, Pneumonie/Lungenentzündung, Schmerzen, Atemstörung/Ventilationsstörung*

Informationen sammeln

▷ Assessment, z. B. mit modifizierter Borg-Skala, Pediatric Dyspnoe Scale (PDS)
▷ Assessment, z. B. mit Pneumonierisiko nach Bienstein

Risikofaktoren

- Bettlägerigkeit?
- Immobilität?
- Höheres Lebensalter?
- Schmerzen?
- Schonatmung?
- Flache Atmung?
- Beatmung? Bewusstlosigkeit?
- Reflux?
- Schluckstörung, Aspirationsgefahr?
- Schlechte Durchblutung?
- Rauchen? Passivrauchen?
- Arbeit in einem lungengefährdenden Beruf?
- Frühere Lungenerkrankung?
- Operationen im Brust-/Bauchraum?
- Herzerkrankung?
- Schwere Grunderkrankung?
- Allgemeine Abwehrschwäche?
- Bewusstsein?

Ressourcen

- Pat. kann tief ein- und ausatmen
- Pat. kann selbstständig abhusten
- Pat. ist schmerzfrei
- Pat. kann beschwerdefrei schlucken
- Es liegen keine Atemwegserkrankungen vor
- Pat. raucht nicht
- Pat. ist mobil

Ziele festlegen

- Pat. atmet ungehindert und beschwerdefrei
- Pat. kann im aufrechten Sitzen tief ein- und ausatmen
- Pat. hat mit Schmerzmedikation physiologische Atmung
- Pat. kann sich gut bewegen
- Pat. ist über das Pneumonierisiko informiert und kann prophylaktische Maßnahmen selbstständig (oder mit Unterstützung) durchführen

Maßnahmen planen

- Pflege entsprechend der Grunderkrankung
- Bei Bettlägerigkeit alle Prophylaxen
- Frühmobilisation
- Regelmäßiger Positionswechsel bei immobilen Pat.

- Atemerleichternde Positionierung:
  - Oberkörperhochlagerung
  - Dehnlagerung
  - VATI-Positionierung
- Aspirationsprophylaxe
- Dehydratationsprophylaxe
- Bei Risikopatienten Absauggerät bereithalten
- Mundpflege, z. B. 3 × tgl.
- Anordnungen ausführen:
  - Medikamente
  - Inhalation
  - Bei Schmerzen vor den Atemübungen Schmerzmittel verabreichen
- Anleitung zur Kontaktatmung (intensiviert die Atemwahrnehmung)
- Pat. zum tiefen Atmen anleiten
- Pat. zum Abhusten anleiten
- Zimmer gut lüften
- Zugluft vermeiden
- Atemgymnastik:
  - Lippenbremse
  - Gähn- und Schnüffelatmung
  - Ausatmen mit dem VRP-Gerät
  - Atemtraining mit SMI-Trainer
  - Ausatmen mit dem RC-Cornet
- Atemübungen für Kinder:
  - Luftballon aufblasen lassen
  - Seifenblasen pusten lassen
  - Mit Strohhalm in Flüssigkeit pusten
  - Flow-Ball-Atemtrainer
- Einreibungen mit ätherischen Ölen, z. B. atemstimulierende Einreibung
- Reichlich zu trinken anbieten → Vorsicht bei bestehender Herz- und Niereninsuffizienz
- Pat. informieren und beraten

Ergebnisse prüfen

- Vitalzeichen
- Atmung
- Wohlbefinden
- Verständnis, Compliance

Polyurie

Ausscheidung von mehr als 3000 ml Urin in 24 Std.; **weiterführende Stichworte:** *Blasenkatheter, Dehydratation/Exsikkose, Dehydratationsgefahr, Diabetes mellitus/Zuckerkrankheit, Flüssigkeitsbilanzierung, Harninkontinenz/Urininkontinenz, Infusion, Kontinenzförderung, Nykturie, Schlafstörungen, Sturzgefahr*

Informationen sammeln

- Seit wann sind Symptome bekannt?
- Wird Pat. wegen seiner Polyurie behandelt?
- Vorerkrankungen?

Ursachen

- Erhöhte Flüssigkeitsaufnahme?
- Diabetes mellitus/Hyperglykämie?
- Diabetes insipidus?
- Nierenerkrankung?
- Hyperkalzämie?
- Diuretikaeinnahme/Überdosierung?
- Alkoholkonsum?
- Nykturie?
- Herzerkrankung?

Symptome

- Urin?
  - Menge? Häufigkeit? Farbe?
- Durstgefühl (Polydipsie)?
- Flüssigkeitsaufnahme?
- Dehydratation/Hautturgor?
- Obstipation?
- Schwäche?
- Puls?
- Blutdruck?
- Sturzgefahr?
- Thrombosegefahr?
- Gefahr des Coma diabeticum?

Ressourcen

- Pat. ist in der Lage, die ausgeschiedene Flüssigkeitsmenge durch Flüssigkeitszufuhr wieder auszugleichen
- Nierenfunktion ist intakt
- Pat. ist kontinent
- Pat. ist orientiert
- Pat. kann selbstständig die Toilette aufsuchen

Ziele festlegen

- Urinmenge ist physiologisch
- Flüssigkeitsbilanz ist ausgeglichen
- Pat. nimmt individuell angepasste Flüssigkeit zu sich, z. B. nach D-A-CH-Referenzwerttabelle
- Pat. kann am sozialen Leben teilnehmen
- Pat. ist kontinent
- Pat. hat ausreichende Nachtruhe/Schlaf
- Folgekomplikationen sind verhindert

Maßnahmen planen

- Miktionsprotokoll
- Flüssigkeitsbilanz
- Vitalzeichenkontrolle
- Ggf. Medikamente nach Anordnung
- Thromboseprophylaxe

- Flüssigkeit entsprechend der Ausscheidung anbieten oder verabreichen
- Ggf. Toilettenstuhl ans Bett stellen
- Inkontinenzprodukte je nach Situation einsetzen
- Auf korrekte Intimhygiene achten
- Angehörige einbeziehen
- Ggf. Expertenstandard *Sturzprophylaxe in der Pflege* anwenden

Ergebnisse prüfen

- Wohlbefinden
- Miktionsprotokoll
- Flüssigkeitsbilanz
- Laborwerte
- Vitalzeichen
- Compliance

Refluxösophagitis

Entzündung der Schleimhaut der Speiseröhre infolge eines gastroösophagealen Refluxes; **syn.** *gastroösophageale Refluxkrankheit (GERD);* **weiterführende Stichworte:** *Anorexia nervosa/Magersucht, Aspirationsgefahr, Erbrechen/Emesis, Gastritis/Magenschleimhautentzündung, Hämatemesis/Bluterbrechen, Obstipationsgefahr, Dysphagie/Schluckstörung, Schmerzen, Übelkeit/Nausea*

Informationen sammeln

- Seit wann klagt der Pat. über Refluxösophagitis?
- Nimmt der Pat. Medikamente gegen Sodbrennen ein?
- Lebensweise des Pat.:
  - Rauchen?
  - Fettreiche Ernährung?
  - Alkohol?

Ursachen

- Funktion des unteren Speiseröhrenschließmuskels eingeschränkt (Kardiainsuffizienz)?
- Regelmäßiges Erbrechen?
- Adipositas?
- Obstipation?
- Axiale Gleithernie?
- Schwangerschaft?
- Magenausgangsstenose?
- Kardiakarzinom?
- Lebensweise des Pat.:
  - Kaffee?
  - Alkohol?
  - Nikotin?

Symptome

- Sodbrennen?
- Saures Aufstoßen?
- Schluckbeschwerden?
- Heiserkeit?
- Retrosternale Schmerzen?
- Husten?
- Komplikationen:
  - Blutungen?
  - Narbige Stenosen?
  - Barrett-Ösophagus?
  - Ösophaguskarzinom?
- Bei Säuglingen schlaffes Erbrechen nach dem Trinken oder beim Liegen in Rückenlage

Ressourcen

- Pat. ist orientiert
- Pat. raucht nicht
- Pat. trinkt keinen Alkohol
- Pat. kann mit erhöhtem Oberkörper schlafen
- Pat. ist schmerzfrei

Ziele festlegen

- Refluxösophagitis ist abgeheilt
- Maligne Entartung ist vermieden
- Pat. gibt das Rauchen auf
- Pat. hat Alkoholkonsum drastisch reduziert oder ist abstinent
- Pat. gibt höchstens Schmerzstärke 3/10 analog der numerischen Ratingskala an

Maßnahmen planen

- Patientenberatung/-information:
  - Pat. soll im Sitzen essen
  - Säuglinge Oberkörperhoch positionieren
  - Häufige, kleine Mahlzeiten
  - Ggf. Nahrung von Säuglingen andicken, z. B. Nestragel® Reisflocken
  - Pat. sollte sich nach den Mahlzeiten nicht hinlegen, sondern sich bewegen
  - ca. 3 Stunden vor dem Schlafen nichts mehr essen
  - Mit erhöhtem Oberkörper schlafen
  - Meiden von: Alkohol, kohlensäurehaltigen Getränken, Süßspeisen, Nikotin, schwer verdaulichem, scharfem, stark gewürztem Essen
  - Fett- und kohlenhydratarme, aber eiweißreiche Nahrung auswählen
  - Kaffeeverträglichkeit austesten
  - Kaugummi nach dem Essen
  - Besser in die Hocke gehen, statt bücken
- Ggf. Pat. über Maßnahmen zur Gewichtsreduktion informieren
- Beratungsgespräch zur Rauchentwöhnung
- Entspannungstechniken anleiten und einüben
- Obstipationsprophylaxe
- Medikamente nach Anordnung
- Bei Säuglingen öfter kleine Mahlzeiten anbieten, dabei Oberkörper hochpositionieren

Ergebnisse prüfen

- Schmerzen
- Gewicht
- Wohlbefinden
- Krankheitsverständnis, Compliance

Reizdarmsyndrom/Colon irritabile

Häufige funktionelle Darmstörung ohne fassbare organische Ursache; **syn.** *Reizkolon;* **weiterführende Stichworte:** *Angst, Bauchschmerzen/Abdominalschmerzen, Blähungen/Meteorismus, Depression, Diarrhö/Durchfall, Obstipation/Verstopfung, Obstipationsgefahr, Schmerzen*

Informationen sammeln

- Seit wann klagt der Pat. über einen Reizdarm?
- Sind Ursachen bekannt?
- Wie ernährt sich der Pat.?
- Alter?
- Wie ist seine Lebensweise?
  - Regelmäßiger Tagesrhythmus?
  - Alkohol?
  - Rauchen?

Ursachen

- Stress?
- Psychische Belastungssituationen?
- Darminfektionen (gestörte Darmflora)?
- Motilitätsstörungen?
- Einseitige und fettreiche Ernährung?
- Gestörte Barrierefunktion der Darmschleimhaut?

Symptome

- Bauchschmerzen?
- Saures Aufstoßen?
- Blähungen?
- Völlegefühl?
- Obstipation?
- Diarrhö?
- Stuhlunregelmäßigkeiten?
- Schleimbeimengungen im Stuhl?
- Kreislaufbeschwerden?
- Müdigkeit, Leistungsminderung?
- Vermehrtes Schwitzen?
- Schluckbeschwerden?
- Psychische Beeinträchtigungen?
- Gewichtsverlust?

Ressourcen

- Pat. kennt Strategien gegen Symptome
- Pat. weiß, welche Speisen er verträgt und welche nicht
- Pat. kennt Entspannungstechniken

Ziele festlegen

- Pat. fühlt sich wohl
- Pat. gibt höchstens Schmerzstärke 3/10 analog der numerischen Ratingskala an
- Pat. hat physiologische Stuhlfrequenz
- Pat. hat physiologische Stuhlkonsistenz
- Pat. erhält ausreichend Nährstoffe
- Pat. hält sein Gewicht/BMI im Normbereich
- Stressfaktor ist identifiziert

Maßnahmen planen

- Patientenberatung/-information:
  - Häufige, kleine Mahlzeiten
  - Langsam essen und gründlich kauen
  - Ballaststoffreiche Kost (je nach Ursache)
  - Individuell angepasste Flüssigkeitszufuhr, z. B. nach D-A-CH-Referenzwerttabelle
  - Meiden von unverträglichen Nahrungsmitteln
- Entspannungstechniken anleiten und einüben, z. B. Autogenes Training
- Medikamente nach Anordnung, z. B. Spasmolytika
- Zu regelmäßiger Lebensweise raten
- Ggf. warme Bäder
- Körperliche Bewegung empfehlen
- Psychotherapeutische Beratung empfehlen
- Medikamente nach Anordnung
- Ernährungsberatung anbieten
- Kontakt zu Selbsthilfegruppen anbieten

Ergebnisse prüfen

- Schmerzen
- Stuhlgang
- Wohlbefinden
- Krankheitsverständnis, Compliance

Rheumatische Erkrankungen

Chronisch entzündliche Erkrankung des Binde- und Stützapparates sowie des Muskelgewebes oder der Gefäße; **syn.** *rheumatoide Arthritis, chronische Polyarthritis (CP);* **weiterführende Stichworte:** *Immobilität/Bewegungseinschränkung, Immundefekt/Abwehrschwäche, Kontrakturengefahr, Schmerzen, Selbstpflegedefizit/Unfähigkeit zur Körperpflege, Sehstörungen, Sensibilitätsstörungen/Empfindungsstörungen, Sturzgefahr*

Informationen sammeln

- Seit wann sind die Symptome bekannt?
- Welche Erkrankung ist diagnostiziert?
- Wie wird die rheumatische Erkrankung behandelt?
  - Welche Medikamente nimmt der Pat. ein?
  - Welche anderen bzw. komplementären Therapien wendet er an?
  - Kennt der Pat. Strategien gegen akute Beschwerden?
  - Wie viel Hilfe braucht der Pat.?
  - Verwendet der Pat. Hilfsmittel?
- Was weiß der Pat. über seine Krankheit?
- Wie ist die Lebensweise des Pat.?
- Wie zeigt sich die Erkrankung?
  - Welche Gelenke sind bewegungseingeschränkt?
  - Welche Gelenke sind deformiert?

Ursachen

- Autoimmunerkrankung?
- Genetische Disposition?
- Entzündungen?
- Verschleißbedingte rheumatische Erkrankungen?
- Stoffwechselstörungen?

Symptome

- Vorübergehende Beschwerden?
- Fortschreitende Beschwerden?
- Schubweiser Verlauf?
- Bewegungseinschränkung?
- Deformierungen?
- Schwellungen der Gelenke?
- Überwärmung der Gelenke?
- Steife Gelenke am Morgen?
- Gelenkschmerzen?
- Rückenschmerzen?
- Anlaufschmerz?
- Belastungsschmerz?
- Ruheschmerz?
- Rheumaknoten?
- Sklerodermie?
- Atrophierte Muskeln?
- Kontrakturen?
- Schleimbeutelentzündung?
- Sehnen(scheiden)entzündung?
- Augen, Haut, andere Organe betroffen?
- Systemerkrankung?
- Appetitlosigkeit?
- Gewicht?
- Schwäche, Leistungsminderung?
- Depressive Verstimmung?

Ressourcen

- Pat. kann sich gut bewegen
- Pat. ist schmerzfrei

- Pat. verwendet Hilfsmittel
- Pat. kennt Strategien gegen akute Beschwerden

Ziele festlegen

- Pat. bleibt selbstständig
- Pat. bleibt beweglich
- Pat. ist informiert und kennt alle Hilfsmittel und Unterstützungsmöglichkeiten
- Pat. gibt höchstens Schmerzstärke 3/10 analog der numerischen Ratingskala an

Maßnahmen planen

- Pflege entsprechend der Grunderkrankung
- Aktivierende Pflege/Selbstständigkeit fördern
- Schmerzen mittels Assessment erheben und ggf. reduzieren
- Medikamente nach Anordnung
- Beratung des Pat. zu angepassten Verhaltensweisen:
  - Wahl geeigneter technischer Hilfsmittel
  - Bedeutung regelmäßiger physiotherapeutischer Übungen für den Erhalt der Beweglichkeit
  - Umgang mit Arzneimitteln
  - Wohnraumanpassung
  - Rheumapass
  - Selbsthilfegruppen
  - Schulungsprogramme
  - Soziale Hilfen
- Ggf. Hilfsmittel bereitstellen, z. B. Griffverlängerung und -verdickung am Essbesteck, elektrische Zahnbürste, Klettverschlüsse an der Kleidung
- Beweglichkeit:
  - Bei allen Pflegehandlungen fördern
  - Positionierung zum Schlafen, ggf. auf speziell angefertigten Schienen
  - Kontrakturenprophylaxe
  - Passives Bewegen der Gelenke
  - Unterstützung physiotherapeutischer Übungen
  - Aktive Bewegungsübungen zur Stärkung der Muskulatur
  - Pat. zu aktiven Bewegungen motivieren
  - Feste Schuhe mit rutschfester Sohle
- Kälte- und Wärmeanwendung je nach individueller Verträglichkeit
- Keine Wärme bei:
  - Akuter Arthritis
  - Durchblutungsstörungen
  - Schweren Herz-Kreislauf-Erkrankungen
- Keine Kälte bei:
  - Vaskulitis
  - Raynaud-Syndrom
- Sturzprophylaxe
- Vollwertkost, ggf. fleischfrei
- Ggf. Gewichtsreduktion
- Selbstwertgefühl stärken
- Informationsgespräche
- Pat. gedrucktes Informationsmaterial überreichen oder empfehlen
- Entspannungstechniken anleiten und einüben, z. B. Autogenes Training
- Hobbys in Zusammenarbeit mit der Physio-/Ergotherapie empfehlen
- Eltern in allen Therapiebereichen anleiten

Ergebnisse prüfen

- Beweglichkeit
- Schmerzen
- Wohlbefinden
- Gewicht
- Gelenke
- Krankheitsverständnis, Compliance

Schlafstörungen

Unvermögen, ein- oder durchzuschlafen; **weiterführende Stichworte:** *Angst, Depression, Dyspnoe, Schmerzen*

Informationen sammeln

- Seit wann leidet der Pat. unter Schlafstörungen?
- War der Pat. bereits in ärztlicher Behandlung?
- Wie lange schläft der Pat. am Stück?
- Wie viel schläft der Pat. insgesamt?
- Unter welchen Schlafstörungen leidet der Pat.?
  - Akute? Chronische?
  - Einschlafstörung? Durchschlafstörung? Frühes Erwachen?
  - Erhöhte Schlafneigung?
  - Störende oder krankhafte Begleitsymptome, z. B. Albträume?
- Empfindet Pat. seinen Schlaf als erholsam?
- Leidet der Pat. zu Hause auch unter Schlafstörungen?
- Nimmt der Pat. Schlafmittel?
- Welche Strategien hat der Pat. entwickelt, um einschlafen zu können?

Ursachen

- Stress?
- Ängste/Sorgen/Gedanken?
- Schmerzen?
- Unsicherheit?
- Neue Umgebung?
- Frieren?
- Husten?
- Völlegefühl/Blähungen?
- Schwitzen?
- Kreislaufprobleme?
- Juckreiz?
- Herzerkrankungen?
- Atemwegserkrankungen?
- Medikamenteneinnahme?
- Schlafapnoesyndrom?
- Schilddrüsenerkrankung?
- Psychiatrische Erkrankung?
- Wechseljahre?
- Jetlag?
- Gestörter Tag-Nacht-Rhythmus?
- Infusion?
- Gipsverband? Schiene?
- Zu viel Licht?
- Zu viele nächtliche Geräusche?
- Schnarchende Bettnachbarn?
- Nykturie?
- Bewegungseinschränkung und schlechte Positionierung?
- Nächtlicher Hunger durch zu frühes Abendessen?
- Kaffee oder Tee?
- Alkohol? Nikotinsucht?
- Schichtdienst?

Symptome

- Kreislaufprobleme?
- Frieren?
- Reizbarkeit?
- Kopfschmerzen?
- Teilnahmslosigkeit?

- Allgemeine Schwäche?
- Müdigkeit?
- Erschöpfungsgefühl?
- Leistungsminderung?
- Konzentrationsstörungen?
- Wahrnehmungsstörungen?
- Wahnvorstellungen?
- Appetitlosigkeit?

Ressourcen

- Pat. kennt Strategien zum Schlafen, z. B. Entspannungstechniken
- Pat. kennt die Ursache
- Pat. ist orientiert
- Pat. empfindet Schlaf als erholsam
- Pat. kann gut einschlafen
- Pat. kann gut durchschlafen

Ziele festlegen

- Pat. fühlt sich wohl und ausgeschlafen
- Pat. kennt schlaffördernde Maßnahmen
- Pat. kann am sozialen Leben teilnehmen
- Pat. kann gut ein- und durchschlafen
- Pat. gibt höchstens Schmerzstärke 3/10 analog der numerischen Ratingskala an

Maßnahmen planen

- Biografiegespräch über Schlafgewohnheiten, z. B. Einschlafseite/-position
- Gespräche, um dem Pat. Sorgen und Angst zu nehmen
- Beratungsgespräche über:
  - Schlaffördernde Maßnahmen
  - Entspannungsmethoden
  - Tagesgestaltung
- Pat. von langem Mittagsschlaf abraten
- Pat. zu vermehrter Tagesaktivität raten
- Pat. soll Tagesaktivitäten nicht erst spät beenden
- Pat. abendlichen Spaziergang im Freien empfehlen
- Möglichst bequeme Positionierung bettlägeriger bewegungseingeschränkter Pat.
- Zimmer lüften
- Je nach Patientenwunsch Zimmer abdunkeln oder Licht anlassen
- Ggf. das Bett umstellen
- Ohropax anbieten
- Reduzierung nächtlicher Pflegemaßnahmen
- Ggf. bei schnarchenden Bettnachbarn anderes Zimmer
- Leichtes Essen am Abend
- Genug Essen und nicht zu früh am Abend
- Kurz vor dem Schlafengehen ein warmes Getränk anbieten
- Ggf. für ausreichend Wärme sorgen
- Ggf. für Temperaturabsenkung des Zimmers in der Nacht sorgen
- Atemstimulierende Einreibung
- Warmes Vollbad
- Feucht-warme Bauchkompressen
- Kaltes Abwaschen der Beine
- Wechselfußbad
- Wahrnehmungsförderung:
  - Progressive Muskelentspannung, Yoga
- Medikamente nach Anordnung
- Schmerzen mittels Assessment erheben und ggf. reduzieren
- Ggf. auf Selbsthilfegruppen hinweisen
- Schlaftagebuch führen

Ergebnisse prüfen

- Schlaftagebuch
- Vitalzeichen
- Schmerzen
- Bewusstseinslage
- Wohlbefinden

Schmerzen

Schmerz ist ein unangenehmes Sinnes- und Gefühlserlebnis, das mit aktueller oder potenzieller Gewebeschädigung verknüpft ist oder mit Begriffen einer solchen Schädigung beschrieben wird; **weiterführende Stichworte:** *Angst, Bauchschmerzen/Abdominalschmerzen, Dysurie, Fraktur/Knochenbruch, Immobilität/Bewegungseinschränkung, Kopfschmerzen, Schlafstörungen, Selbstpflegedefizit/Unfähigkeit zur Körperpflege, Übelkeit/Nausea, Wunde akute, Wunde chronische*

Informationen sammeln

▷ Assessment, z. B. mit NSR, VAS
▷ Assessment, z. B. mit Deutschem Schmerz-Fragebogen , Kindliche Unbehagens- und Schmerzskala (KUSS)

- Seit wann bestehen Schmerzen?
- Wo lokalisiert er die Schmerzen:
  - Lokalisierbar?
  - Diffus?
  - Ausstrahlend?
- Ist die Ursache bekannt?
- Wie stark sind die Schmerzen, unterschieden z. B. in Ruhe/Bewegung?
- Wie erlebt der Pat. die Schmerzen, z. B. quälend?
- Wie bewertet der Pat. die Schmerzen, z. B. als harmlos?
- Schmerzselbsteinschätzung:
  - Pat. äußert von sich aus Schmerzen?
  - Pat. gibt Schmerzen auf Nachfragen an?
- Fremdeinschätzung durch Beobachtung
- Akut/chronisch?
- Phantomschmerz?
- Wann treten die Schmerzen auf?
  - Tageszeit?
  - Nach einem bestimmten Ereignis?
- Auswirkungen auf das Alltagsleben?
- Verhalten des Pat.?
- Strategien des Pat.
- Wodurch werden die Schmerzen verstärkt?
  - Anspannung?
  - Angst?
  - Sorge?
  - Depression?
- Wodurch werden die Schmerzen gelindert?
  - Zuwendung/Ablenkung/Freude?
  - Medikamente?
  - Entspannungstechniken?
  - Lagewechsel?

Ursachen

- Somatische Erkrankungen?
- Entzündlich degenerative Erkrankungen?
- Neurologische Erkrankungen?
- Tumore?
- Operationen?
- Unfall/Sturz?
- Psychische Belastungssituationen?

Symptome

- Appetitlosigkeit/Gewichtsverlust?
- Schlafstörungen?

- Immobilität?
- Reizbarkeit?
- Sozialer Rückzug/Teilnahmslosigkeit?
- Arbeitsunfähigkeit?
- Angst?
- Bewusstseinsstörung?
- Suizidgefahr?
- Hypertonie?
- Tachykardie?
- Temperaturanstieg?
- Atmung?
- Stöhnen, Weinen, Schreien?
- Erhöhter Muskeltonus?
- Zittern?
- Grimassieren?
- Schonhaltung?
- Abwehr?
- Unruhe?
- Aggression?
- Schweiß?
- Qualität der Schmerzen?
  - Bohrend?
  - Stechend?
  - Klopfend?
  - Scharf?
  - Dumpf?
  - Brennend?
  - Ziehend?
  - Krampfartig?
  - Beklemmend?
  - Schneidend?
  - Reißend?
  - Hämmernd?
  - Periodisch wiederkehrend?
  - Blitzartig?

Ressourcen

- Pat. kann seine Schmerzen beschreiben
- Pat. fühlt sich verstanden
- Pat. ist medikamentös gut eingestellt
- Pat. kennt Strategien um seine Schmerzen zu lindern, z. B. Positionierung, Entspannung, Ablenkung

Ziele festlegen

- Pat. ist schmerzfrei
- Pat. gibt höchstens Schmerzstärke 3/10 analog der numerischen Ratingskala an
- Pat. kennt schmerzauslösende Faktoren
- Pat. kennt Methoden der Schmerzlinderung und wendet sie an
- Pat. kann nachts schlafen
- Pat. kann sich normal bewegen
- Pat. nimmt am gesellschaftlichen Leben teil
- Lebensqualität ist erhalten

Maßnahmen planen

- Anwendung des Expertenstandards *Schmerzmanagement in der Pflege*
- Pflege entsprechend der Grunderkrankung
- Bei Bettlägerigkeit alle Prophylaxen
- Ggf. bei tgl. Körperpflege unterstützen
- Zur Schmerzerfassung bei Säuglingen Gesichtsausdruck beobachten
- Schmerzen mittels Assessment erheben und ggf. reduzieren
- Anleitung zur Anwendung von geeigneten Einschätzungsinstrumenten
- Schmerzintensität in Ruhe und bei Belastung auf einer Ratingskala einschätzen und in individuellen Abständen regelmäßig wiederholen
- Ggf. Fremdeinschätzung durchführen (z. B. bei Kindern zwischen 3–6 Jahren)
- Schmerzmittel (frühzeitig) nach Anordnung
- Bedarfsmedikation nach Arztanordnung, um bei Schmerzspitzen unmittelbar eingreifen zu können

- Schmerzäußerungen des Pat. ernst nehmen
- Ängste ernst nehmen, empathische Haltung gegenüber dem Pat.
- Bei Pat. mit Hirnleistungsstörungen ECPA-Schmerzskala einsetzen
- Pat. kennt schmerzauslösende und -lindernde Aspekte und kann damit umgehen
- Bewährte Schmerzbewältigungsverfahren beibehalten
- Schmerzhafte therapeutische und pflegerische Maßnahmen:
  - Identifizieren und auf Notwendigkeit überprüfen
  - Ggf. bündeln, sodass der Pat. längere Ruhepausen hat
  - Vorsichtig und möglichst schmerzarm durchführen
  - Rechtzeitige Gabe eines Analgetikums
  - Auf ein vertretbares Minimum reduzieren
- Maßnahmen gegen unerwünschte Wirkungen der Schmerztherapie:
  - Information des Pat. über Wirkungen und Nebenwirkungen der Medikamente
  - Ggf. Maßnahmen gegen Übelkeit und Müdigkeit anbieten
- Pat. über nichtmedikamentöse Maßnahmen zur Schmerzlinderung beraten und anleiten:
  - Kälte- oder Wärmeanwendung
  - Massagen
  - Atemstimulierende Einreibung (ASE)
  - Beruhigende Waschungen
  - Entspannungstechniken, z. B. Autogenes Training, Meditation
  - Ablenkung, z. B. durch gelenkte Imagination, Musik, Filme
  - Elektrotherapie, z. B. transkutane elektrische Nervenstimulation (TENS)
  - Akupunktur
  - Yoga
  - Psychotherapie
  - Regelmäßige Bewegung/Mobilisation
  - Schmerzlindernde Positionierung
- Auf Sammeln von Schmerzmitteln achten → Suizidgefahr
- Aktivitätstraining, um den bestehenden Spielraum zu erhalten oder wieder zu vergrößern
- Angehörige einbeziehen
- Schmerztagebuch führen
- Überprüfung der Wirksamkeit der Maßnahmen

Ergebnisse prüfen

- Vitalzeichen
- Schmerzen/Schmerzstärke
- Soziale Kontakte
- Wohlbefinden
- Krankheitsverständnis, Compliance

Schwerhörigkeit/Hypakusis

Minderung des Hörvermögens; **syn.** *Hyp(o)akusis;* **weiterführende Stichworte:** *Desorientiertheit/Orientierungsstörung, Schwindel/Vertigo, Sprachstörungen, Sprechstörungen/Dysarthrie*

Informationen sammeln

- Seit wann besteht die Schwerhörigkeit?
- War der Pat. bereits in ärztlicher Behandlung?
- Wie schätzt er seine Hörfähigkeit ein?
- Wie schätzt der Pflegende die Hörfähigkeit ein?
- Wie kommuniziert der Pat.?
- Hat der Pat. ein Hörgerät?
- Benutzt der Pat. das Hörgerät? Wenn nicht, warum?

Ursachen

- Vererbt/erworben?
- Altersschwerhörigkeit (Presbyakusis)?
- Lärm?
- Verletzungen/Erkrankungen/Fehlbildungen am Ohr?
- Kopfverletzungen/Tumore?
- Neurologische Erkrankungen?
- Nebenwirkungen von Medikamenten?
- Infekte?
- Ohrschmalzpfropf (Cerumen)?
- Paukenerguss?

Symptome

- Keine Reaktion auf Ansprache?
- Verschwommenes und zu lautes Reden?
- Ist der Pat. der Umwelt gegenüber gleichgültig?
- Verminderte Sozialkontakte?
- Vermeiden von Menschenansammlungen?
- Isolation?
- Tinnitus?
- Gleichgewichtsstörungen?
- Reizbarkeit?
- Missverständnisse?
- Verlust von Lebensqualität?

Ressourcen

- Resthörvermögen vorhanden
- Pat. ist motiviert, an seiner Umwelt teilzuhaben
- Pat. verwendet Hilfsmittel, z. B. Hörgerät, Kopfhörer zum Fernsehen
- Pat. schätzt seine Hörfähigkeit realistisch ein

Ziele festlegen

- Pat. kann seine Hörprobleme richtig einschätzen
- Pat. fühlt sich verstanden und in Gespräche eingebunden
- Pat. nimmt am sozialen Leben teil
- Pat. ist motiviert, an Lösungen mitzuarbeiten

- Pat. kennt die Hilfsmittel und beherrscht den Umgang damit
- Hörfähigkeit ist wiederhergestellt

Maßnahmen planen

- Umfeld des Pat. bzw. Personal im Krankenhaus über Hörstörungen informieren
- Blickkontakt halten, um Lippenbewegungen und Mimik ablesen zu lassen
- Langsam und in kurzen Sätzen sprechen
- Kontakt zu Beginn des Gesprächs nonverbal herstellen
- Weitere Kommunikationsmittel bereithalten, z. B. Schreibmaterialien
- Ursache wenn möglich beseitigen, z. B. Ohren reinigen
- Pat. ermutigen, sich zu äußern
- Pat. Informationsmaterial bereitstellen
- Ggf. Kontakt zum HNO-Arzt herstellen
- Ggf. Hörgerät empfehlen
- Pat. bezüglich des Hörgeräts informieren, beraten und anleiten
- Bei Gleichgewichtsstörungen Balancetraining
- Nebengeräusche meiden
- Laute Lokalisationen meiden
- Angehörige einbeziehen
- Ggf. auf Selbsthilfegruppen hinweisen
- Pflege entsprechend der Grunderkrankung

Ergebnisse prüfen

- Kommunikationsvermögen
- Hörvermögen
- Wohlbefinden
- Krankheitsverständnis, Compliance

Schwindel/Vertigo

Gleichgewichtsstörung, bei der der Betroffene nicht vorhandene Scheinbewegungen empfindet; **weiterführende Stichworte:** *Abhängigkeit/Abusus, Anämie/Blutarmut, Angst, Erbrechen/Emesis, Hypoglykämie, Hypotonie, Infusion, Kopfschmerzen, Sturzgefahr, Übelkeit/Nausea*

Informationen sammeln

- Seit wann liegt Schwindel vor?
- Wann tritt Schwindel auf?
- Wie macht er sich bemerkbar?
- War der Pat. bereits bei einem Arzt? Wurde eine Diagnose gestellt?
- Hat der Pat. Strategien, um mit dem Schwindel umzugehen? Wie geht der Schwindel wieder weg?

Ursachen

- Durchblutungsstörungen?
- Neurologische Erkrankungen?
- Morbus Menière?
- Psychische Ursachen, Stress?
- HNO-Erkrankung?
- Alkohol?
- Nebenwirkungen von Medikamenten?
- Zustand nach Schleudertrauma?
- Hypotonie?
- Blockade der HWS?
- Herzrhythmusstörung?

Symptome

- Nystagmus?
- Sturzneigung?
- Lagerungsschwindel?
- Glaubt Pat. zu sinken/schweben?
- Fühlt sich Pat. wie in einem Karussell?
- Fühlt sich Pat. zu einer Seite gezogen?
- Übelkeit?
- Erbrechen?
- Koordinationsstörungen (Ataxie)?
- Verändertes Gangbild?
- Kurze Schwindelattacken?
- Benommenheit?
- Bewusstseinsstörung?
- Sehstörungen?
- Puls?
- Blutdruck?
- Schwäche?

Ressourcen

- Pat. kennt Strategien gegen Schwindel
- Keine weiteren Erkrankungen
- Pat. ist orientiert
- Pat. ist sturzfrei

Ziele festlegen

- Pat. fühlt sich sicher und erhält die nötige Unterstützung
- Patient kennt Lösungsstrategien zur Symptomlinderung
- Pat. ist unverletzt
- Pat. nimmt am sozialen Leben teil
- Pat. ist motiviert, an Lösungen mitzuarbeiten

Maßnahmen planen

- Ggf. bei Körperpflege unterstützen
- Expertenstandard *Sturzprophylaxe in der Pflege* anwenden
- Sturzprophylaxe durchführen:
  - Pat. bezüglich Sturzprophylaxe informieren und beraten
  - Rufanlage und Lichtschalter in Reichweite
  - Pat. bitten, nicht alleine aufzustehen
  - Mobilisation begleiten
  - Wahrnehmungsfähigkeit trainieren
  - Darauf achten, dass der Pat. Brille und Hörgerät trägt
  - Medikamente nach Anordnung
  - Haltegriffe an den Wänden besonders in Toilette und Bad
  - Antirutschmatten im Bad
  - Stühle mit erhöhter Sitzfläche
  - Für ausreichend Sitzmöglichkeiten sorgen
  - Höhenverstellbares Bett nach Durchführung von Pflegemaßnahmen immer auf niedrigste Höhe einstellen
  - Feste, gut sitzende Schuhe
  - Bewegliche Möbel arretieren
  - Möbel mit abgerundeten Ecken
  - Zum Gebrauch von Hilfsmitteln anleiten
  - Gute und blendungsfreie Beleuchtung in allen Räumen
  - Bewegungsübungen
  - Kraft- und Balancetraining
  - Vor dem Aufstehen und Hinstellen Bodenkontakt mit den Füßen herstellen
  - Kontinenztraining
  - Stolperfallen beseitigen
- Vitalzeichenkontrolle
- Angehörige einbeziehen
- Ggf. Kontakt zu Selbsthilfegruppen herstellen

Ergebnisse prüfen

- Vitalzeichen
- Wohlbefinden
- Haltung
- Gangbild
- Flüssigkeitsbilanz
- Krankheitsverständnis, Compliance

Schwitzen, übermäßiges/Hyperhidrose

Generalisiert oder lokal auftretende übermäßige Schweißsekretion; **weiterführende Stichworte:** *Abhängigkeit/Abusus, Adipositas/Übergewicht, Angst, Bauchschmerzen/Abdominalschmerzen, Fieber, Flüssigkeitsbilanzierung, Grippe/Influenza/COVID, Hypoglykämie, Schlafstörungen, Schmerzen*

Informationen sammeln

- Seit wann leidet der Pat. an übermäßigem Schwitzen?
- Ist der Pat. in Behandlung?
- Wie erlebt der Pat. die Situation?
- Hat der Patient Vorerkrankungen?

Ursachen

- Fieber?
- Bewegung?
- Adipositas?
- Diabetes mellitus?
- Schilddrüsenüberfunktion?
- Hypoglykämie?
- Non-Hodgkin-Lymphom?
- Schock?
- Unerwünschte Arzneimittelwirkungen?
- Stress?
- Hormontherapie?
- Wechseljahre?
- Schmerzen?
- Raumtemperatur/Außentemperatur?
- Psychische Probleme?

Symptome

- Beschaffenheit des Schweißes?
  - Kalt/kleinperlig/klebrig?
  - Warm/großperlig?
- Menge?
- Geruch?
- Lokal begrenzt/generalisiert?
- Nasse Kleidung/Wäsche?
- Isolation?
- Dehydratation?
- Dekubitus?
- Intertrigo
- Aufquellen der Haut?
- Blutdruck?
- Puls?
- Temperatur?

Ressourcen

- Pat. ist selbstständig, kann sich ohne Hilfe waschen
- Problembewusstsein des Pat., angemessene hygienische Bedürfnisse
- Intaktes soziales Umfeld
- Pat. ist orientiert

Ziele festlegen

- Pat. schwitzt weniger/kennt Strategien, um die Schweißsekretion zu reduzieren
- Pat. fühlt sich wohl
- Pat. kann am sozialen Leben teilnehmen
- Haut des Pat. ist intakt

Maßnahmen planen

- Pflege entsprechend der Grunderkrankung
- Ggf. bei tgl. Körperpflege unterstützen:
  - Ganzkörperwaschungen mit verdünntem Salbeitee
  - Ggf. Waschungen mit Essigwasser
  - Abends kühle Dusche anbieten
- Regelmäßige und häufige Körperpflege
- Kleidung aus Naturfasern, z. B. Baumwolle
- Intertrigoprophylaxe
- Dehydratationsprophylaxe
- Dekubitusprophylaxe
- Vitalzeichenkontrolle
- Leichte Decke
- Pat. vor Zugluft schützen
- Pat. Waschlappen zum häufigen Abwischen des Schweißes geben
- Pat. täglich individuell angepasste Trinkmenge anbieten, z. B. nach DGE-Formel
- Ggf. Flüssigkeitsbilanzierung
- Ggf. Ernährungsberatung anbieten
- Ggf. Kontakt zu Selbsthilfegruppen herstellen

Ergebnisse prüfen

- Haut
- Schweißmenge
- Flüssigkeitsbilanz
- Laborwerte
- Wohlbefinden
- Hygienische Bedürfnisse
- Krankheitsverständnis, Compliance

Sehstörungen

Einschränkung des Sehvermögens bis hin zur Blindheit; **weiterführende Stichworte:** *Angst, Desorientiertheit/Orientierungsstörung, Glaukom/Grüner Star, Katarakt/Grauer Star, Bindehautentzündung/Konjunktivitis, Schwindel/Vertigo, Sturzgefahr, Übelkeit/Nausea*

Informationen sammeln

- Seit wann liegen Sehstörungen vor?
- Wie ausgeprägt sind die Sehstörungen?
- Haben die Sehstörungen langsam begonnen oder konnte der Pat. plötzlich schlechter bzw. nicht sehen?
- Verwendet der Pat. Hilfsmittel, z. B. Brille, Lupe zum Lesen?
- Wie orientiert sich der Pat.?
- Wie schätzt er seine Sehstörungen ein?

Ursachen

- Augenerkrankungen?
- Sehverlust aufgrund des Alters?
- Zustand nach Augenoperation?
- Fremdpartikel im Auge?
- Augenverletzungen?
- Herpes?
- Entzündungen:
  - Am Lid
  - An der Bindehaut
  - An der Hornhaut
  - Regenbogenhaut
  - Im Auge

Symptome

- Sehvermögen, z. B. am Fernseher?
- Lesevermögen, z. B. beim Zeitungslesen?
- Plötzlicher einseitiger Sehverlust?
- Plötzlicher beidseitiger Sehverlust?
- Erblindung für Sekunden oder Min.?
- Über langen Zeitraum entstehender Sehverlust?
- Gesichtsfeldeinschränkung?
- Verschwommen sehen?
- Doppelt sehen?
- Ist das Auge gerötet?
- Ist das Auge geschwollen?
- Schmerzen beim Bewegen der Augen?
- Schläfenklopfschmerz?
- Augenschmerzen?

Ressourcen

- Pat. benutzt Sehhilfen, kommt mit ihnen gut zurecht
- Sehvermögen ist teilweise noch vorhanden
- Pat. findet sich in fremden Räumen gut zurecht
- Pat. kann Hilfe/Unterstützung annehmen
- Keine weiteren Sinne sind eingeschränkt

Ziele festlegen

- Selbstständigkeit ist erhalten
- Pat. ist motiviert, an individuellen Lösungen mitzuarbeiten
- Pat. kann seine Sehbehinderung akzeptieren

- Pat. kennt Ursachen und Komplikationen
- Pat. kennt Hilfsmittel zur Bewältigung der Sehbehinderung und setzt diese ein
- Selbstwertgefühl des Pat. ist erhalten
- Pat. beherrscht den Umgang mit Augentropfen und -salbe

Maßnahmen planen

- Expertenstandard *Sturzprophylaxe in der Pflege* anwenden
- Bei plötzlich auftretenden Sehstörungen Arzt benachrichtigen
- Hygieneregeln beachten
- Augentropfen und Medikamente nach Anordnung
- Sehhilfen besorgen, z. B. Lupe, Brille
- Für ausreichende Beleuchtung sorgen
- Bei starker Sehbehinderung und Blindheit:
  - Alle Personen, die an der Pflege und Behandlung beteiligt sind, über die Blindheit informieren
  - Patienten stets mit Namen ansprechen
  - Pflegefachperson stellt sich stets vor
  - Zimmer und Station genau beschreiben
  - Direkte Umgebung erklären und ertasten lassen
  - Alle Tätigkeiten ankündigen und beschreiben
  - Weitere Hilfsmittel besorgen, z. B. Blindenuhr, Blindenstock
  - Anordnung von Utensilien erklären und nie ändern
  - Nichts in der Umgebung verändern, ohne den Pat. darüber zu informieren
  - Möglichst keine zerbrechlichen Gegenstände in der Nähe aufstellen
  - Gut ertastbare Kennzeichen an Türen, in Gängen und an bestimmten Stellen im Zimmer anbringen
  - Wege einüben, z. B. zum Waschbecken, zur Toilette
  - Türen nie halb geöffnet stehen lassen
  - Keine Gegenstände auf dem Boden → Stolperfallen
  - Pat. nie plötzlich allein lassen, ohne zu sagen, wo er sich im Raum befindet
  - Beschreibende Sprache verwenden
  - Anordnung der Speisen beim Essen beschreiben
  - Rufanlage immer griffbereit legen
  - Verlauf akuter Sehstörungen dokumentieren
  - Ggf. Brailleschrift erlernen
  - Ggf. Kontakt zu Selbsthilfegruppen herstellen

Ergebnisse prüfen

- Sehvermögen
- Schmerzen
- Wohlbefinden
- Orientierung
- Krankheitsverständnis, Compliance

Selbstpflegedefizit/Unfähigkeit zur Körperpflege

Unfähigkeit, die Körperpflege selbstständig und strukturiert durchzuführen; **syn.** *Selbstversorgungsdefizit;* **weiterführende Stichworte:** *Atemstörung/Ventilationsstörung, Immobilität/Bewegungseinschränkung; Bewusstseinsveränderung/Vigilanzstörung; Dehydratation/Exsikkose; Delir/Durchgangssyndrom; Demenz; Desorientiertheit/Orientierungsstörung; Dyspnoe/Atemnot; Fieber; Fraktur/Knochenbruch; Gedächtnisstörung; Haut, trockene; Hemiparese/Hemiplegi; Kachexie/Auszehrung; Kontraktur; Lähmung; Parkinsonsyndrom; Schmerzen; Sepsis/Blutvergiftung; Spastik; Spitzfuß; Tremor/Muskelzittern*

Informationen sammeln

▷ Assessment mit z. B. Bradenskala
- Seit wann besteht das Selbstpflegedefizit?
- Weshalb besteht das Selbstpflegedefizit?

Ursachen

- Psychische Belastungen, z. B. Depressionen?
- Müdigkeit, Erschöpfung, Fatigue?
- Reduzierte Motivation?
- Widerstände? Bei der Körperpflege?
- Schmerzen?
- Dyspnoe? Orthopnoe?
- Bettruhe?
- Immobilität?
- Bewegungseinschränkung der Extremitäten, z. B. Fraktur
- Ruhigstellung von Extremitäten?
- Zu- und/oder Ableitungssysteme?
- Beatmung?
- Adipositas?
- Ausgeprägte Lähmung? Z. B. Hemiparese
- Herz-Kreislauf-Instabilität?
- Kognitive Einschränkungen?

Symptome

- Körpergeruch?
- Mundgeruch?
- Pilzinfektion?
- Intertrigo?
- Juckreiz?
- Unwohlsein?
- Kommt an Waschutensilien/Wasser nicht ran?
- Kann Badezimmer nicht erreichen?
- Kann Körper nicht waschen?

Ressourcen

- Pat. ist compliant, Pat. ist motiviert
- Pat. kann Oberkörper selbstständig waschen und pflegen
- Pat. kann Zahnpflege selbstständig durchführen
- Pat. kann sicher stehen

Ziele festlegen

- Pat. fühlt sich wohl
- Pat. kann Oberkörper selbstständig waschen und pflegen
- Pat. kann Intimbereich mit Unterstützung waschen und trocknen
- Pat. hat intakte Haut
- Pat hat intakte Haut im Intimbereich
- Pat. kann zur Intimhygiene stehen

Maßnahmen planen

- Anleitung zur Körperpflege
- Übernahme der Körperpflege
- Anleitung/Übernahme zum Duschen
- Anleitung/Übernahme zum Baden
- Ggf. spezielle Körperwaschung nach Konzept, z. B. Bobath®, Basale Stimulation®
- Ggf. Waschschüssel stellen
- Eigene Waschutensilien verwenden
- Waschutensilien in Reichweite stellen
- Anleitung/Übernahme Haarpflege
- Übernahme Nagelpflege
- Anleitung/Übernahme Rasur
- Anleitung/Übernahme Mundhygiene/Zahnpflege
- Anleitung/Übernahme Hautpflege
- Mobilisation ins Badezimmer
- Mobilisation an Bettrand
- Aktive und passive Bewegungsübungen
- Täglich gleicher strukturierter Waschablauf
- Beratung bzgl. Hautpflege (Intertrigo)

Ergebnisse prüfen

- Wohlbefinden
- Krankheitsverständnis, Compliance
- Körperhygiene
- Hautzustand
- Mobilität

Sensibilitätsstörungen/Empfindungsstörungen

Störung der Reizwahrnehmung; **weiterführende Stichworte:** *Abhängigkeit/Abusus, Diabetes mellitus/Zuckerkrankheit, Hemiplegie/Hemiparese, Lähmung*

Informationen sammeln

- Wo hat der Pat. die Sensibilitätsstörung?
- Befinden sich die Sensibilitätsstörungen auf einer Körperhälfte oder generell?
- Seit wann sind Sensibilitätsstörungen bekannt?
- Ist der Pat. bereits in ärztlicher Behandlung?
- Welche anderen Maßnahmen sind für den Pat. hilfreich?
- Besteht Sturzgefahr?

Ursachen

- Periphere Nervenschädigungen, z. B. Polyneuropathie, Verbrennung?
- Diabetes mellitus?
- Durchblutungsstörungen?
- Hirn- und Rückenmarksschädigungen?
- Trigeminusneuralgie?
- Herpes Zoster?
- Neurologische Erkrankungen?
- Schlaganfall?
- Schädel-Hirn-Trauma?
- Nebenwirkung von Medikamenten?

Symptome

- Wo besteht die Störung?
  - Einzelne Extremitäten?
  - Halbseitig?
  - Generell?
- Anhaltend?
- Kurzzeitige Attacken?
- Ungenaue Reizlokalisation?
- Puls?
- Blutdruck?
- Berührungsempfinden?
- Schmerzempfinden (Hypalgesie/Hyperalgesie)?
- Überempfindlichkeit (Hyperästhesie)?
- Unempfindlichkeit (Hypästhesie)?
- Ameisenlaufen (Parästhesie)?
- Kribbeln?
- Taubheitsgefühl?
- Temperaturempfinden?
- Beweglichkeit?

Ressourcen

- Ursache ist bekannt und reversibel
- Pat. kennt Maßnahmen, die ihm Wohlbefinden verschaffen
- Pat. hat keine Schmerzen
- Pat. hat keine weiteren Erkrankungen
- Pat. kann sich gut bewegen

Ziele festlegen

- Pat. gibt höchstens Schmerzstärke 3/10 analog der numerischen Ratingskala an
- Pat. erleidet keine Verletzungen und Folgeschäden
- Haut ist intakt

Maßnahmen planen

- Gemeinsam mit Physiotherapeuten, Ergotherapeuten, Ärzten und anderen Therapeuten Pflege-, Bewegungs- und Therapieplan aufstellen, gemeinsam Ziele setzen
- Hautbeobachtung, z. B. 2 × tgl.
- Keine einengenden Kleidungsstücke
- Medikamente nach Anordnung
- Schmerzen mittels Assessment erheben und ggf. reduzieren
- Pflege entsprechend der Grunderkrankung
- Hautpflege
- Fußpflege
- Förderung der Wahrnehmung durch Basale Stimulation®
- Belebende Ganzkörperwaschung
- Kräftigung der Muskulatur und Förderung der Stand- und Gangsicherheit durch Physiotherapie
- Hilfsmittel bereitstellen, z. B. Griffverlängerung und -verdickung am Essbesteck, elektrische Zahnbürste, Klettverschlüsse an der Kleidung
- Keine heißen Bäder

Ergebnisse prüfen

- Haut
- Beweglichkeit
- Schmerzen
- Vitalzeichen
- Wohlbefinden
- Krankheitsverständnis, Compliance

Sepsis/Blutvergiftung

Lebensbedrohliche Allgemeininfektion mit systemischer Entzündungsantwort des Organismus; **weiterführende Stichworte:** *Anurie, Immobilität/Bewegungseinschränkung, Bewusstseinsveränderung/Vigilanzstörung, Blasenkatheter, Dekubitusgefahr, Flüssigkeitsbilanzierung, Infusion, Kontrakturengefahr, Obstipationsgefahr, Ödem, Pneumoniegefahr, Selbstpflegedefizit/Unfähigkeit zur Körperpflege, Thrombosegefahr, Venenkatheter zentraler*

Informationen sammeln

- Wie zeigt sich die Sepsis?
- Ursache der Sepsis?
- War Pat. bereits in ärztlicher Behandlung?
- Wie wurde therapiert?

Ursachen

- Infektion?
- Organversagen?
- Abwehrschwäche?
- Traumen?

Symptome

- Hohes, rasch ansteigendes Fieber?
- Blasse, marmorierte Haut der Extremitäten?
- Petechien?
- Ödeme?
- Tachykardie?
- Hypotonie?
- Tachypnoe?
- Verminderte Urinausscheidung?
- AZ/Schwäche?
- Leistungsminderung?
- Appetitlosigkeit?
- Übelkeit?
- Erbrechen?
- Diarrhö?
- Schmerzen?
- Lebervergrößerung?
- Milzvergrößerung?
- Gerinnungsstörungen?
- Bewusstseinseintrübung?

Ressourcen

- Erreger ist bekannt und nicht resistent gegen Antibiotika
- Pat. hat keine Allergien gegen Antibiotika
- Pat. hat keine weiteren Erkrankungen
- Guter AZ/EZ
- Stabile Herz-Kreislauf-Situation
- Vorhandene Darmmotilität

Ziele festlegen

- Kreislauf ist aufrechterhalten
- Pat. hat beschwerdefreie Atmung
- Pat. hat ausgewogene Flüssigkeitsbilanz
- Körpertemperatur des Pat. ist im Normbereich
- Pat. ist schmerzfrei

Maßnahmen planen

- Bettruhe
- Alle Prophylaxen
- Unterstützen bei der Körperpflege
- Mundpflege, 3 × tgl.

- Engmaschige Vitalzeichenkontrolle
- Ggf. Monitoring
- Flüssigkeitsbilanzierung
- Ausscheidungskontrolle
- Hautbeobachtung durchführen, z. B. 3 × tgl.
- Kontrolle der Zu- und Ableitungen
- Mikrobiologische Abstrichentnahme nach Anordnung
- Medikamente nach Anordnung
- Sauerstoff nach Anordnung
- Schmerzen mittels Assessment erheben und ggf. reduzieren
- Bei Petechien nie Pflaster sondern Binden verwenden
- Separates Waschbecken
- Separate Toilette
- Hygieneartikel des Pat. beschriften und gesondert aufbewahren
- Pat. nach Arztanordnung ggf. auf Infektionsstation verlegen
- Bei Resistenz:
  - Isolation (Einzelzimmer mit Nasszelle)
  - Strenge Hygieneregeln
  - Schutzkittel
  - Handschuhe
  - Mundschutz
  - Tgl. Flächendesinfektion
  - Pflegeutensilien, Blutdruckmanschette, Stethoskop, Gebrauchsgegenstände im Zimmer belassen
  - Wäsche noch im Zimmer in den Wäschesack entsorgen und den Sack verschließen
  - Möglichst selten und von möglichst wenigen Personen das Zimmer betreten lassen
  - Esstablett erst kurz vor dem Abtransport des Wagens aus dem Zimmer holen
  - Schlussdesinfektion

Ergebnisse prüfen

- Vitalzeichen
- Haut
- Flüssigkeitsbilanz
- Ausscheidung
- Schmerzen
- Bewusstseinslage
- Wohlbefinden
- Krankheitsverständnis, Compliance

Sinusitis/Nasennebenhöhlenentzündung

Akute oder chronische Entzündung der Nasennebenhöhlenschleimhaut; **weiterführende Stichworte:** *Bronchitis, Dyspnoe/Atemnot, Fieber, Flüssigkeitsbilanzierung, Grippe/Influenza/COVID, Husten/Tussis, Infektion lokale, Nasenbluten/Epistaxis, Schmerzen*

Informationen sammeln

- Seit wann sind Symptome bekannt?
- Ist die Sinusitis akut aufgetreten oder chronisch?
- Wie wird die Sinusitis therapiert?
- Ist die Ursache bekannt?

Ursachen

- Bakteriell?
- Verlegung durch geschwollene Nasenschleimhaut/Tumor?
- Anatomische Engstellung?
- Zahnwurzelinfektion?
- Allergien?
- Viral?
- Immunschwäche?

Symptome

- Schnupfen/Nasensekret?
- Behinderte Nasenatmung?
- Fieber?
- Blutdruck?
- Puls?
- Leistungsminderung?
- Kieferhöhlenentzündung?
  - Starke, pochende Schmerzen im Bereich der Kieferhöhle, Mittelgesicht, Schläfenregion?
  - Verändern sich die Schmerzen beim Bücken?
  - Nasenatmung behindert?
- Stirnhöhlenentzündung?
  - Schmerzen in Stirnregion, in inneren Augenwinkel ausstrahlend?
- Entzündung der Siebbeinzellen?
  - Schmerzen/Druck im Bereich der Nasenwurzel, des inneren Augenwinkels?
- Keilbeinhöhlenentzündung?
  - Uncharakteristische Kopfschmerzen?

Ressourcen

- Pat. hat keine Schmerzen
- Pat. hat keine weiteren Entzündungen/Erkrankungen
- Nachtruhe ist ungestört

Ziele festlegen

- Komplikationen und Ausbreitung der Infektion sind verhindert
- Pat. ist beschwerdefrei
- Pat. hat keine Kopfschmerzen
- Pat. hat ausgewogene Flüssigkeitsbilanz
- Körpertemperatur des Pat. ist im Normbereich

Maßnahmen planen

- Pflege entsprechend der Grunderkrankung
- Medikamente nach Anordnung

- Spülung der Höhle nach Anordnung, z. B. Nasenspülung
- Sekretlösende Maßnahmen:
  - Inhalation
  - Ausreichende Flüssigkeitszufuhr
- Schmerzen mittels Assessment erheben und ggf. reduzieren
- Positionierung nach Wohlbefinden, meist Oberkörper hoch
- Vitalzeichen kontrollieren, insbesondere Temperatur
- Fiebersenkende Maßnahmen nach Anordnung
- Ausgewogene, vitaminreiche Ernährung
- Flüssigkeitsbilanz
- Ggf. Rotlichtbestrahlung
- Hinweis auf Benutzung von Nasenspray

Ergebnisse prüfen

- Schmerzen
- Schnupfen
- Atmung
- Flüssigkeitsbilanz
- Wohlbefinden
- Krankheitsverständnis, Compliance

Soor- und Parotitisgefahr

Gefahr einer Infektion mit Candida bzw. einer Entzündung der Ohrspeicheldrüse; **syn.** *Windelsoor;* **weiterführende Stichworte:** *Dehydratationsgefahr, HIV-Infektion, Juckreiz/Pruritus, Mykose/Pilzerkrankung, Dysphagie/Schluckstörung*

Informationen sammeln

Risikofaktoren
- Mundtrockenheit?
- Geringer Speichelfluss?
- Nahrungskarenz?
- Zuckerreiche Ernährung?
- Karies?
- Zahnprothesenträger?
- Mundatmung/Atemnot?
- Immunschwäche/schlechter AZ?
- Antibiotika? Kortisontherapie?
- Bewusstlosigkeit?
- Dehydratation?
- Diabetes mellitus?
- Pat. erhält Sondenkost?

Ressourcen
- Pat. kann essen und trinken
- Pat. führt selbstständig Mundpflege durch
- Pat. hat keine Immunerkrankung

Ziele festlegen

- Pat. hat eine belagfreie, intakte Mundschleimhaut
- Pat. akzeptiert die Maßnahmen oder führt selbst eine angemessene Mundpflege durch
- Pat. wird oral ernährt
- Pat. hat beschwerdefreie und ungehinderte Speichelsekretion

Maßnahmen planen

- Einschätzen des Soor- und Parotitisrisikos
- Spezielle Mundpflege, z. B. 3 × tgl.
- Mundstatus wird täglich erhoben
- Zahnprothesenpflege nach dem Essen
- Ggf. Zunge mit Zahnbürste abreiben
- Mundspülung, z. B. 3 × tgl.
- Speichelfluss anregen:
  - Vermehrtes Kauen, z. B. Brotrinde
  - Lutschen von Eiswürfeln, Bonbons
  - Zitronensaft
  - Salbei-/Panthenollösung
  - Myrrhetee oder -tinktur
- Ggf. Auswischen der Mundhöhle bei Nahrungskarenz, z. B. 6 × tgl.
- Pat. viel zu trinken anbieten
- Pat. zum Sprechen anregen
- Massage der Ohrspeicheldrüse
- Lippenpflege
- Nach Verabreichung von Glukokortikoiden (Kortison) als Dosieraerosol immer danach den Mund ausspülen!

Ergebnisse prüfen

- Mundschleimhaut/Zunge
- Ohrspeicheldrüse
- Schmerzen
- Verständnis/Wohlbefinden

Spastik

Erhöhte Eigenspannung der Skelettmuskulatur; **weiterführende Stichworte:** *Immobilität/Bewegungseinschränkung, Hemiparese/Hemiplegie, Kontraktur, Kontrakturengefahr, Lähmung, Schmerzen, Selbstpflegedefizit/Unfähigkeit zur Körperpflege, Spitzfuß, Spitzfußgefahr, Tremor/Muskelzittern*

Informationen sammeln

- Seit wann hat der Pat. die Spastik(en)?
- Welche Muskeln sind betroffen?
- Hat der Pat. eine Streck- oder Beugespastik?
- Welche Therapien werden angewendet und welche davon sind erfolgreich?
- Sind die Angehörigen involviert?

Ursachen

- Neurologische Erkrankung, z. B. Multiple Sklerose?
- Schädigung des zentralen Nervensystems, z. B. Hirninfarkt, Hirnblutungen, frühkindlicher Hirnschaden, Meningitis?

Symptome

- Einschießende Spastik?
- Unkontrollierte Muskelbewegungen?
- Erhöhter Muskeltonus?
- Muskelzittern?
- Erschwerte Gelenkbeweglichkeit?
- Taschenmesserphänomen
- Gelenksteifigkeit?
- Kontraktur?
- Stolpern, Geheinschränkungen?
- Hilfsmittel wie Rollstuhl und Rollator nötig?
- Koordinationsstörungen, z. B. von Auge und Hand?
- Erhöhter Energiebedarf?
- Sensibilitätsstörungen?
- Wahrnehmungsstörungen?
- Schmerzen?

Ressourcen

- Pat. kann sich bewegen/ist mobil
- Physiotherapeutische Maßnahmen wirken gegen Spastik
- Angehörige/Familie unterstützen den Pat.
- Spastik ist reversibel/immer nur vorübergehend

Ziele festlegen

- Muskeltonus ist verringert
- Pat./Angehörige kennen Strategien gegen Spastik und wenden diese an
- Gelenkbeweglichkeit ist erhalten bzw. gefördert
- Schmerzen sind vermindert

Maßnahmen planen

- Gemeinsam mit Physiotherapie, Ergotherapie, Ärzten und anderen Therapeuten Pflege-, Bewegungs- und Therapieplan aufstellen, gemeinsam Ziele setzen
- Pflege entsprechend der Grunderkrankung
- Kontrakturenprophylaxe
- Stressoren verringern
- Schmerzen mittels Assessment erheben und ggf. reduzieren

- Anwenden des Bobath-Konzepts®:
  - Regulierung des Muskeltonus
  - Anbahnung normaler, selektiver Bewegungen
  - Verbesserung der Wahrnehmung
  - Alle Beteiligten wenden das Konzept rund um die Uhr an
- Anwenden der Basalen Stimulation®, z. B. diametrale Waschung:
  - Wahrnehmungsförderung
  - Nonverbale Kommunikationsanbahnung
  - Regulierung des Muskeltonus
- Vorgehen nach dem Prinzip:
  - Je größer die Unterstützungsfläche, desto geringer der Muskeltonus
  - Je härter die Unterstützungsfläche, desto geringer der Muskeltonus
- Langsame taktile Stimulation
- Streichungen der Muskelantagonisten
- Aktive und passive Bewegungsübungen zur Unterstützung der Physiotherapie
- Ggf. Kontakt zu Selbsthilfegruppen herstellen
- Schienen nach Anordnung anlegen
- Ggf. Angehörige in die Behandlung einbeziehen
- Medikamente nach Anordnung

Ergebnisse prüfen

- Beweglichkeit
- Schmerzen
- Gelenkstatus
- Muskeltonus
- Krankheitsverständnis, Compliance

Spitzfuß

Kontraktur des oberen Sprunggelenks in verstärkter Plantarflexion; **weiterführende Stichworte:** *Immobilität/Bewegungseinschränkung, Hemiparese/Hemiplegie, Kontraktur, Kontrakturengefahr, Lähmung, Selbstpflegedefizit/Unfähigkeit zur Körperpflege, Schmerzen, Spitzfußgefahr*

Informationen sammeln

- Angeboren oder erworben?
- Seit wann bestehen die Symptome?
- Grad der Bewegungseinschränkung?

Ursachen

- Immobilität/Bettlägerigkeit?
- Bewegungsmangel?
- Inaktivität, z. B. durch Gipsverband?
- Spastik/Lähmungen?
- Schonhaltung, z. B. bei Schmerzen?
- Neurologische Erkrankungen?
- Systemisch, z. B. bei Hämophilie?

Symptome

- Steppergang (Hahnentritt)?
- Inaktivität/Bewegungseinschränkung?
- Fuß kann nicht in Richtung Schienbein hochgezogen werden?
- Fuß kommt nicht in Neutralstellung?
- Störung des Gangbildes?

Ressourcen

- Pat. ist mobil/nur temporär immobil
- Pat. zeigt Krankheitsverständnis
- Keine Lähmungen
- Keine weiteren Erkrankungen

Ziele festlegen

- Noch vorhandene Beweglichkeit ist erhalten
- Pat. kennt Bewegungsübungen und führt diese selbstständig durch
- Pat. ist schmerzfrei
- Weitestgehende Rückbildung der Fehlstellung
- Haut an den Füßen bleibt intakt

Maßnahmen planen

- Pat. täglich zu eigenaktiven Bewegungsübungen anleiten und motivieren, z. B. 3 × tgl.
- Ggf. passive Bewegungsübungen, z. B. 3 × tgl.
- Bei Frühgeborenen und Säuglingen Eigenbewegung durch geeignetes Handling anregen, z. B. Kinästhetics Infant Handling
- Pat. zu Mahlzeiten in Stuhl mobilisieren
- Auf (Super-)Weichlagerung verzichten
- Ggf. orthopädische Schuhe
- Bettbogen benutzen
- Kontrolle der Haut, z. B. 3 × tgl.
- Schienenversorgung
- Physiotherapie anregen und unterstützen
- Schmerzen mittels Assessment erheben und ggf. reduzieren

Ergebnisse prüfen

- Fußstellung
- Mobilität
- Schmerzen
- Haut
- Krankheitsverständnis
- Eigeninitiative

Spitzfußgefahr

Gefahr einer Kontraktur des oberen Sprunggelenks in verstärkter Streckstellung; **weiterführende Stichworte:** *Immobilität/Bewegungseinschränkung, Hemiparese/Hemiplegie, Kontraktur, Kontrakturengefahr, Lähmung, Schmerzen, Spitzfuß*

Informationen sammeln

- Seit wann bestehen die Symptome?

Risikofaktoren

- Immobilität/Bettlägerigkeit?
- Inaktivität, z. B. durch Gipsverband?
- Schonhaltung, z. B. bei Schmerzen?
- Lähmungen? Spastiken?
- Neurologische Erkrankungen?
- Gelenkerkrankungen?
- Verletzungen?

Ressourcen

- Pat. kann sich (teils) selbst bewegen
- Pat. ist motiviert und absprachefähig
- Pat. ist orientiert

Ziele festlegen

- Fußgelenk ist weiterhin frei beweglich
- Pat. kann stehen
- Pat. kann Becken selbstständig anheben
- Haut am Fuß bleibt intakt

Maßnahmen planen

- Auf (Super-)Weichlagerung verzichten
- Positionierung abwechselnd in Streck-, Beuge-, physiologischer Mittelstellung
- Sprunggelenk in ca. 90°-Winkel positionieren
- Weiche Fußstützen, keine Fußstütze bei Pat. mit neurologischen Erkrankungen!
- Bei Frühgeborenen und Säuglingen Eigenbewegung durch geeignetes Handling anregen, z. B. Kinästhetics Infant Handling
- Die ganze Fußsohle mit gezielter Spürinformation versorgen
- Füße aktiv/ggf. passiv durchbewegen, z. B. 3 × tgl.
- In Rückenlage Bettbogen anwenden, um Druck auf Zehen zu vermindern
- In Rückenlage Beine abwechselnd aufstellen (lassen) und mit dem Fuß in die Matratze drücken (lassen), z. B. 3 × tgl.
- Pat. in Stuhl mobilisieren, die Füße haben Bodenkontakt (90°-Winkel), z. B. 2–3 × tgl.
- Bewegungsübungen zeigen und ausführen lassen
- Angehörige einbeziehen
- Schienen nach Anordnung
- Ggf. orthopädische Schuhe
- Kontrolle der Haut

Ergebnisse prüfen

- Gelenkstellung/-beweglichkeit
- Mobilität
- Muskeltonus
- Schmerzen
- Haut
- Compliance

Sprachstörungen

Störung der gedanklichen Erzeugung von Sprache, z. B. Aphasie (Sprachverlust); **weiterführende Stichworte:** *Angst, Bewusstseinsveränderung/Vigilanzstörung, Hemiparese/Hemiplegie, Parkinsonsyndrom, Sprechstörungen/Dysarthrie*

Informationen sammeln

▷ Assessment, z. B. mit Aphasie-Check-List (ACL), Aachener Aphasie-Bedside-Test (AABT)

- Seit wann bestehen die Sprachstörungen?
- Welche Sprache versteht und spricht der Pat.?
- Versteht und spricht der Pat. Deutsch?
- Ist verbale Kommunikation möglich?
- Versteht der Pat. seine Gesprächspartner?
- Werden Wörter falsch verwendet?
- Ergibt das Gesprochene Sinn?
- Werden Sätze falsch gebildet?
- Wortfindungsstörungen?
- Umschreibt der Pat. ein Wort, das ihm nicht einfällt?
- Werden Laute und Wörter vertauscht?
- Werden Laute und Wörter wiederholt?
- Werden neue Wörter gebildet?
- Sind Lesen und Schreiben beeinträchtigt?
- Ist das Sprechen für den Pat. eine große Anstrengung?
- Redet der Pat. viel?
- Lautstärke?
- Betonung?
- Bewusstseinslage?
- Verwirrtheit?

Ursachen

- Neurologische Erkrankungen?
- Schädel-Hirn-Trauma?
- Tumore?
- Psychische, psychiatrische Erkrankungen?
- Nebenwirkungen von Medikamenten?

Symptome

- Pat. spricht im Telegrammstil?
- Verwechslung von Wörtern?
- Pat. spricht nur einzelne Wörter?
- Verunsicherung?
- Missverständnisse?
- Hilflosigkeit?
- Erschwerte Kontaktaufnahme?
- Reduzierte Kommunikation?
- Verschlossenheit?
- Soziale Isolation?
- Ungeduld?
- Angst?
- Verzweiflung?

Ressourcen

- Pat. erfasst die Bedeutung von Wörtern und Sätzen
- Pat. erfasst die Bedeutung von Mimik und Gestik
- Pat. weiß, dass er die Bedeutung der Wörter nicht erfasst
- Pat. ist orientiert
- Pat. ist motiviert, den Sprachstörungen entgegenzuwirken

Ziele festlegen

- Pat. hat vorhandene Sprachfähigkeiten gefestigt und nicht weiter verloren
- Pat. hat Sprachfähigkeiten zurückgewonnen
- Pat. ist informiert und orientiert
- Pat. kommuniziert
- Pat. nimmt am sozialen Leben teil
- Pat. ist selbstständig und selbstbestimmt
- Pat. fühlt sich sicher und verstanden

Maßnahmen planen

- Gemeinsam mit Logopäden, Physiotherapeuten, Ergotherapeuten, Ärzten und anderen Therapeuten Pflege-, Bewegungs- und Therapieplan aufstellen, gemeinsam Ziele setzen
- Pflege entsprechend der Grunderkrankung
- Pat. ernst nehmen
- Geduldig zuhören
- Pat. nicht unterbrechen
- Blickkontakt halten
- Empathie zeigen
- Mimik/Gestik einsetzen
- Pat. Zeit lassen, das richtige Wort zu finden
- Pat. immer mit einbeziehen
- Einfache, aber grammatikalisch korrekte Sätze bilden, nicht im Telegrammstil/Kindersprache mit dem Pat. sprechen
- Fragen stellen, auf die mit Ja oder Nein geantwortet werden kann
- Keine schwierigen Fragen stellen, z. B. geschlossene Fragen
- Fragen nacheinander stellen, nicht gleichzeitig
- Pat. zum Sprechen ermuntern
- Gegenstände des Alltags nennen lassen, z. B. bei der Körperpflege
- Zu Sprachübungen nach Rücksprache mit Therapeuten anleiten
- Logopädische Behandlung unterstützen
- Geeignete Hilfsmittel einsetzen, z. B. Sprechtafel, Kommunikationsbuch
- Mitpatienten informieren
- Gruppengespräche/Hintergrundgeräusche meiden
- Medikamente mit Nebenwirkungen aufs Sprachzentrum nach Anordnung absetzen lassen
- Angehörige bezüglich der Kommunikation informieren und anleiten

Ergebnisse prüfen

- Sprache
- Aussprache
- Wohlbefinden
- Krankheitsverständnis, Compliance

Sprechstörungen/Dysarthrie

Unfähigkeit, Sprachlaute korrekt und flüssig zu artikulieren; **weiterführende Stichworte:** *Bewusstseinsveränderung/Vigilanzstörung, Hemiparese/Hemiplegie, Parkinsonsyndrom, Sprachstörungen*

Informationen sammeln

- Seit wann bestehen Sprechstörungen?
- Verwendet der Pat. Hilfsmittel?

Ursachen

- Sitzt die Zahnprothese richtig?
- Bestehen die Sprechstörungen aufgrund von:
  - Unfähigkeit, Worte korrekt auszusprechen, z. B. Stottern?
  - Erkrankungen des Sprachapparates, z. B. Mund, Rachen, Kehlkopf?
  - Unsicherheit/Angst?
  - Medizinischen Eingriffen, z. B. Tracheotomie?
- Neurologische Erkrankungen, z. B. Multiple Sklerose?
- Psychische Ursachen?
- Fehlen der Stimmbänder/Veränderungen an den Stimmbändern?

Symptome

- Versteht der Pat., kann aber seine „gedachten“ Worte nicht oder nicht verständlich aussprechen?
- Leise, schnelle Sprache?
- Atemprobleme?
- Können bestimmte Laute nicht gebildet werden?
- Stottern?
- Verwaschene, undeutliche Aussprache?
- Ringt Pat. um Worte?
- Vermehrte Gestik?
- Rückzug aus Gesprächen?
- Verunsicherung bis zu sozialer Isolation?
- Missverständnisse?
- Verzweiflung?

Ressourcen

- Pat. ist motiviert, sich mitzuteilen
- Ursache ist reversibel
- Pat. verwendet Hilfsmittel
- Pat. ist orientiert

Ziele festlegen

- Pat. teilt sich mit und wird verstanden
- Pat. akzeptiert das Sprechproblem
- Pat. kennt und benutzt Hilfsmittel selbstständig
- Pat. fühlt sich sicher und verstanden

Maßnahmen planen

- Geduldig zuhören
- Normale Sprache anwenden
- Ruhige Umgebung schaffen
- Pat. Zeit lassen, Wörter und Sätze zu formulieren
- Nonverbale Kommunikation einbeziehen
- Zu Sprechübungen nach Rücksprache mit Therapeuten anleiten

- Logopädische Behandlung unterstützen
- Pat. mit Schreibtafel, Papier, Stiften versorgen
- Pat. zum Schreiben und Lesen anregen
- Darauf achten, dass Zahnprothese immer getragen wird, korrekten Sitz sicherstellen
- Über Hilfsmittel informieren, z. B. Sprechtafel, Communicator, Alltalk

Ergebnisse prüfen

- Sprechfähigkeit
- Verständlichkeit
- Benutzung von Hilfsmitteln
- Wohlbefinden
- Krankheitsverständnis, Compliance

Stomatitis

Entzündung der Mundschleimhaut; **syn.** *Mukositis;* **weiterführende Stichworte:** *Flüssigkeitsbilanzierung, Dysphagie/Schluckstörung, Schmerzen, Soor- und Parotitisgefahr*

Informationen sammeln

▷ Assessment, z. B. mit dem modifizierten Oral Assessment Guide (OAG)
- Seit wann bestehen die Symptome?
- Erstmalig stattfindend?

Ursachen
- Infektion, z. B. Candida albicans?
- Mundfäule, z. B. Herpes simplex Virus Typ 1
- Mangelnde Mundhygiene?
- Immunsuppression?
- Strahlentherapie?
- Chemotherapie?
- Alkohol und/oder Nikotin?

Symptome
- Brennende Schmerzen?
- Schmerzen beim Kauen und Schlucken?
- Eingeschränkte orale Flüssigkeits- und Nahrungsaufnahme?
- Nahrungsverweigerung, z. B. bei Säuglingen, Kleinkindern?
- Trockenheitsgefühl im Mund?
- Rötung?
- Fibrinöse Beläge?
- Kleine/flächige Erosion?
- Schleimhautschwellung?
- Mundgeruch?
- Leicht auszulösende Schleimhautblutungen?

Ressourcen
- Pat. hat keine weiteren Entzündungen
- Pat. hat keine Immunerkrankung
- Pat. kann essen und trinken
- Pat. kann Mundpflege selbstständig durchführen
- Pat. kennt symptomlindernde Therapie
- Pat. war vor Chemo beim Zahnarzt

Ziele festlegen

- Pat. hat intakte Mundschleimhaut
- Schmerzfreie Nahrungs- und Flüssigkeitsaufnahme
- Pat. nimmt nach Schmerzmittelgabe Nahrung und Flüssigkeit zu sich
- Pat. ist über den Stellenwert der Mundhygiene aufgeklärt und führt diese regelmäßig durch

Maßnahmen planen

- Erfassung und Beurteilung des oralen Zustands
- Inspektion der Mundschleimhaut, Häufigkeit individuell nach Pat.
- Mundspülung 4–6 × täglich mit Wasser oder Mundspüllösung nach Arztanordnung Mundpflege, Häufigkeit individuell nach Pat.

- Pat. zur Mundpflege anleiten
- Mundpflegespray
- Weiche Zahnbürste oder Mundpflegestäbchen
- Spezielle Mundpflege bei Nahrungskarenz
- Medikamente nach Anordnung
- Gabe von anästhesierenden Lutschtabletten oder Salben
- Eiswürfel aus Tee zum Lutschen geben
- Weiche oder pürierte säurearme Kost anbieten
- Zuckerhaltige und scharf gewürzte Nahrungsmittel vermeiden
- Viel zu trinken anbieten → Vorsicht bei Herz- und Niereninsuffizienz
- Ggf. Flüssigkeit mit Pipette verabreichen → Vorsicht bei Dysphagie! Ggf. Flüssigkeitsbilanzierung
- Ggf. vorübergehende enterale/parenterale Ernährung

Ergebnisse prüfen

- Mundschleimhaut
- Flüssigkeitsbilanz
- Hautturgor
- Wohlbefinden
- Krankheitsverständnis, Compliance

Stuhlinkontinenz

Unfähigkeit, den Stuhl oder Winde willkürlich zurückzuhalten; **weiterführende Stichworte:** *Angst, Bauchschmerzen/Abdominalschmerzen, Bewusstseinsstörung/Bewusstlosigkeit, Blähungen/Meteorismus, Demenz, Desorientiertheit/Orientierungsstörung, Diarrhö/Durchfall, Intertrigogefahr, Kontinenzförderung*

Informationen sammeln

- Seit wann besteht Stuhlinkontinenz?
- Verwendet der Pat. Hilfsmittel?
- Wie reagiert der Pat. auf die Stuhlinkontinenz: offen, verschämt oder streitet er Probleme ab?

Ursachen

- Schwäche der Beckenbodenmuskulatur?
- Schädigung des Schließmuskels?
- Erkrankung des Kontinenzorgans (Verletzung, Entzündung, Tumor)?
- Neurologische Erkrankung?
- Demenz?
- Diarrhö?
- Psychisch?
- Bewusstlosigkeit?

Symptome

- Kontrollverlust für Winde und dünnflüssigen Stuhl?
- Kontrollverlust für jede Stuhlgangform?
- Hautschäden im Analbereich?
- Haut- und/oder Kleiderverschmutzung?
- Harnwegsinfekt?
- Psychische Belastung?
- Angst?
- Aggression?
- Trotzverhalten?
- Scham?
- Isolation?

Ressourcen

- Pat. achtet auf Stuhldrang
- Pat. spürt den Stuhldrang
- Pat. kann selbstständig auf Toilette gehen
- Pat. kommt mit Hilfsmitteln (Einlagen, Inkontinenzhosen) zurecht
- Selbstständige Intimpflege ist möglich
- Pat. steht dem Problem offen gegenüber
- Pat. ist orientiert

Ziele festlegen

- Hautzustand im Analbereich ist intakt
- Pat. kann selbstständig mit Hilfsmitteln umgehen
- Pat. kennt Beckenboden- und Schließmuskeltrainingsübungen und führt diese mehrmals täglich durch
- Pat. kennt Strategien zur Förderung der Kontinenz und wendet diese selbstständig an
- Pat. kann ohne Scham über die Inkontinenz reden
- Pat. fühlt sich wohl
- Pat. nimmt am sozialen Leben teil
- Pat. erreicht Kontinenz durch Hilfsmittel und/oder Hilfestellung

Maßnahmen planen

- Stuhltagebuch anlegen bzw. Pat. anleiten, dieses eigenständig zu führen
- Matratze mit Einmalstecklaken oder waschbaren Unterlagen abdecken
- Pat. über die verschiedenen Hilfsmittel, z. B. Inkontinenzeinlage, Fäkalkollektor, Analtampon, beraten
- Pat. im Umgang mit den Hilfsmitteln anleiten
- Unterstützen/anleiten bei Bedarf:
  - Gang zur Toilette
  - Toilettenstuhl
  - Wäschewechsel
  - Intimhygiene
  - Hautpflege
  - Inkontinenzhilfsmittel anwenden
  - Händehygiene
- Aktives Beckenboden- und Schließmuskeltraining, z. B. 3 × tgl.
- Intertrigoprophylaxe
- Ggf. Wahrnehmungstraining mit Biofeedback
- Medikamente nach Anordnung
- Toilettenrhythmus trainieren (Toilettengang anbieten)
- Saubere Toilette
- Toilette in angepasster Sitzhöhe
- Haltegriffe an der Wand neben der Toilette
- Zur Anschaffung leicht zu öffnender Kleidung raten
- Ggf. Toilettenstuhl nachts neben das Bett stellen
- Gespräche anbieten, Verständnis zeigen

Ergebnisse prüfen

- Ausscheidung
- Haut
- Orientierung
- Bewusstseinslage
- Umgang mit Hilfsmitteln
- Wohlbefinden
- Krankheitsverständnis, Compliance

Sturzgefahr

Gefahr, auf den Boden zu fallen; **weiterführende Stichworte:** *Angst, Immobilität/Bewegungseinschränkung, Bewusstseinsstörung/Bewusstlosigkeit, Demenz, Epilepsie, Fraktur/Knochenbruch, Hypoglykämie, Hypotonie, Multiple Sklerose/Encephalomyelitis disseminata, Nykturie, Parkinsonsyndrom*

Informationen sammeln

▷ Assessment, z. B. mit Sturzrisiko-Skala nach S. Huhn
- Ist der Pat. schon öfter gestürzt?
- Wann ist der Pat. das letzte Mal gestürzt?
- Gab es bereits Komplikationen?
- Ist die Ursache bekannt?

Risikofaktoren

Personenbezogene Risikofaktoren:
- Körperbalance?
- Gleichgewicht?
- Gangveränderung?
- Eingeschränkte Bewegungsfähigkeit?
- Multiple Sklerose?
- Parkinsonsyndrom?
- Schlaganfall?
- Polyneuropathie?
- Krebserkrankungen?
- Chronische Erkrankungen?
- Schwäche?
- Demenz?
- Delir?
- Depression?
- Benommenheit?
- Plötzlicher Bewusstseinsverlust?
  - Hypoglykämie?
  - Blutdruckabfall?
  - Herzrhythmusstörungen?
  - TIA?
  - Epilepsie?
- Sehstörungen?
- Alkohol?
- Schwindel?
- Reduzierter AZ?
- Körperliche Behinderung?
- Alter?
- Inkontinenz?
- Nykturie?
- Angst vor Stürzen (Post-Fall-Syndrom)
- Medikamentenbezogene Risikofaktoren
- Umgebungsbezogene Risikofaktoren:
  - Schlecht sitzende Schuhe?
  - Zu lange/weite Kleidung?
  - Stolperfallen?
  - Steile Treppen?
  - Mangelnde Haltemöglichkeiten?
  - Glatter Boden?
  - Schlechte Beleuchtung/Dämmerung?

Ressourcen

- Pat. erkennt die Sturzgefahr
- Pat. verwendet Hilfsmittel
- Pat. ist orientiert
- Pat. ist noch nicht gestürzt

Ziele festlegen

- Pat. erkennt die Sturzgefahren, kann geeignete Maßnahmen anwenden
- Pat. erleidet keine Verletzungen
- Haut ist intakt
- Pat. bewegt sich sicher und angstfrei
- Pat. ist mobil und aktiv

Maßnahmen planen

- Expertenstandard *Sturzprophylaxe in der Pflege* anwenden
- Gemeinsam mit Physiotherapie, Ergotherapie, Ärzten und anderen Therapeuten individuellen Maßnahmenplan erstellen
- Pat. bezüglich Sturzprophylaxe informieren und beraten
- Pflege entsprechend Grunderkrankung
- Pat. Räumlichkeiten zeigen
- Orientierungshilfen anbringen
- Rufanlage und Lichtschalter in Reichweite
- Ggf. Funknotrufsystem zur Verfügung stellen
- Erreichbare Haltevorrichtungen für Stöcke und Gehstützen
- Mobilisation begleiten
- Auf Arzneimittelreaktionen achten
- Schlafmittel nicht zu spät geben
- Wahrnehmungsfähigkeit trainieren
- Darauf achten, dass der Pat. Brille und Hörgerät trägt
- Feste, gut sitzende Schuhe
- Passform von Schuhen und Kleidungsstücken prüfen und korrigieren lassen
- Trockene Böden
- Antirutschmatten in Dusche und Badewanne
- Haltegriffe an den Wänden, besonders in Toilette und Bad
- Stühle mit erhöhter Sitzfläche
- Höhenverstellbares Bett nach Durchführung von Pflegemaßnahmen immer auf niedrigste Höhe einstellen
- Bremsen an Betten und Rollstühlen festziehen
- Stolperfallen beseitigen
- Zum Gebrauch von Hilfsmitteln anleiten, z. B. Rollator/verlängerter Schuhlöffel
- Ggf. Hüftprotektoren bei häufigen Stürzen
- Ggf. Sturzhelm bei Epilepsie
- Ausreichend Platz für Rollstuhl und Gehhilfen schaffen
- Gute und blendungsfreie Beleuchtung in allen Räumen
- Für ausreichend Sitzmöglichkeiten auf den Gängen sorgen
- Bewegungsübungen zur Schritt- und Standfestigkeit 1 × tgl.
- Kraft- und Balancetraining 1 × tgl.
- Vor dem Aufstehen und Hinstellen Bodenkontakt mit den Füßen herstellen
- Regelmäßige Fußpflege
- Inkontinenzhilfsmittel bei Bedarf anpassen
- Kontinenztraining
- Pat. bitten, nicht alleine aufzustehen
- Pat. im Umgang mit medizinischen Geräten vertraut machen, z. B. Drainage/Infusion
- Nachtlicht
- Einbeziehung der Angehörigen
- Alle an der Versorgung des Pat. Beteiligten über Sturzrisiko informieren

Ergebnisse prüfen

- Wohlbefinden
- Gangbild
- Köperhaltung
- Orientierungsvermögen
- Haut
- Verständnis, Compliance

Teerstuhl/Melaena

Durch Hämoglobinabbauprodukte schwarz gefärbter, glänzender Stuhl mit klebriger Konsistenz; **weiterführende Stichworte:** *Angst, Anämie/Blutarmut, Bauchschmerzen/Abdominalschmerzen, Dehydratationsgefahr, Flüssigkeitsbilanzierung, Gastritis/Magenschleimhautentzündung, Hämatemesis/Bluterbrechen, Hypotonie, Schmerzen, Sturzgefahr*

Informationen sammeln

- Seit wann scheidet der Pat. Teerstuhl aus?
- Scheidet er zum ersten Mal Teerstuhl aus?
- Hat der Pat. zuvor stark erbrochen?

Ursachen

- Magenblutung?
- Darmblutung?
- Magenulkus?
- Darmulkus?
- Ösophagusvarizen?
- Medikamenteneinnahme?

Symptome

- Stuhlfarbe und Konsistenz?
- Puls?
- Blutdruck?
- Atmung?
- Schmerzen?
- Akutes Abdomen?
- Bewusstseinsstörung?
- Schockzeichen:
  - Blässe?
  - Kaltschweißigkeit?
  - Tachykardie?
  - Hypotonie?

Ressourcen

- Pat. hat kein frisches Blut erbrochen
- Pat. zeigt keine Anzeichen eines Schocks
- Es liegt kein Blutverlust in großen Mengen vor
- Pat. ist frühzeitig zum Arzt gegangen
- Pat. hat keine weiteren Erkrankungen

Ziele festlegen

- Kreislauf ist stabil
- Pat. hat ausgewogene Flüssigkeitsbilanz
- Pat. hat physiologischen Stuhl
- Pat. gibt höchstens Schmerzstärke 3/10 analog der numerischen Ratingskala an

Maßnahmen planen

- Pflege entsprechend der Grunderkrankung
- Nahrungs- und Flüssigkeitskarenz
- Schmerzen mittels Assessment erheben und ggf. reduzieren
- Ggf. Kontrolle der Infusionslösung
- Ggf. Bettruhe
- Dehydratationsprophylaxe
- Sturzprophylaxe
- Medikamente nach Anordnung

- Ggf. Sauerstoff nach Anordnung
- Bei Ösophagusvarizen:
  - Ggf. passierte Kost
  - Starkes Husten vermeiden
  - Bei liegender Sonde Atmung beobachten
- Pat. beruhigen und Sicherheit vermitteln
- Flüssigkeitsbilanz
- Vitalzeichenkontrolle
- Bewusstseinskontrolle

Ergebnisse prüfen

- Vitalzeichen
- Bewusstseinslage
- Ausscheidung
- Flüssigkeitsbilanz
- Schmerzen
- Wohlbefinden
- Krankheitsverständnis

Thrombose

Lokale Gerinnung in einem Blutgefäß (Blutgerinnsel); **syn.** *tiefe Venenthrombose;* **weiterführende Stichworte:** *Adipositas/Übergewicht, Antikoagulanzientherapie, Dehydratationsgefahr, Flüssigkeitsbilanzierung, Immobilität/Bewegungseinschränkung, Injektion, Sensibilitätsstörungen/Empfindungsstörungen, Thrombosegefahr, Urtikaria*

Informationen sammeln

- ▷ Assessment, z. B. mit Frowein-Skala
- ▷ Screening, Umfang betroffene Extremität, z. B. Unterschenkelumfang
- Seit wann hat der Pat. Thrombose?
- Hatte der Pat. bereits vorher eine Thrombose?
- Wie wurde diese behandelt?
- Nimmt der Pat. regelmäßig Medikamente zur Thromboseprophylaxe ein? Wenn ja, welche?
- Trifft der Pat. andere prophylaktische Maßnahmen, z. B. Tragen von Stützstrümpfen?
- Wie ist die Lebensweise des Pat.?
  - Raucht er?
  - Betreibt er Sport?
  - Ist Pat. übergewichtig?
- Sind in der Familie des Pat. bereits Thrombosen aufgetreten?

Ursachen

- Schädigung der Gefäßwände:
  - Durch Verletzung/Operation?
  - Altersbedingt?
  - Entzündlich?
- Verlangsamte Blutströmungsgeschwindigkeit durch Bewegungsmangel/Immobilität:
  - Lähmung?
  - Gipsverband?
  - Schienenlagerung?
  - Schmerzbedingte Schonhaltung?
  - Längere Flugreisen?
  - Herzinsuffizienz?
  - Chronisch venöse Insuffizienz?
- Erhöhte Gerinnungsneigung?
  - Flüssigkeitsmangel?
  - Blutgerinnungsfaktoren erhöht?
  - Medikamente, z. B. Anti-Baby-Pille?
- Rauchen?
- Schwangerschaft? Wochenbett?
- Varizen?

Symptome

- Rote/bläuliche Hautfärbung?
- Gefühl der Schwere und Spannungsgefühl im Bein?
- Schwellung des Beines?
- Glänzende Haut?
- Erwärmte Haut?
- Schmerzen in der Wade/Fußsohle?
- Druckschmerz im Bereich der Vene?
- Gewicht?
- Puls?
- Blutdruck?
- Temperaturanstieg?
- Müdigkeit?
- Sensibilitätsstörungen?

Ressourcen

- Pat. treibt regelmäßig Sport
- Pat. ernährt sich gesund
- Pat. raucht nicht
- Pat. hat keine weiteren Erkrankungen
- Pat. hat frühzeitig einen Arzt aufgesucht

Ziele festlegen

- Venöser Rückfluss ist gefördert
- Gerinnungsbereitschaft ist gesenkt
- Folgeerkrankungen und Komplikationen sind vermindert, z. B. Embolie, chronischer venöser Stau mit Varikosis und chronisch venöser Insuffizienz
- Pat. ist über die Erkrankung informiert und akzeptiert die therapeutischen Maßnahmen, bzw. kann diese selbstständig durchführen, z. B. Antikoagulation
- Pat. stellt seine Lebensweise um, z. B. Raucherentwöhnung, Gewichtsreduktion

Maßnahmen planen

- Vitalzeichen kontrollieren, z. B. 3 × tgl.
- Anordnungen ausführen, z. B. Medikamente verabreichen, ggf. Hochlagern der Beine, ggf. rückstromfördernde Gymnastik
- Beobachtung des betroffenen Beins: Hautfarbe, -temperatur, Sensibilität, Puls
- Beinumfang beider Beine messen, z. B. 2 × tgl.
- Mobilisation nach Rücksprache mit dem Arzt (meist Frühmobilisation)
- Ggf. Bettruhe bei Schmerzen/Schwellung
- Medizinischen Kompressionsverband anlegen, z. B. 2 × tgl. (in Akutphase)
- Medizinische Kompressionsstrümpfe anziehen (nach Abschwellen)
- Keine i. m.-Injektion
- Pat. beraten:
  - Über Risiken, z. B. Rauchen, Adipositas
  - Zum Prinzip der Venen-Muskel-Pumpe
  - Über Maßnahmen zur Thromboseprophylaxe
- Ggf. Gewichtsreduktionsdiät
- Ggf. zur subkutanen Injektion von Antikoagulanzien anleiten

Ergebnisse prüfen

- Kompression
- Beine (Haut, Umfang, Schmerzen)
- Bewegung
- Gewicht
- Wohlbefinden
- Krankheitsverständnis, Compliance

Das Ausstreichen z. B. der Beine vermeiden.
Es besteht die Gefahr, dass sich der Thrombus löst.

Thrombosegefahr

Gefahr, an einer Thrombose zu erkranken; **weiterführende Stichworte:** *Adipositas/Übergewicht, Antikoagulanzientherapie, Immobilität/Bewegungseinschränkung, Dehydratationsgefahr, Flüssigkeitsbilanzierung, Injektion, Sensibilitätsstörungen/Empfindungsstörungen, Thrombose, Urtikaria*

Informationen sammeln

▷ Assessment, z. B. mit Frowein-Skala

Risikofaktoren

- Frühere Thrombosen oder Lungenembolie?
- Schädigung der Gefäßwände:
  - Durch Verletzung/Operation?
  - Altersbedingt?
  - Entzündlich?
- Verlangsamte Blutströmungsgeschwindigkeit durch Bewegungsmangel/Immobilität:
  - Lähmung?
  - Gipsverband?
  - Schienenlagerung?
  - Schmerzbedingte Schonhaltung?
  - Operative Eingriffe oder Verletzungen
  - Maligne Erkrankung
  - Herzinsuffizienz?
  - Chronisch venöse Insuffizienz?
- Erhöhte Gerinnungsneigung?
  - Flüssigkeitsmangel?
  - Blutgerinnungsfaktoren erhöht?
  - Medikamente, z. B. Anti-Baby-Pille?
- Rauchen?
- Schwangerschaft? Wochenbett?
- Varizen?
- Alter?
- Gewicht? BMI ≥ 30

Ressourcen

- Pat. kann sich im Bett bewegen
- Pat. treibt regelmäßig Sport
- Pat. ernährt sich gesund
- Pat. raucht nicht
- Pat. hat normale Gerinnung
- Pat. hat keine das Thromboserisiko steigernden Begleiterkrankungen

Ziele festlegen

- Venöser Rückfluss ist gefördert
- Der venöse Rückfluss ist auch im Liegen gewährleistet bzw. gesteigert
- Gerinnungsbereitschaft ist gesenkt
- Pat. ist über seine Thrombosegefahr informiert und kann Maßnahmen zur Prophylaxe selbstständig ausführen bzw. akzeptiert diese

Maßnahmen planen

- Pflege entsprechend der Grunderkrankung
- Individuell angepasste Trinkmenge nach D-A-CH-Referenzwerttabelle anbieten
- Ggf. Frühmobilisation
- Aktive bzw. passive Bewegungsübungen, z. B. 3 × tgl.

- Pat. zu Eigenübungen → rückstromfördernder Gymnastik anleiten, z. B. Bettradfahren, Fußkreisen, Fußwippen, Einkrallen der Zehen, Anheben der Beine, Anspannen der Oberschenkelmuskulatur, Drücken der Fußsohle gegen das Bett
- Atemübungen, z. B. 3 × tgl.
- Pat. motivieren, Maßnahmen selbstständig durchzuführen
- Venenkompression mittels:
  - Medizinischer Thromboseprophylaxestrümpfe
  - Medizinischer Kompressionsverbände
  - Intermittierender pneumatischer Kompression
- Ggf. Intermittierende pneumatische Kompression
- Pat. beraten:
  - Über Risiken, z. B. Rauchen, Adipositas
  - Zum Prinzip der Venen-Muskel-Pumpe
  - Über Maßnahmen zur Thromboseprophylaxe
- Medikamente nach Anordnung (Antikoagulanzien)
- Flüssigkeitsbilanz
- Dehydratationsprophylaxe
- Ggf. Gewichtsreduktionsdiät
- Ernährungsberatung anbieten

Ergebnisse prüfen

- Beine
- Strümpfe/Kompression
- Schmerzen
- Beweglichkeit
- Gewicht
- Flüssigkeitsbilanz
- Krankheitsverständnis, Compliance

Tracheostoma

Operativ angelegte Öffnung der Luftröhre nach außen; **weiterführende Stichworte:** *Atemstörung/Ventilationsstörung, Dyspnoe/Atemnot, Dysphagie/Schluckstörung, Soor- und Parotitisgefahr, Sprechstörungen/Dysarthrie*

Informationen sammeln

- Seit wann hat der Pat. ein Tracheostoma?
- Atmet der Pat. spontan oder muss er (temporär) beatmet werden?
- Ist der Pat. bei Bewusstsein?
- Ist er orientiert?
- Akzeptiert der Pat. das Tracheostoma?
- Wie viel Schleim produziert der Pat.?
- Kann er durch das Tracheostoma abhusten oder muss er abgesaugt werden?
- Wer versorgt das Tracheostoma/den Pat. zu Hause?

Ursachen

- Notfallbedingte Tracheostomie, z. B. bei Atemwegsverlegung?
- Langzeitstomaversorgung, z. B. bei Langzeitbeatmung?
- Tumor in der Luftröhre?
- Aspirationsprophylaxe bei Schluckstörungen, z. B. Apoplex
- Prolongiertes Weaning nach maschineller Beatmung

Symptome

- Atmung?
- Vitalzeichen?
- Sekretbildung?
- Borkenbildung?
- Ängste?
- Schmerzen?
- Infektionszeichen?
- Zyanose?
- Vermehrter Husten?

Ressourcen

- Pat. ist orientiert und versteht Bedeutung des Tracheostomas
- Pat. kann mit dem Tracheostoma umgehen
- Pat. atmet spontan ohne maschinelle Unterstützung und kann alleine abhusten
- Tracheostoma ist nicht entzündet
- Pat. hat keine weiteren Erkrankungen (mehr)

Ziele festlegen

- Pat. atmet sekretfrei
- Kanüle ist sicher fixiert
- Pat. akzeptiert das Stoma und die Kanülenversorgung
- Pat. akzeptiert die Stimmprothese, beherrscht die Ösophagussprache oder den Umgang mit Sprechapparaten
- Pat. beherrscht Tracheostoma- und Kanülenpflege
- Pat. hat soziale Kontakte

Maßnahmen planen

- Pflege entsprechend der Grunderkrankung
- Medikamente nach Anordnung
- Bei Bettlägerigkeit alle Prophylaxen
- Verbandwechsel nach Anordnung oder Standard
- Verbandwechsel bei Sekretfluss 3 × tgl.

- Inspektion des Tracheostomas 1 × tgl. und bei Bedarf
- Zum Schutz der umgebenden Haut ggf. Hydrokolloidverband, Polyurethanschaumverband oder silberhaltige Wundauflage nach Anordnung
- Haut mit einem feuchten, sauberen, fusselfreien Tuch ohne Seife reinigen
- Desinfektion bei Infektion
- Bei der Körperpflege darauf achten, dass Wasser, Fusseln oder Haare nicht ins Tracheostoma gelangen
- Feuchtrasur bei Männern
- Mund- und Nasenpflege
- Soor- und Parotitisprophylaxe
- Schleimhautbefeuchtung, z. B. durch HME-Filter (künstliche Nase), Inhalation nach Anordnung
- Ggf. Bronchialsekret absaugen
- Ggf. Pat. zum Absaugen anleiten
- Pat./Angehörige vor Entlassung mit tgl. durchzuführender Tracheostoma- und Kanülenpflege vertraut machen
- Pat. im Umgang mit Geräten und Hilfsmitteln anleiten, z. B. Duschschutz
- Kommunikation des Pat.:
  - Sprechübungen nach Anleitung durch Logopäden fortsetzen
  - Ggf. Pat. im Umgang mit elektronischer Sprechhilfe schulen
  - Ggf. Zeichensprache einüben
  - Schreibtafel, Papier, Stifte bereitlegen
- Ggf. Kontakt zu Selbsthilfegruppen vermitteln
- Ggf. Sozialarbeiter informieren
- Bei Versorgung mit einer Trachealkanüle:
  - Schulung im Umgang mit Geräten und Materialien
  - Kanülenwechsel im angeordneten Intervall → nur durch Arzt oder speziell eingewiesenes Pflegepersonal
  - Beim Kanülenwechsel auf die Atmung achten
  - Unterschiedlich lange Kanülen abwechseln
  - Innenkanüle mehrmals tgl. herausnehmen und reinigen
  - Ersatzkanülen immer bereithalten
  - Pat. im Umgang mit Kanülen und Stoma schulen
  - Bei Dyspnoe Kanüle entfernen und ersetzen
- Bei Versorgung mit einer geblockten Trachealkanüle Pat. und Angehörige informieren über:
  - Atmung über Trachealkanüle
  - Stimmverlust
  - Geschmacks-/Geruchsbeeinträchtigung
  - Fehlende Bauchpresse
- Bei geblockten Kanülen tgl. den Cuff-Druck kontrollieren

Erhöhte Erstickungsgefahr: Sekret und Blut können nicht ausgespuckt oder heruntergeschluckt werden → Gefahr, dass Sekretionen sich in der Kanüle festsetzen und das Lumen einengen oder verstopfen → Pat. engmaschig beobachten, bei plötzlich einsetzender Atemnot umgehend Sofortmaßnahmen einleiten: Absaugung oder Kanülenwechsel.

Ergebnisse prüfen

- Atmung
- Trachealsekret
- Speichel
- Tracheostoma
- Mund- und Nasenschleimhaut
- Krankheitsverständnis

Tremor/Muskelzittern

Rhythmisches, unwillkürliches Zittern der Extremitäten, des Kopfes oder des ganzen Körpers; **weiterführende Stichworte:** *Angst, Abhängigkeit/Abusus, Immobilität/Bewegungseinschränkung, Gelenksteifigkeit, Parkinsonsyndrom, Schmerzen, Selbstpflegedefizit/Unfähigkeit zur Körperpflege, Spastik, Sturzgefahr*

Informationen sammeln

- Seit wann besteht ein Tremor?
- In welchen Situationen tritt der Tremor auf?
- Ist die Ursache bekannt?
- Intensität:
  - Feinschlägig?
  - Mittelschlägig?
  - Grobschlägig?
- Frequenz:
  - Niederfrequent?
  - Mittelfrequent?
  - Hochfrequent?
- Erscheinungsform:
  - Ruhetremor?
  - Aktionstremor:
    - Haltetremor?
    - Isometrischer Tremor?
    - Intentionstremor?
  - Essenzieller Tremor?
- Ist er Symptom einer Erkrankung, z. B. Parkinsontremor?

Ursachen

- Physiologisch?
- Genetische Disposition?
- Toxisch?
- Psychogen?
- Zerebral?
- Erkrankung des Nervensystems, z. B. Morbus Parkinson?
- Metabolisch?
- Traumatisch?
- Medikamentös?
- Alkohol- oder Drogenentzug?
- Kaffee- oder Nikotinentzug?

Symptome

- Betroffene Körperpartien?
  - Extremitäten?
  - Kopf?
  - Rumpf?
- Tremorfrequenz?
- Tremorstärke?
- Koordinationsstörungen?
- Gangstörungen?
- Sturzgefahr?
- Psychische Belastung?
- Soziale Stigmatisierung/Isolierung?
- Schmerzen?
- Gewichtsverlust?

Ressourcen

- Pat. ist mobil
- Pat. ist orientiert
- Pat. hat keine darüber hinausgehende neurologische Symptomatik
- Kausale Behandlung des Tremors möglich
- Pat. hat stabiles soziales Umfeld

Ziele festlegen

- Pat. hat gelernt, mit seinem Tremor umzugehen
- Pat. kennt Bewegungs- und Koordinationsübungen und führt diese selbstständig durch
- Pat. kennt mögliche Hilfsmittel und setzt diese gezielt ein
- Pat. kennt Entspannungstechniken und wendet diese an
- Selbstständigkeit des Pat. ist so weit wie möglich erhalten
- Pat. nimmt am gesellschaftlichen Leben teil
- Pat. ist schmerzfrei

Maßnahmen planen

- Medikamente nach Anordnung
- Bewegungsübungen zur Verbesserung der Bewegungsabläufe
- Motivation zur Durchführung der Bewegungs- und Koordinationsübungen
- Unterstützung und Anleitung bei der Körperpflege
- Hilfestellung bei der Nahrungs- und Flüssigkeitsaufnahme
- Ggf. Sturzprophylaxe
- Beratung zu möglichen Hilfsmitteln
  - Spezielles Essbesteck
  - Schreibhilfen
  - Anziehhilfen
- Psychische Unterstützung
- Gesprächsbereitschaft signalisieren
- Pat. ermuntern, Geduld mit sich zu haben
- Entspannungstechniken anleiten und einüben, z. B. Autogenes Training
- Ggf. Kontakt zu Selbsthilfegruppen vermitteln

Ergebnisse prüfen

- Koordination
- Beweglichkeit
- Gangbild
- Wohlbefinden
- Soziale Kontakte
- Krankheitsverständnis, Compliance

Übelkeit/Nausea

Gefühl des Unwohlseins mit eventuellem Brechreiz; **weiterführende Stichworte:** *Angst, Bauchschmerzen/Abdominalschmerzen, Dehydratationsgefahr, Erbrechen/Emesis, Flüssigkeitsbilanzierung, Kopfschmerzen, Schmerzen, Sturzgefahr*

Informationen sammeln

- Seit wann besteht Übelkeit?
- Wie oft verspürt der Pat. Übelkeit?
- Was verschafft dem Pat. Linderung?
- Nimmt der Pat. Medikamente ein?

Ursachen

- Vergiftung?
  - Verdorbene Lebensmittel?
  - Giftstoffe?
  - Alkohol?
- Narkosenachwirkungen?
- Reaktion auf Medikamente?
  - Diuretika?
  - Antibiotika?
- Krebstherapie, z. B. Zytostatika?
- Erkrankungen des Verdauungstraktes, z. B. Ileus?
- Herzerkrankung, z. B. Herzinfarkt?
- Stoffwechselerkrankung?
- (Früh-)Schwangerschaft?
- Neurologische Erkrankung, z. B. Migräne?
- Allergien?
- Reaktion auf:
  - Große Angst?
  - Ekel?
  - Schmerzen?

Symptome

- Wo ist das Gefühl lokalisiert?
  - Im Schlund?
  - In der Magengegend?
  - Im ganzen Bauchraum?
- Blässe?
- Kalte, feuchte Haut?
- Vermehrter Speichelfluss?
- Schwindel?
- Bauchschmerzen?
- Kopfschmerzen?
- Diarrhö?
- Obstipation (Ileus)?
- Pulsfrequenz?
- Blutdruck?
- Temperatur?

Ressourcen

- Pat. hat keine weiteren Erkrankungen
- Hausmittel verschaffen Linderung
- Pat. kann essen und trinken
- Pat. ist orientiert
- Angehörige unterstützen den Pat.

Ziele festlegen

- Ausreichende Versorgung des Pat. mit Nährstoffen, Elektrolyten und Flüssigkeit ist gesichert
- Wohlbefinden des Pat. wiederhergestellt
- Pat. nimmt am gesellschaftlichen Leben teil
- Pat. hat sein Lebensweise umgestellt und auslösende Faktoren minimiert
- Pat. kennt Maßnahmen zur Linderung und wendet diese an

Maßnahmen planen

- Pflege entsprechend der Grunderkrankung
- Ggf. Unterstützung und/oder Anleitung bei der Körperpflege
- Nahrungskarenz (Vorsicht bei Diabetikern!) oder Tee und Zwieback
- Medikamente nach Anordnung
- Antiemetika vor der Mahlzeit verabreichen
- Vitalwertkontrolle, z. B. 2 × tägl.
- Individuell unbekömmliche und unbeliebte Speisen meiden
- Flüssigkeit anbieten, kleine Schlucke, z. B Tee, stilles Wasser
- Wunschkost anbieten
- Starke Gerüche vermeiden
- Frischluft beim Essen
- Gewichtskontrolle
- Flüssigkeitsbilanz
- Dehydratationsprophylaxe
- Ggf. Elektrolytersatz
- Sturzprophylaxe

Ergebnisse prüfen

- Übelkeit
- Vitalzeichen
- Gewicht
- Ernährungsprotokoll
- Flüssigkeitsbilanz
- Wohlbefinden

Ulcus cruris/offenes Bein

Unterschenkelgeschwür; **weiterführende Stichworte:** *Immobilität/Bewegungseinschränkung, Dehydratationsgefahr, Durchblutungsstörungen periphere arterielle (pAVK), Durchblutungsstörungen periphere venöse, Flüssigkeitsbilanzierung, Haut trockene, Infektion lokale, Juckreiz/Pruritus, Ödem, Schmerzen, Thrombose, Varikosis/Krampfaderleiden, Wunden chronische*

Informationen sammeln

▷ Assessment, z. B. mit Wound-QoL Fragebogen zur Lebensqualität bei chronischen Wunden

- Seit wann hat der Pat. ein Ulcus cruris?
- Wo:
  - Rechts oder links?
  - Knöchel, Schienbein, Innenseite?
  - Ferse, Zehen?
- Wie wird das Ulkus behandelt?
- Wurden bereits weitere Behandlungsmethoden angewendet?
- Bestehen Allergien gegen einzelne Verbandsmaterialien?
- Hat der Pat. bereits abgeheiltes Ulcus cruris?
- Adipositas?
- Begleiterkrankungen?

Ursachen

- Venös bedingt, z. B. Zustand nach Beinvenenthrombose?
- Arteriell bedingt, z. B. periphere arterielle Verschlusskrankheit?
- Durch maligne Erkrankung, z. B. Ulcus cruris neoplasticum

Symptome

- Fehlende Fußpulse?
- Unterschenkelödem?
- Stauungsdermatose?
- Schweregefühl im betroffenen Bein?
- Schmerzen im betroffenen Bein?
- Hautprobleme, z. B.:
  - Dünn?
  - Stauungsflecken?
  - Pigmentierung (braun, gelb)?
  - Pergamentartig?
  - Kühl?
  - Leicht verletzbar?
  - Harte, rote, schmerzhafte Platten?
  - Nässende Stellen?
- Wunde? Belegter Wundgrund? Wulstige Wundränder?
- Wundgeruch?
- Eingeschränkte Mobilität?
- Sozialkontakte?

Ressourcen

- Keine zusätzlichen Erkrankungen
- Pat. fühlt sich wohl
- Pat. hat Normalgewicht
- Pat. kann sich bewegen
- Pat. hat keine Schmerzen

Ziele festlegen

- Pat. hat intakte Haut
- Wundheilung: Ulcus verringert sich um ... cm
- Ein Rezidiv ist vermieden
- Pat. trinkt täglich individuell angepasste Trinkmenge nach D-A-CH-Referenzwerten für die Nährstoffzufuhr
- Pat. kennt krankheitsverursachende Faktoren
- Bei Ulcus cruris venosum:
  - Der venöse Rückstrom ist gefördert
  - Pat. beachtet allgemeine Maßnahmen zur Förderung des venösen Rückstroms
- Bei Ulcus cruris arteriosum:
  - Pat. kennt Ursachen/Risiken, Symptome und Stadium seiner Erkrankung
  - Pat. weiß um die Bedeutung von Bewegungsübungen
- Pat. manipuliert nicht an den Wunden
- Pat. gibt höchstens Schmerzstärke 3/10 analog der numerischen Ratingskala an
- Lebensqualität ist erhalten

Maßnahmen planen

- Expertenstandard *Pflege von Menschen mit chronischen Wunden* anwenden
- Gemeinsam mit Physiotherapie, Ergotherapie, Ärzten und anderen Therapeuten individuellen Maßnahmenplan erstellen
- Phasengerechte Wundversorgung nach Standard/Anordnung, Wundexperten hinzuziehen
- Wundverband, z. B. mit Alginat, Hydrogelen, Polyurethanschaumstoffen, wirkstofffreie Fettgazen, hydrokolloide Verbänden und hydroaktive Verbänden
- Hautpflege
- Fotodokumentation
- Bewegungsübungen anleiten und durchführen lassen
- Bei venöser Insuffizienz:
  - Kompressionsmaßnahmen: Kompressionsverband oder -strümpfe
  - Beine hochlagern
  - Kalte Beingüsse
- Bei arterieller Insuffizienz:
  - Gangrän trocken verbinden
  - Behandlung der peripheren arteriellen Verschlusskrankheit (pAVK)
- Gehtraining anleiten
- Gespräche anbieten, Pat./Angehörige stets einbeziehen
- Bei venöser Insuffizienz Beratungsgespräche über:
  - Zusammenhang zwischen Venen-Muskel-Pumpe und Ulkus
  - Bedeutung dauerhafter Kompression und Gefäßtraining
  - Bedeutung von Exsudat bei der „feuchten Wundbehandlung“
  - Alltagstaugliche, allgemeine Maßnahmen zur Förderung des venösen Rückstroms
  - Fußgymnastik
  - Geeignetes Schuhwerk
  - Hygienischen Verbandwechsel (wenn nötig steril)
  - Hohen Stellenwert von Bewegung, z. B. regelmäßige Spaziergänge

  - Vermeiden von schwerem Heben oder Tragen
  - Vermeiden direkter Wärme, z. B. Sauna, Sonnenbäder
  - „S-L-Regel“: Sitzen und Stehen sind schlecht, Laufen und Liegen sind förderlich
  - Ggf. Kontakt zu Selbsthilfegruppen herstellen
- Selbstmanagementfähigkeiten berücksichtigen und fördern
- Schmerzen mittels Assessment ermitteln und nach Anordnung therapieren
- Rezidivprävention
- Flüssigkeitsbilanz
- Dehydratationsprophylaxe
- Ggf. Ernährungsberatung

Ergebnisse prüfen

- Wunde/Wundprotokoll
- Haut
- Schmerzen
- Beweglichkeit
- Kompression
- Flüssigkeitsbilanz
- Gang
- Krankheitsverständnis, Compliance

Varikosis/Krampfaderleiden

Ausgedehnte Varizen (Krampfadern) an den Beinen; **weiterführende Stichworte:** *Immobilität/Bewegungseinschränkung, Dehydratationsgefahr, Durchblutungsstörungen periphere venöse, Haut trockene, Ödem, Schmerzen, Sensibilitätsstörungen/Empfindungsstörungen, Thrombose, Thrombosegefahr, Ulcus cruris/offenes Bein*

Informationen sammeln

- Seit wann bestehen Varizen?
- Welche Symptome zeigen sich?
- Sind bereits Varizen entfernt worden?
- Wie ist die Hautbeschaffenheit insgesamt?
- Gewicht des Pat.? Lebensweise? Bewegt er sich ausreichend? Nikotinabusus?

Ursachen

- Familiäre Disposition
- Bindegewebsschwäche/Venenklappeninsuffizienz
- Venenwandschwäche
- Folge anderer Venenerkrankung, z. B. Phlebothrombose?
- Begünstigende Faktoren:
  - Hormonelle Einwirkungen, z. B. Schwangerschaft?
  - Stehende Tätigkeit?
  - Gewicht?

Symptome

- Welche Art?
  - Besenreiservarizen?
  - Retikuläre Varizen?
  - Seitenastvarizen?
  - Stammvarizen?
- Schwellung?
- Wo?
  - Oberflächlich?
  - Subkutan?
  - Innenseite von Ober- und Unterschenkel?
  - Rück- und Außenseite der Unterschenkel?
- Schwere- und Spannungsgefühl?
- Schmerzen?
- Nächtliche Muskelkrämpfe?
- Hautveränderungen (Pigmenteinlagerungen)?
- Juckreiz?
- Ödeme?
- Komplikationen?
  - Thrombophlebitis?
  - Blutung aus geplatzten Varizen?
  - Ulcus cruris?
  - Tiefe Venenthrombose?

Ressourcen

- Pat. hat keine venösen Rückflussstörungen
- Haut des Pat. ist intakt
- Pat. kann sich bewegen
- Pat. hat Normalgewicht
- Keine weiteren Erkrankungen

Ziele festlegen

- Venöser Rückfluss ist gefördert
- Pat. trinkt täglich individuell angepasste Trinkmenge nach D-A-CH-Referenzwerten für die Nährstoffzufuhr
- Pat. bewegt sich regelmäßig
- Weiteren Gefäßwandschäden ist vorgebeugt
- Pat. kennt Bedeutung der Kompression und trägt regelmäßig medizinische Kompressionsstrümpfe

Maßnahmen planen

- Pflege entsprechend der Grunderkrankung
- Medizinische Kompressionsstrümpfe anpassen lassen
- Täglich Kompressionsstrümpfe anziehen
- Beim Sitzen Beine hochlegen
- Bewegungsübungen und Gefäßtraining
- Ggf. Ernährungsberatung anbieten
- Dehydratationsprophylaxe
- Ggf. Kontakt zu Selbsthilfegruppen herstellen
- Beratungsgespräche über:
  - Patienteninformation über Bedeutung von dauerhafter Kompression und Gefäßtraining
  - Frühzeitiges Tragen von Kompressionsstrümpfen
  - „S-L-Regel“: Sitzen und Stehen sind schlecht, Laufen und Liegen sind förderlich
  - Hochlegen der Beine beim Sitzen
  - Beine nicht übereinander schlagen
  - Gymnastik zur Förderung des Rückstroms
  - Vermeiden direkter Wärme, z. B. Sonne, Sauna
  - Vermeiden von schwerem Heben und Tragen
  - Nikotinentwöhnung
  - Ggf. Gewichtsreduktion, Ernährungsberatung
  - Obstipationsprophylaxe

Ergebnisse prüfen

- Kompression
- Hautverhältnisse
- Bewegung
- Flüssigkeitsbilanz
- Krankheitsverständnis, Compliance

Venenkatheter, peripherer/Venenverweilkanüle

Intravenöser Zugang meist am Arm, um Infusionen oder Transfusionen zu verabreichen; **weiterführende Stichworte:** *Flüssigkeitsbilanzierung, Infektion lokale, Infusion*

Informationen sammeln

- Seit wann liegt der Venenkatheter?
- Was für ein Zugang liegt?
  - Butterfly?
  - Braunüle?
  - Midline-Katheter?
- Wo liegt der Zugang?
  - Ellenbeuge?
  - Handrücken?
  - Welche Körperseite?
- Was wird über den Zugang verabreicht?

Ursachen

- Kurzinfusion?
- Infusion?
- Intravenöse Medikation?

Symptome

- Puls?
- Blutdruck?
- Temperatur?
- Entzündungszeichen?
- Paravasat?
- Schmerzen im Bereich der Einstichstelle?
- Orientierung?
- Fühlt sich Pat. einschränkt?

Ressourcen

- Pat. ist orientiert und versteht Bedeutung des peripheren Zugangs
- Es liegen keine Entzündungen vor
- Pat. hat keine Schmerzen
- Zugang liegt nur kurze Zeit
- Keine weiteren Erkrankungen

Ziele festlegen

- Infektionen vermeiden
- Pat. toleriert den Zugang und fühlt sich nicht mehr als nötig in der Bewegungsfreiheit eingeschränkt
- Infusionstherapie gelingt ohne Probleme
- Pat. meldet sich bei Schmerzen an der Einstichstelle

Maßnahmen planen

- Vor Venenpunktion auf Hautstelle lokal anästhesierende Creme auftragen (v. a. bei Kindern und ängstlichen Pat.)
- Pflege entsprechend der Grunderkrankung
- Bei Bettlägerigkeit alle Prophylaxen
- Ggf. Hilfe bei den tgl. Verrichtungen
- Flüssigkeitsbilanz
- Vor jeder Manipulation: hygienische Händedesinfektion
- Aseptischer Verbandwechsel nach hausinternem Standard
- Vor Mobilisation sicherstellen, dass Verbindungsstücke, Dreiwegehahn und/oder Infusionen fest miteinander verschraubt sind

- Infusionstherapie überwachen, Infusionsflasche rechtzeitig wechseln
- Infusionszuleitungen mit allen Verbindungsstücken alle 96 Std. erneuern (nach hausinternem Standard)
- Infusionsleitungen immer entlüften
- Mobile Pat. im Umgang mit Infusionsständer anleiten, Achtung: Sturzgefahr
- Pat. bitten, sich zu melden, wenn Infusionsflasche leer wird
- Einstichstelle tgl. begutachten, z. B. mit transparenten Verbänden arbeiten
- Pat. tgl. und vor jedem Anschließen der Infusion nach Schmerzen befragen
- Gründliches Fixieren des Zugangs bei Kindern und unruhigen Pat.

Ergebnisse prüfen

- Vitalzeichen
- Schmerzen
- Haut
- Allergische Reaktionen
- Ödeme
- Paravasat
- Hautturgor
- Verband
- Krankheitsverständnis, Compliance

Venenkatheter, zentraler (ZVK)

Katheter, der in die V. cava superior direkt bis vor den rechten Vorhof des Herzens geschoben wird und zur Gabe hochkonzentrierter Infusionslösungen oder Transfusionen und zur Messung des zentralen Venendrucks (ZVD) geeignet ist; **weiterführende Stichworte:** *Flüssigkeitsbilanzierung, Infektion lokale, Infusion*

Informationen sammeln

- Seit wann liegt der zentrale Venenkatheter (ZVK)?
- Wo liegt der Zugang?
  - Vena jugularis externa oder interna?
  - Vena subclavia?
  - Vena cava?
  - Vena basilica?
  - Port?
- Was wird über den Katheter verabreicht?
- Wie viele Schenkel/Lumen hat der Katheter?

Ursachen

- Stark venenreizende Medikamente/Lösungen?
- Längerfristige Infusionstherapie, z. B. parenterale Ernährung
- Messung des zentralen Venendrucks
- Infusion von herzkreislaufwirksamen Medikamenten?
- Flüssigkeitssubstitution?

Symptome

- Wie sieht die Einstichstelle aus?
- Hat der Pat. Schmerzen?
- Ist er in seiner Beweglichkeit eingeschränkt?
- Ist der Venenkatheter gut fixiert?
- Puls?
- Blutdruck?
- Temperatur?
- Entzündungszeichen?
- Thrombophlebitis/Thrombose?
- Schmerzen im Bereich der Einstichstelle?
- Orientierung des Pat.?
- Dyspnoe?
- Rhythmusstörungen?
- Ödeme an der Einstichstelle?
- Flüssigkeitsverlust über die Einstichstelle?

Ressourcen

- Pat. ist orientiert und versteht die Notwendigkeit
- Es liegen keine Entzündungen vor
- Pat. hat keine Schmerzen
- Zentraler Zugang liegt nur kurze Zeit

Ziele festlegen

- Pat. ist informiert und toleriert den Gefäßzugang
- Pat. meldet sich z. B. bei Schmerzen
- Pat. meldet sich, wenn die Infusion fast leer ist
- Pat. ist über Infusionspumpe informiert
- Infusionstherapie verläuft ohne Komplikationen

Maßnahmen planen

- Pflege entsprechend der Grunderkrankung
- Bei Bettlägerigkeit alle Prophylaxen
- Flüssigkeitsbilanz
- Vitalzeichenkontrolle
- Vor jeder Manipulation: hygienische Händedesinfektion
- ZVK möglichst nicht abklemmen oder abstöpseln
- Aseptischer Verbandwechsel nach hausinternem Standard
- Beobachtung der Einstichstelle auf Infektionszeichen
- Vor Mobilisation sicherstellen, dass Verbindungsstücke, Dreiwegehahn und/oder Infusionen fest miteinander verschraubt sind
- Infusionszuleitungen mit allen Verbindungsstücken spätestens alle 96 Std. erneuern (Herstellerangaben beachten)
- Infusionen wechseln, wenn Infusionsflasche leer ist und der Spiegel in der Tropfkammer noch besteht
- Infusionsleitungen immer entlüften
- Mobile Pat. im Umgang mit Infusionsständer anleiten, Achtung: Sturzgefahr
- Einstichstelle tgl. kontrollieren (Transparentverband!)
- Bei Säuglingen und Kindern distale Infusionsleitung „unerreichbar" am Körper verlegen → mit Pflasterstreifen fixieren

Ergebnisse prüfen

- Vitalzeichen
- Atmung
- Haut
- Allergische Reaktionen
- Schmerzen
- Ödeme
- Hautturgor
- Verband
- ZVD
- Wohlbefinden, Compliance

Wunde, akute

Akute Wunden entstehen v. a. durch Trauma (z. B. OP-Wunde, Schnittverletzung) und heilen in der Regel komplikationslos; **weiterführende Stichworte:** *Immobilität/Bewegungseinschränkung, Drainage, Schmerzen, Sensibilitätsstörungen/Empfindungsstörungen*

Informationen sammeln

- Seit wann hat der Pat. die Wunde?
- Woher stammt die Wunde?
- Wunde:
  - Mit Naht?
  - Ohne Naht?
  - Geklammert?
- Bisherige Versorgung:
  - Welche Wundauflage?
  - Spezielle Wundabdeckung?
- Liegt eine Drainage?
- Wundheilungsstörungen vorhanden?
- Stoffwechselstörungen?
- Tetanusimpfschutz?

Ursachen

- Mechanische Wunde
- Thermische Wunde
- Chemische Wunde
- Strahlungsbedingte Wunde

Symptome

- Größe?
- Tiefe?
- Lokalisation?
- Granulation?
- Wundränder?
- Sekretion?
- Ist die Wunde septisch?
- Entzündungszeichen?
- Schmerzen im Wundgebiet?

Ressourcen

- Wunde ist nicht infiziert
- Pat. hat keine Immunschwäche
- Haut ist ansonsten intakt
- Pat. ist informiert und meldet sich bei Unregelmäßigkeiten
- Keine weiteren Erkrankungen

Ziele festlegen

- Narbenbildung ist minimal
- Struktur und Funktion der Haut sind wiederhergestellt
- Pat. erhält individuell angepasste Eiweißportionen
- Wundgebiet ist komplett und ständig frei von Druck
- Pat. gibt höchstens Schmerzstärke 3/10 analog der numerischen Ratingskala an
- Pat. atmet physiologisch (keine Schonatmung)
- Komplikationen sind vermieden, z. B. Wundheilungsstörungen

Maßnahmen planen

- Konsequente Druckentlastung der Wunde
- Eiweißreiche Kost

- Ggf. Zink, Selen und Vitamine nach Anordnung
- Pat. täglich individuell angepasste Trinkmenge anbieten, z. B. nach D-A-CH-Referenzwerten für die Nährstoffzufuhr
- Steriler Verbandwechsel nach Anordnung/Standard
- Wundreinigung immer von innen nach außen!
- Verband soll die Beweglichkeit nicht einschränken
- Medikamente nach Anordnung
- Schmerzen mittels Assessment ermitteln und ggf. reduzieren
- Schmerzfreier Verbandwechsel, ggf. rechtzeitig vorher Schmerzmittel nach Anordnung verabreichen
- Regelmäßige Wundkontrolle, tgl. oder nach hausinternem Standard, Verbandkontrolle
- Regelmäßige Dokumentation, einschließlich Fotodokumentation
- Bei Schonatmung Pneumonie-prophylaktische Maßnahmen

Ergebnisse prüfen

- Wunde
- Haut
- Flüssigkeitsbilanz
- Ernährungsprotokoll
- Wohlbefinden
- Schmerzen
- Krankheitsverständnis, Compliance

Wunde, chronische

Chronische Wunden entstehen infolge von schlechten Heilungsbedingungen, z. B. Durchblutungsstörungen oder Infektionen; **weiterführende Stichworte:** *Immobilität/Bewegungseinschränkung, Dekubitus, Durchblutungsstörungen periphere arterielle (pAVK), Durchblutungsstörungen periphere venöse, Ekzem/Kontaktdermatitis, Haut trockene, Immundefekt/Abwehrschwäche, Infektion lokale, Juckreiz/Pruritus, MRSA/Krankenhauskeim, Ödem, Schmerzen, Sensibilitätsstörungen/Empfindungsstörungen, Sepsis/Blutvergiftung, Ulcus cruris/offenes Bein*

Informationen sammeln

▷ Assessment, z. B. mit Wound-QoL Fragebogen zur Lebensqualität bei chronischen Wunden

- Seit wann hat der Pat. die Wunde?
- Wie wurde die Wunde vorher therapiert?
- Ist die Wunde infiziert?
  - Wenn ja, welcher Erreger ist in der Wunde?
  - Ist der Erreger resistent gegen Antibiotika?
- Ist die Wunde nekrotisch?
  - Ist bereits Gewebe abgetragen worden?
  - Ist die Nekrose fortschreitend?

Ursachen

- Infektion der Wunde?
- Manipulation der Wunde?
- Austrocknung der Wunde?
- Durchblutungsstörungen?
- Diabetes mellitus?

Symptome

- Lokalisation?
- Art der Wunde?
- Größe?
- Tiefe?
- Sekretion?
- Geruch?
- Wundränder?
  - Spannung?
  - Aufgeplatzt?
  - Nekrosen?
- Entzündungszeichen?
  - Schmerzen?
  - Rötung?
  - Schwellung?
  - Überwärmung?
  - Funktionsstörung?
- Fieber?
- Puls?
- Blutdruck?
- Tetanusimpfschutz?
- Schmerzen?

Ressourcen

- Restliche Haut ist intakt
- Erreger ist lokal begrenzt
- Pat. hat keine weiteren Entzündungsherde
- Guter AZ/EZ
- Pat. kann sich bewegen
- Pat. achtet auf eine ausgewogene Ernährung
- Pat. trinkt täglich individuell angepasste Trinkmenge nach D-A-CH-Referenzwerten für die Nährstoffzufuhr

Ziele festlegen

- Lebensqualität ist erhalten
- Sekretabfluss ist gewährleistet
- Keimreduktion ist erfolgt
- Komplikationen sind vermieden, z. B. Ausbreitung der Infektion
- Es bildet sich Granulationsgewebe
- Pat. hat rosigen Wundrand
- Struktur und Funktion der Haut sind wiederhergestellt
- Pat. gibt höchstens Schmerzstärke 3/10 analog der numerischen Ratingskala an

Maßnahmen planen

- Expertenstandard *Pflege von Menschen mit chronischen Wunden* anwenden
- Gemeinsam mit Physiotherapie, Ergotherapie, Ärzten und anderen Therapeuten individuellen Maßnahmenplan erstellen
- Phasengerechte Wundversorgung nach Standard/Anordnung, Wundexperten hinzuziehen
- Versorgung der Wunde nach Rücksprache mit Arzt/Wundtherapeuten z. B. mit Alginat, Silber-Aktivkohle, Polyurethanschaum, Vakuum-Versiegelung
- Wundreinigung mit Ringer-Lösung, Desinfektion mit Octenisept
- Nässende Verbände regelmäßig verbinden, Häufigkeit individuell nach Pat.
- Nekrose/Gangrän trocken halten
- Hygieneregeln beachten
- Medikamente nach Anordnung
- Schmerzen mittels Assessment ermitteln und nach Anordnung therapieren
- Schmerzfreier Verbandwechsel, ggf. rechtzeitig vorher Schmerzmittel nach Anordnung verabreichen
- Fiebersenkende Maßnahmen nach Anordnung
- Verband soll die Beweglichkeit möglichst nicht einschränken
- Bei Kindern sehr flexible Verbandmittel nutzen und zusätzlich fixieren
- Ständige, komplette Druckentlastung der Wunde
- Regelmäßige Wundkontrolle, tgl. oder nach hausinternem Standard, Verbandkontrolle
- Regelmäßige Dokumentation, einschließlich Fotodokumentation
- Auf ausgewogene, vitaminreiche Ernährung achten
- Wunschgetränke anbieten und regelmäßig zum Trinken animieren
- Flüssigkeitsbilanz
- Selbstmanagementfähigkeiten berücksichtigen und fördern

Ergebnisse prüfen

- Wunde
- Haut
- Vitalzeichen
- Schmerzen
- Flüssigkeitsbilanz
- Ernährung
- Wohlbefinden
- Krankheitsverständnis, Compliance

Zystitisgefahr

Gefahr einer Infektion der Harnblase; **syn.** *Harnblasenentzündung;* **weiterführende Stichworte:** *Bauchschmerzen/Abdominalschmerzen, Dysurie, Fieber, Flüssigkeitsbilanzierung, Hämaturie, Harninkontinenz/Urininkontinenz, Harnwegsinfektion, Nykturie, Schmerzen*

Informationen sammeln

Risikofaktoren

- Harnabflussstörungen?
- Blasenkatheter?
- Zytostatika?
- Strahlentherapie?
- Pyelonephritis?
- Diabetes mellitus?
- Dehydratation?
- Mangelnde Hygiene?
- Kälte, Nässe?
- Stress?
- Östrogenmangel?
- Antibiotikabehandlung?
- Geschlechtsverkehr (bei Frauen)?

Ressourcen

- Pat. kann alleine auf die Toilette gehen
- Pat. hat keine weiteren Erkrankungen
- Pat. nimmt Unterstützung an

Ziele festlegen

- Harnblase ist frei von krankheitsverursachenden Keimen
- Pat. ist über das Zystitisrisiko informiert und wendet prophylaktische Maßnahmen selbstständig an
- Pat. kann Blase schmerzfrei entleeren
- Pat. trinkt täglich individuell angepasste Trinkmenge nach D-A-CH-Referenzwerten für die Nährstoffzufuhr

Maßnahmen planen

- Wunschgetränke anbieten und regelmäßig zum Trinken animieren
- Lokale Wärme bei Schmerzen
- Pat. die Notwendigkeit des Trinkens bewusst machen
- Zu angemessener Intimhygiene anleiten:
  - Keine hautreizenden Pflegemittel
  - Nach dem Toilettengang immer von vorne nach hinten abwischen, für jedes Wischen neues Toilettenpapier benutzen
  - Keine langen Bäder
  - Einmalwaschlappen verwenden
  - Handtücher regelmäßig wechseln
  - Unter fließendem Wasser waschen/oder Waschwasserwechsel vor Intimpflege durchführen

- Angemessene Kleidung empfehlen
- Vermeiden von Kälte, Nässe und Zugluft
- Bei Blasenentleerungsstörung Einmalkatheter anwenden
- Pat. zum Selbstkatheterismus anleiten
- Flüssigkeitsbilanz
- Beobachtung: Häufigkeit der Harnblasenentleerung, Urinmenge, Urin, Schmerzen/Brennen
- Harnblase regelmäßig entleeren
- Harndrang nicht unterdrücken
- Wasserlassen nach dem Geschlechtsverkehr (bei Frauen)
- Pat. über Risikofaktoren und vorbeugende Maßnahmen informieren und beraten
- Ggf. Entspannungsübungen einüben lassen
- Ggf. Cranberry-Produkte empfehlen

Ergebnisse prüfen

- Harndrang
- Häufigkeit der Harnblasenentleerung
- Urinmenge/Urin
- Schmerzen/Brennen
- Temperatur
- Wohlbefinden
- Verständnis, Compliance

Register